生活
認真
04

心臟

從演化、基因、解剖學看兩千年探索和治療心臟疾病的故事

THE MAN WHO TOUCHED HIS OWN HEART

True Tales of Science, Surgery, and Mystery

ROB DUNN

羅伯．唐恩——著　翁仲琪——譯

推薦序一

心跳聲所訴說的人性和故事

——洪惠風　新光醫院教研部副部長

有的醫師做心臟超音波時，會從病人左側用左手來做檢查，也有的醫生會從病人右邊用右手繞過病人的身體做檢查，這是因為醫師養成的背景不同而有不同的習慣；我屬於左派，在剛開始學習的前幾個禮拜，常常做一半就左手酸到得停下來，但現在我還蠻喜歡當個左派，因為左派的醫生可以讓病人面對螢幕，可以讓病人看到自己全年無休，一天跳動十萬次的心臟辛勤工作的影像，讓病人有機會對它說聲「謝謝。」

雖然對現代人來說這種影像並不稀奇，常常覺得它的跳動是理所當然的，也往往對自己的心臟不知感恩；但對我來說，心臟，是人體中最美妙又神奇的器官，它是個奇蹟，在我們的一生中跳動二、三十億次，不罷工，不叫苦，也不用充電。

做超音波時，我喜歡指著螢幕上的影像跟病人解釋：

「這是左心房，這是左心室，血從左心房流到了左心室，左心室再收縮擠壓，就像擠牙膏一樣，把血擠過這個牙膏蓋（主動脈瓣），經過主動脈輸送到全身。」

有時也喜歡請病人的另一半進來，讓她看著自己配偶心臟的影像：

「他很好心，沒有壞心。」

有時也會開玩笑：

「請放心，超音波影像沒看到他花心，也沒看到他的心裡有別人。」當看到很熟的病人家屬笑的很開心時，我還會很壞心加上一句：

「但是我在他心裡也沒看到有妳。」

好心、壞心、花心、黑心、灰心、熱心、傷心、變心、專心、私心、無心、有心、恆心、誠心、放心、耐心、偏心、噁心……沒有任何其他器官，有心臟那麼多的形容詞。自古以來在想像中，「心」就是人體的中心，我們三不五時就會感覺到它的存在。

我在高中上生物實驗課時，兩人一組解剖青蛙，當看到青蛙的心臟在眼前跳動的那一瞬間，我的心臟也幾乎要停止了，那顆心臟的影像是那麼的鮮明，是那麼的色彩繽紛，收縮是那麼的強而有力，那麼的活力充沛，但它主人的生命卻即將結束在我們的手上。

心臟的故事，不會是單純的科學，也不會是單純的醫學，更不會是單純的歷史，它夾雜了許多人性，許多想像。十五世紀時，人們相信上帝把每個人的一生際遇，都預先寫在了心臟的內壁，這個說法很快的就被解剖學家證實是無稽之談，但我卻有點遺憾，因為要是這個說法是真的，現在心臟科醫師可就大發利市了，想像中我們會應接不暇的做很多心臟的影像檢查，好預知人類的未來，也許還會產生另一個專科，專門破解上帝的密碼，預知以後的走向。

人類的未來，並沒有寫在心臟的內壁上，但人體的未來，卻有部分寫在基因當中，當我們的父母年紀輕輕就得了心臟病時，我們心臟病的機會也大增，一切似乎都是命，基因如影隨形的無所不在；可是今天的醫學卻能抗拒這種命定的安排。

塔夫茨大學（Tufts University School of Medicine）的雷文醫師（Herbert J. Levine）發表在一九九七年美國心臟學會雜誌《JACC》的研究指出，哺乳類動物一輩子的心跳是一個定數，當跳完了這個數目時，就是生命的結束。鯨魚跳的慢，壽命就比較長，老鼠跳的快，壽命就比較短，反正一輩子就只有那麼多次的心跳數目可以用，用完就打包回家；可是在這個研究中也指出人是例外，人類擁有的心跳數得天獨厚，遠高過這個數字。

至於為什麼人是例外呢？我覺得這本書就是在講這個奇蹟發生的歷史，它從遠古的背景講到了今天的發展，用生動的故事，現實的人性，讓我們了解人類打敗心跳次數魔咒的來龍去脈。

從我第一次讀到這本書的稿件開始，就幾乎放不下來，在會講故事的老師口中，歷史變得非常的有趣，每個人物都會浮出紙張，每個故事都會抓住人心，每個人性都會讓人唏噓不已。本書作者唐恩教授就是這樣的作家，他說故事的能力非比尋常，雖然許多故事我都聽過，但在他的生花妙筆下，我又重溫了心臟學數千年的歷史軌跡。

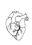

歷史知識淵博的人，讓人覺得有智慧，有深度，但這些素養，不能速成，要靠時間與空間的堆砌和洗滌，才會透出古玉般的溫潤光澤，歷史的傳達有時靠著環境的薰陶，有時卻是靠著言語的傳播。

歡迎大家來到心臟的世界，跟著唐恩教授的睿智文字及譯者翁仲琪的流暢文筆一起縱橫古今，一起沉浸在前輩醫師及科學家們的智慧、勇氣、耐心、聖潔，還有貪婪、邪惡之中，分享他們的榮耀，也分享他們的棺槨，讓我們一起來聽這個人體最重要的器官所告訴我們的故事，也讓我們成為更有智慧，更有深度的人。

推薦序二

讀懂既熟悉又陌生的重要器官：心臟

——林謂文　基督復臨安息日會台安醫院
心臟血管中心心臟內科醫師

有人說，心臟是脆弱的也是堅強的，是簡單的也是複雜的，是熟悉的也是陌生的，端看你是從哪一面來看待它，它是生命中不可或缺的要角。我是一個專業的心臟血管內科醫師，或許我比一般人更懂得理解它，但是人類對它的了解還是相當有限的，我的工作就是每天戰戰兢兢的面對它，試著讓它安穩發揮它的神奇功能。它，是上帝創造出的一個精緻作品，讓生命體賴以為生，是造物者給予生命的一種恩賜。

在行醫初期，人的這顆心臟是年輕醫師們公認最難處理、最害怕，也最棘手、最難懂的器官，所以，喜歡面對挑戰的我毅然決然地選擇了心臟血管內科，努力地學習它、搞懂它、面對它。雖然在十多年行醫生涯中不知不覺的累積了各種有關心臟科專業的知識與經驗，但是它仍然每天都帶給我、教給我不同的寶貴知識與經驗。看過了許許多多心臟相關的醫學書籍與研究文獻，我原本以為這本書又是一般普通的心臟醫學書，沒想到當我細細研讀之後竟發現它跟我以前念過的書相當不同，與其說它是一本心臟醫學書，不如稱它是一本心臟故事書，它告訴你有關心臟的所有大小事，以突破心臟醫學的技術和發現來切入各層次心臟的主題，包含了解剖學、演化學、基因研究等等，從不同的角度來探討，以詳實寫作、細膩易懂的闡述，引導讀者全面了解我們的心臟為什麼會出問題。

本書共有十七個章節，第一到第三章是從全世界最早的心臟手術故事開始。以前，心臟手術是令人無法想像、容易失敗且一直無法被突破的瓶頸。心臟手術對於心臟解剖學的發展有著極大的貢獻。有人說外科手術是一門特別的藝術，也是一項對施術者恆心、細心及耐心的考驗，每一個手術病例都是經驗的累積及施術者技術淬練的成果。從首例心臟手術開始到解剖學發展，作者用一種文學敘述的方式來呈現，讓讀者能更容易理解，猶如置身於當時的場景之中。接下來，第四到第六章是從心臟流動的血液及循環開始。血液是身體內最重要的養分及氧氣運輸的媒介，當血液流經了身體大小器官及所有的孔道，也同時灌溉了身體每一個細胞，維持了生命的延續。當心臟出問題時，經由這些血液流經的血管，我們可以用人為的方式來介入治療，改善灌溉生命的血液流動。本書從心導管到心肺機的介紹，讓讀者更容易了解其原理。第七至第十章是從狗的心臟移植開始，探討當心臟損壞時，外科醫師除了修復它之外，甚至可以把其他功能完好的心臟移植到受贈者的體內，讓它繼續發揮它的功能。在醫學尚未發達的年代，這項手術被認為是天方夜譚，拜醫學進步及人類努力之賜，心臟移植手術成功了，當然也救活了本來因嚴重心臟疾病被宣判死刑的許許多多病患。除了心臟移植之外，人類還可以藉著打造一顆人工心臟來替換原本受損的心臟呢。然而，保護原本自己的心臟才是最重要的課題，從動脈粥狀硬化到心臟血管疾病的發生，最後談到利用冠狀動脈繞道手術來修復阻塞的心臟血管。第十一到第十三章是引領讀者從心臟血管的預防醫學領域談起，像是膽固醇在體內可以自行合成，再加上飲食所攝取的膽固醇，在在都影響了動脈粥狀硬化及血管的老化。血管粥狀硬化牽涉到血管阻塞以及血管斑塊的形成，同時也跟抽菸及空氣汙染的懸浮粒子（即PM2.5）進入血液循環造成慢性血管發炎及血管收縮、加速血管老化有關。最後的第十四到第十七章是從先天性心臟缺陷畸形到細胞及其免疫反應來說起，接著談到物種演化的自然法則以及「物競天擇，適者生存，不適者淘汰」這樣的結論，能夠存活下來乃是經過大自然的揀選後所留下來最優秀的物種及基因，生命體最重要的源頭就是那顆心。

本書最大的特點除了內容豐富、引人入勝之外，也加入了一些特別的歷史故事等元素，讓神祕、令人難以理解的心臟醫學變得有些不同，感覺像是在聽故事或是讀一本有趣的小說。每一個章節段落在還沒閱讀之前會令人期待及好奇，在閱讀內文時則享有獲取知識的快感，讀完後讓人回味無窮。所以這本《心臟》是非常值得推薦給讀者的一本好書，希望大家在讀完這本書後可以對我們心臟的故事、解剖學、基因研究、演化學等等相關知識有著更進一步的了解，最後可以應用在我們日常生活中，從知心、愛心、護心開始，畢竟有健康的生活才可以活得更開心！

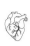

目次

推薦序一　心跳聲所訴說的人性和故事　洪惠風　5

推薦序二　讀懂既熟悉又陌生的重要器官：心臟　林謂文　9

引言／貫穿遠古和現代的心臟醫療技術　19

第一章／酒後亂事打開心臟手術之門　27

威廉斯可以用自古以來所有醫生採取的做法，即放棄治療；他也可以做手術。無論如何，那顆心臟就在那裡，在他彎下身時，心臟距離他的臉才幾公分而已。就在表皮之下，卻始終遙不可及……

第二章／心臟王子　43

早在達文西詳盡素描出人體外部細節之前一千七百年，蓋倫每天都從人體內部細節累積經驗。角鬥士的傷口是「通往人體內部的窗口」，他這麼寫。從傷口觀察人體內部時，他會激動得心頭亂顫。那是喜悅，或是一種愛……

在肝臟裡製造膽固醇的三十個步驟裡，羥甲基戊二酸單醯輔酶A這種還原酶，是負責執行速度最慢的一個環節，所有步驟都得等這一步完成才能繼續下去。只要加快這個步驟，就能製造出更多膽固醇；而拖慢這個步驟，則製造的膽固醇就會減少……

在今日的飲食書區，你會找到各種如何降低膽固醇或活得更健康的書籍，說法五花八門，然而所有的方法，都沒抓到一個重點：我們所攝取的食物已經改變了……

如同抽菸，空氣汙染也會增加心臟疾病和心臟病發的機率。最小的汙染懸浮微粒（小於二．五微米）會使健康出問題，它們會影響肺部，對心臟產生的衝擊更大。如同香菸，懸浮微粒會造成動脈收縮（進而導致血壓升高），也會促使凝血形成，還會觸發身體的發炎反應……

一九四四年十一月二十九日，十五個月大的女嬰艾琳．薩克森躺在約翰霍普金斯醫院的手術檯上。在她小小的身體裡，心臟不太對勁，到底怎麼了，沒人說得準。她的皮膚缺氧呈藍紫色，患有紫紺嬰兒綜合症，就是心臟打到全身的血液含氧量過低……

編輯弁言

本書內文括號中的楷體字皆為譯者注。

若您需要原文注釋及參考書目，歡迎來信索取：wee@bookrep.com.tw

引言
貫穿遠古和現代的心臟醫療技術

當今之世，心臟疾病已是常見的問題。在我撰寫這本書的同時，我熟識的人當中難免就有人正為這類疾病所苦。只是，我沒料到會是我的母親。二〇一三年一月四日，我住在阿拉斯加瓦西拉市的母親去看了醫生。醫生為她量過血壓，跑了心電圖之後，立即進行治療。母親的心律不整，心跳異常地快（即心搏過速），高達每分鐘一百八十四下，比起人類，這更接近小型鳥類的心跳速度。她的血壓也很高。不知道她這樣的狀況持續多久了，是數月還是數年？為了降低心跳速度和血壓，調整紊亂的心律，當下母親立即被施以混合藥物。母親當時這兩種症狀都十分常見。年過六十的成人，每三人中就有一人心律不整。心搏過快相對少些，但千人當中也有數百人有這樣的毛病。症狀如此常見，這點令身在遠方的兒子稍心安。

無法放心的是，用在母親身上的混合藥物似乎並不奏效，至少不是一開始就有效。慢慢地，她心跳開始緩下來，看來似乎奏效了；但心律不整卻沒改善，甚至有惡化的跡象。心臟在她體內一下又一下笨拙地跳動著。

一月十五日，母親被安排了更激烈的療程。醫生打算電擊她的心臟。藉由閃電般的電流，讓心臟瞬間中止跳動，希望當心臟再次跳動時，心律能回復正常。這道理就像在電視機畫面閃爍時踹個兩腳，希望不管是哪裡鬆脫了都能接回來。這方法有一半的時候是管用的。

母親嚇壞了。醫生似乎被告誡過在描述這個療程時，要避免使用「電擊」這個字眼。因此當母親問：「所以你要電擊我嗎？」醫生說：「不不不，這不是電擊，別擔心。」然而，大概是沒人告知醫院裡的技師這個潛規則，結果在療程開始前，他問母親：「他們等會要電擊妳是嗎？他們一天到晚在這裡電擊病人。」電就是電，不管你怎麼叫它。他們電擊了母親的心臟，使它停止後再起跳，但隨即又回到電療前踉蹌的跳動，心律依舊不整。

母親出院返家後，心跳是緩下來了，但仍然不對拍，血液不規律地被送往全身。她筋疲力竭，或許這樣已經好一陣子了，只是一直沒有察覺。她經常一睡十二個小時，後來愈睡愈多，幾乎整天昏睡。照這情況看來，很有可能是身體沒有得到足夠供血所造成，但也可能有其他原因。結果，還真是有其他原因。

二月五日，經過一整個月的煎熬（還包括之前好幾個月的莫名不適），母親再度就醫。醫院為她量血壓、測心跳、跑心電圖。再一次，這回另一群醫生察覺不對勁，把母親送進了加護病房。

在不知情的狀況下，上次那個醫生為母親下了過量的藥劑。該名醫生為她開了一種叫毛地黃的強心劑。毛地黃能降低心跳速率，但藥效與劑量拿捏有關。太少無效，但只要超過，哪怕只是微量，都可能造成危險甚至致死。母親的劑量被下得太重。出現的第一個症狀是視覺泛黃（所有物品都像是從琥珀色玻璃看出去）。第二個症狀是嗜睡（雖然她不知道那是症狀）。強烈的睡意讓她從一天十小時、十二小時，到最後睡到十六小時。第三個症狀是食欲低落，母親到最後幾乎不進食，體重驟降。再來是所有症狀加劇，導致她出現認知問題，就在那天，父親將她帶回醫院。因為母親出現讀字障礙，即使能說話，句子也顛三倒四。本來應該使她好轉的毛地黃，卻成了她的毒藥。

加護病房裡，醫生將母親歸在四級重症區，持續觀察病情，做了一項又一項的檢測。似乎沒有什麼能讓她好轉。他們花了好一段時間才發現，排除她心律問題所造成的症狀，幾乎所有的症狀都是毛地黃引起的，甚至部分的心律問題看來也與毛地黃有關。之前她的心跳太快，現在則是過慢，慢到簡直和大象的差不多：**咚——噠，咚——噠**。而原先的心律不整不但沒改善，還更加惡化。

在中毒症狀浮現前，醫生原先打算以電燒法來治療母親的心律不整。這是一種將造成心律不正常的部位燒除的手術。目標是藉著破壞心臟組織，避免額外的訊號造成心臟亂跳。這方法通常有效，只是我們不熟悉。對我們而言，這和電擊心臟差不多。

但這種直截了當的電燒手術，對母親已緩不濟急，簡單來說是因為毛地黃中毒使得母親心律不整的狀況加劇，虛弱不穩的心臟已經無法以電燒治療。醫生一致認為，假使病情能好轉，也可能需要裝心臟節律器。一時間，醫生開始討論起她**能否**好起來。

母親真的慢慢好轉了。隨著毛地黃排出體外，母親裝心臟節律器的機率愈來愈高。她的血鎂指數愈來愈接近正常（雖然只在持續注射點滴的情況下，才能維持濃度），血鉀濃度也緩慢回升。很可能她的認知損傷也會逐漸修復，但也可能無法復原。總之，在進入加護病房五天後的二月十日，醫生認為母親可以裝節律器了。

可惜這家小醫院的心臟科設備，不足以做節律器植入，母親必須轉院。距離最近、位於安克拉治市一家經常進行該手術的大醫院，卻沒有床位。母親等了又等，從幾個小時等到幾天。我思忖是否要飛到阿拉斯加，開車載她到……唉，我們其實無處可去。

等了幾天之後，由於某人生命故事的變化（是病癒或死亡，誰知道呢），一張床位空了出來。母親被載到安克拉治市，一安頓好，醫生馬上進行手術。不過那幾乎稱不上手術，她鎖骨下方的皮膚被開了個小口，一條導管從那裡伸入左鎖骨下靜脈，順著靜脈進到她心臟右半邊，另一條背駝式導管隨後會合於此，上面攜帶了電極直接植於心臟，節律器會發出訊號給電極，叫心臟**跳**、**跳**、**跳**。節律器內部體現了不可思議的現代感。如此微小的裝置包含了節拍器和電池，一個不需要大手術、不需要開膛剖腹就能放進心臟的人性化人造物。這樣一個裝置，如無意外，將能維持她的心臟規律地跳完餘生，頂多在五年或十年內需要換一次電池。

節律器植在母親胸口的皮膚底下。然後當天稍晚，像沒事一樣，母親在尚未痊癒的情況下便匆匆出院，回家與她的貓狗和我父親團圓。大家都希望她的病情能持續有起色。

母親這段經歷，集可怕、荒謬、緊張、現代化之大成。從很多方面來看，卻又十分典型。心搏過速和心律不整是現代常見的兩種心臟問題，幾乎每個人遲早都會出現至少一項。在美國和多數已開發國家，心血管疾病都是最常見的死亡原因，特別是中風。即便已有方法能在實際發病致死前治療，例如我母親的心律不整，但這些症狀不會完全消失。它們成了慢性病，脆弱只是被隱藏在表皮之下。

在這裡我要來說說關於心臟的故事。我想知道為什麼我們的心臟——我母親的心臟、諸位的心臟——這麼容易損壞，比起身體其他部位都要來得容易。關於心臟損壞的故事可追溯到遠古。心臟科學則近得多，只有六百多年歷史。至於心臟的修補，則要等到十九世紀末，始於那畫開活體心臟的第一刀，那一刀引領了其後的每一刀，與畫開我母親皮膚使用的幾乎是相同的刀具。隨之而來的是心臟的奧祕，一個我們才剛要解開的奧祕，關於我們是誰、由什麼組成的核心奧祕。

十五世紀有個說法：每個人一生的際遇，早就被愛塗鴉、好幻想的上帝寫在心臟內壁。同一世紀後期，心臟終於被剖開來仔細檢視，裡面沒找到上帝的筆跡。儘管如此，每顆修補過的心臟都承載著不同故事留下的印記。每顆修補過的心臟，都訴說著那些勇敢、驕傲、有遠見的科學家、藝術家、外科醫生、作家曾有過的奮力掙扎，他們千年來與人心的奧祕奮戰不休。每一顆修補過的心臟，都訴說著脆弱的故事，卻也是希望的故事。

總結母親的這段經歷，其實跟許多人一樣，是新舊混合的拼裝療程，而且只解決了部分問題。說「拼裝」是因為過程中仰賴多種極精密的儀器（節律器、聽診器、3D掃描、燒灼術），同時更多的是採用傳統方法。但說「拼裝」，也反映這種方法可能從一開始就輕忽了症狀，診斷也可能出差錯。如此看來，母親這次的經歷，也像在訴說一段更廣泛的故事：每個人的心臟都會遇上那些遠古疾病，而處理心臟的技術，則會隨著當代環境而演進。

母親手術完成後只解決了部分問題，之後才逐漸康復。她離開醫院時仍然很不舒服，不過心跳一下子回到了正常，每分鐘八十下，這是新裝的節律器上微小電極設定的拍子，是她專屬的閃電。她依舊虛弱，無法好好言語，暈眩的症狀還在持續。她的血鉀濃度遠遠過低，血鎂也是。然而各方面確實慢慢好轉。一周過後，她已經勉強能正常對話。過了兩周，她覺得已回到一個月前的狀態。三周過後，她覺得身體甚至比發病前還好。現在的她說，這麼多年來從沒這麼好過。能有這樣的進展，歸功於我們對這人體最核心器官的理解，雖然還不夠，但已足以讓我母親和其他相似症狀的人康復並活動自如，靠的是節律器、研究發現、機械儀器等，還有更多相關因素共同發揮作用。

我可以從任何一個時間點切入來談心臟的故事，從四十億年前到四秒鐘前都行。然而這條心臟探索之路，始於一八九三年的一個大熱天，芝加哥一所偏遠的簡陋醫院，史上頭一遭有人決定切開心臟治好它的那一刻起。科學家和醫生花了將近六百年，才足以理解並提起刀來，為這門奠基於生物學、演化論、工藝技術、循環原理、細胞物理學等幾乎海納一切的學問，畫出新紀元。最後，相較人體其他部位，人類窮盡了每一種發明過的工具以了解心臟，即便如此，對於那塊正在你我體內跳動的肉，人們還是一知半解。

第一章　酒後亂事打開心臟手術之門

任何試圖對心臟動刀的外科醫生，都不配得到同行的尊重。

——德國外科醫生西奧多・比爾羅特（一八二九—一八九四）

一八九三年七月，這時節的芝加哥市熱得讓人都快融化了。這個夏天正舉辦世界博覽會，來自世界各地的投資者群聚於此，準備改造美國。在入秋之前，芝加哥已經出現第一個漢堡、第一台商用巧克力製造機，以及第一台迷你版的貝爾電話。也就是這個夏天，一名來自該市新開發區的年輕醫生丹尼爾・海爾・威廉斯（一八五六—一九三一），做出了生平最重大的決定。[1]

威廉斯的雙親擁有非洲、蘇格蘭、愛爾蘭、印地安肖尼族等多種血統，但在他自小成長的賓州霍利迪斯堡社群裡，威廉斯一向被視為非裔美籍。他的父親早逝，留下母親獨自撫養他。後來母親被生活壓得喘不過氣來，於是將年僅十一歲的他，送去巴爾的摩當修鞋學徒。故事原本可能就這麼結束了，但是並沒有，小威廉斯決定前往威斯康辛州。他在那裡找到了理髮店的工作，店老闆有意幫助他完成高中學業。在學校他表現得十分優異。這位老闆讓他去學習醫藥，他也同樣出色。後來，在一八八〇年老闆幫他申請西北大學的芝加哥醫學院，他成功入學，再一次脫穎而出。他是該學程第一位被錄取的非裔美籍學生。

一八八三年，脫胎換骨的威廉斯醫生，在芝加哥的密西根大道開了一家小診所。他也在西北大學教授解剖學，同時在芝加哥鐵路公司擔任醫生，後來也到基督教孤兒院看診。當時在芝加哥，連同他在內只有四位非裔美籍醫生，而他的表現格外亮眼，執業不過六年，一八八九年便被指派至伊利諾州衛生署任職。然而威廉斯想獻身於比起這座城市及他的自我還更高遠的事務。他發現，芝加哥的非裔美籍病人，從白人醫護人員那裡經常得到較差的照護。他也觀察到，由於醫院和大學裡的種族歧視，非裔美籍的醫生和護士很難獲得訓練和工作機會。非裔美籍青年面對的挑戰從來不曾消失。正巧此時，威廉斯素來景仰的熟人路易斯．雷諾斯牧師前來求助。他的妹妹艾瑪．雷諾斯向芝加哥好幾家醫院提出護士受訓申請（她是第一個試圖申請的非裔美籍人士），但每一家都因為種族的理由回絕了她。她的遭遇打動了威廉斯。在與雷諾斯牧師及其他社區成員討論後，威廉斯知道他能做的事只有一件——創辦一家醫院。[2]他要在那裡訓練非裔美籍的護士。

這家醫院就是後來的「勤儉醫院暨護理培訓中心」。這是一個大膽的夢想，而威廉斯說服了不分膚色的醫生和捐款人一起有夢相隨。捐款來自各方，其中包括廢奴運動領袖法蘭德瑞克．道格拉斯的捐款。安默肉品加工公司也捐了款，該公司其後也資助職災勞工在這裡就醫。一八九一年，威廉斯承租了位於東二十九街與第爾玻街街口，一幢三層樓、十二個房間的紅磚房屋。客廳成了候診室，走廊盡頭的小臥房則是外科病房。這家臨時草創的醫院，在頭一年就訓練出七位護士（愛瑪・雷諾斯便是其一）[3]，治療了數以百計的病患。

在勤儉醫院裡一切克難，醫護人員就湊合著用。相較於芝加哥的其他醫院，這裡需要處理更大量的外傷病患，然而由於設備簡陋，他們只得臨場發揮。每件事都困難重重，但威廉斯和他的團隊堅持不懈。這本該是一群勤奮護士，協助一位勤奮醫生克服難關的故事。

❤ ❤ ❤

在芝加哥的另一處，因為某些事件集合起來，改變了威廉斯的故事。詹姆士・柯尼斯是名地鐵送貨員，負責地鐵的包裹運送。這是份好差事，可惜一八九三年七月九日是他的倒楣日。那天從一大早熱到傍晚六點，熱得他汗流浹背。更糟的是，太陽下山了暑氣依舊未消。這種天氣適合來杯威士忌，柯尼斯當晚就在他老愛光顧的小酒館裡點上一杯。城裡所有人這時都忙於展現世界之最的「白色之城」（即「世界博覽會」，一八九三年芝加哥市為了世界博覽會，特別於展場搭建二百棟白色羅馬式建築，加以夜間燈火通明，被稱為「白色城市」，正好呼應該市原本因治安問題，而有「黑色城市」的稱號），柯尼斯和幾位朋友則待在城市的另一頭。他點了威士忌，啜飲一口，與女服務生說笑調情，然後朝著兩位朋友走去，準備找他們玩牌。他有預感，手氣應該會不錯。自動點唱機大聲播放著英國「模糊」樂團的名曲「雙人單車」。他的步伐輕快，滿心期待接下來的笑聲、賭局、挑釁，以及更多的歡笑。然而，不可逆的事情發生了。[4]

柯尼斯周圍的聲音愈來愈大，噪音揚塵般四起，有人在打架。一張椅子被摔過酒吧，拳頭揮向一副副汗濕的身軀。柯尼斯在一旁踮腳張望，頃刻間他就被捲入了。有人亮出刀子，持刀的男子走向柯尼斯，朝他胸口刺入，然後拔出刀子。開始有人尖叫，人群登時一哄而散。警笛聲響起了，幾個女性俯身查看倒地的柯尼斯。

一個多小時過後，柯尼斯躺在勤儉醫院的擔架上，鮮血染遍了全身衣物。他被推進手術房，威廉斯醫生和一群護士圍著他。威廉斯研判傷口直徑約二・五公分，有可能只是皮肉傷。問題是傷口的位置正好在胸骨左側。當時沒有X光機（要到兩年後的一八九五年才發明出來），[5]根本無從得知傷口有多深，以及是否深及心臟。威廉斯只能用古老的方法診斷，量脈搏、聽呼吸，將自己的耳朵或木製聽診器（假使他負擔得起）靠在柯尼斯胸前，聆聽他的心音，也就是心臟跳動的聲音。[6]

起初，除了胸前有道傷口外，柯尼斯似乎沒事。他的脈搏正常，心臟也在跳動。他們為他清洗乾淨，縫合傷口，留院休息一夜。柯尼斯的病房有扇可以眺望街景的窗，然而他並沒有觀察周遭環境，因為他太虛弱而且累壞了。陣陣熱風拂過窗簾吹向他。幾個小時之後，原本看似穩定下來的柯尼斯，狀況開始惡化。威廉斯醫生緊急回到病房，衝到柯尼斯身邊，耳朵貼在他胸前。柯尼斯的心跳聽起來很弱，幾乎快要聽不見。他的心臟雖然在跳動，卻極其微弱。七月十日，威廉斯得出結論，刀子一定刺得比原本以為的還深，一路刺進了心臟。

心臟的刀傷會造成嚴重危害，至於是哪方面的危害，則取決於進刀的位置和方式。心臟由兩組幫浦構成，左心房和左心室一組，右心房和右心室一組。心房一律位於上半部（心房的英文 atrium 源自拉丁文，意指「大堂、聚集之地」）。左心房收縮時，會輕輕將血液擠入左心室，此時血液不需要用力擠壓，因為是從高壓處往低壓處流動，只要輕輕一推即可。左心室則需要用大得多的力道收縮，將血液送往動脈，再從小動脈，送到全身六億條粗細只有單細胞寬的微血管裡。左心室收縮的力道，足以將水噴向

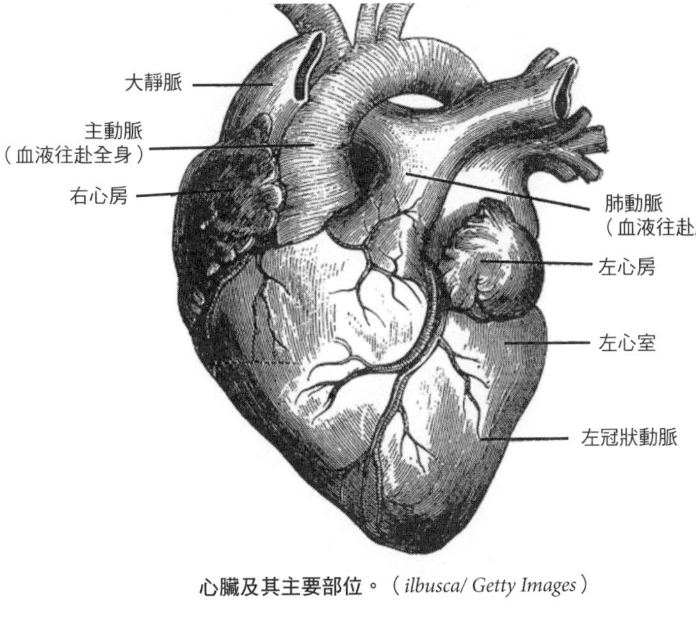

心臟及其主要部位。（*ilbusca/ Getty Images*）

一米五高的空中，這樣的力道能夠應付人體所需，推著血液走完體內超過九萬六千公里長的血管。

左心房和左心室先後收縮的同時，右心房和右心室也進行相似的動作，只不過力道較小，因為離開右心室的血液不會奔往全身，只流向肺葉。肺葉裡有三億多個連接著微血管的肺泡，[7]紅血球中的血紅素會在那裡卸下二氧化碳，改為攜帶氧氣。

所謂心音，是聽得最清楚的聲音，由心臟收縮時心房和心室之間的瓣膜（在左心為二尖瓣，在右心為三尖瓣）關閉（避免血液回流心房）時所發出。接著更響的聲音，是在心室完成收縮時，心室和動脈（左邊為主動脈，右邊為肺動脈）之間的瓣膜關閉（避免血液回流心室）時所發出。**撲—通，撲—通**，心音就是這些瓣膜關閉的聲音，日復一日，在人的一生中進行數十億萬次的開闔。

這兩組心臟幫浦責任重大。從左心房推擠出的血液會進入主動脈，主動脈像條高速公路，將血液分流至雙臂和大腦，送往重要器官（如腸道、肝臟、腎臟），以及雙腿和生殖器官。同時，右心房和右心室收到循環回來的血液。與流出心臟時不同，此時血液中的氧氣已耗盡，滿載的是二氧化碳。這些「使用過」的血液會經由肺循環而流到肺葉，在那裡呼出二氧化碳，吸入氧氣。這些含氧血會流向左心房，再度開始整套循環。

這一切此時此刻就在你我體內進行，一收一放，起伏有致。心臟收縮的英文是 systole，在希臘文中有「聚合」之意；心臟舒張的英文為 diastole，在希臘文中有「分離」之意。將手放在脖子上，你能感覺到頸動脈的擴張和放鬆（以供應腦部含氧血），這就是心臟幫浦運作的結果。

如果沒有意外的話，心臟的運作應該就像前面所述，但是當威廉斯摸著柯尼斯的脖子時，情況並非如此。這個傷口讓柯尼斯的心臟跳得又弱又慢，幾乎測不到脈搏。刀傷可能造成新的開口，使得血液不流向動脈，反而倒入體內的腔隙。更慘的是，刀傷可能傷及心臟收縮的能力。

到底柯尼斯的狀況如何，其實很難說。如果事件發生在今天，我們能夠取得的線索比威廉斯多。我們可以照X光、超音波、斷層掃描或核磁共振；能用心導管穿至病人的心臟，釋放顯影劑，在X光下查看受傷的位置；能用儀器記錄心跳的節奏。這些雖然還說不上是最完美的診療方法，但已經很實用了。然而威廉斯手邊幾乎沒有可用的工具，有的只是看到柯尼斯衰弱的心跳，和顯而易見的病況惡化。

病人心跳減弱可能是心臟本身的問題，但也可能是失血過多造成。今日我們已經知道在失血時，身體可能會做出部分反應。人體內的動脈由肌肉構成，包含一層平滑肌。平滑肌不受意識控制，但會受到身體無意識的自律神經控制。動脈的肌肉不負責推動血液，那是心臟獨有的任務，但動脈能以放寬或縮窄血管徑，來放慢或加速血液的流通。而我們的小動脈可以讓血流停止，因為它是最窄的動脈，連結微血管。微血管連接小靜脈，小靜脈連接靜脈，將耗盡氧氣的血液帶回到心臟。小動脈窄到只要收縮就足以關閉通道，藉此影響體內的血流。當你手指冰冷時，應該要怪罪小動脈，但也該謝謝它們，因為它們正依照身體的狀況，幫你把血液送到最需要的部位。

假使柯尼斯正在失血，小動脈可能會開始關閉幾乎通往全身微血管的血流（大腦、心臟、肺臟除外，除非在最糟的情況下，否則此三大器官的供血永不停止）。出現這種情形時，脈搏會減弱，四肢會開始冰冷，身體會努力保護那些不可或缺的器官。

隨著病人情況惡化，威廉斯必須做出決定。他知道柯尼斯的心臟受損了，但無法確知狀況和原因。無論原因為何，當時看來最可能出現的情況是：柯尼斯這位眾人的好友、慈母的兒子，就快要死了。

在一八九三年那個年代裡，心臟刀傷很普遍。直到今日也還是普遍的創傷，只不過鮮少致命。現在如果你心臟被刺了一刀，馬上衝到醫院動手術，你有八成的存活率。現今有許多治療心臟外傷的手術方式，也可能完全不需要動手術，視情況而定。現在被刺傷的被害人存活率頗高，這要歸功於科技和外科醫生累積的技術。但在一八九三年，心臟刀傷最可能的結局就是死亡。一旦心臟開始出血，不論是刀傷或其他攻擊造成，病人想活命只能聽天由命，可說全憑心臟的造化。有時身體會在失血過多前，將血液限制在重要部位並癒合傷口。但通常沒有辦法，大多是出現感染，或心律不穩。醫生試圖尋找能治癒此類傷口的藥物，卻徒勞無功。當時世人不曾聽聞哪位醫生成功完成心臟手術，無論是刀傷或任何情況。就威廉斯所知，甚至沒有人嘗試過。心臟手術是心臟醫療的聖母峰，一座還未有人攀登的巍峨山巔。然而，若要形容威廉斯，他就是那種勇於嘗試的人，會為救一條命爬一座山的人。他年輕時試過修鞋、做過理髮店的工作，甚至學過音樂和法律。他嘗試當個外科醫生，還開了家醫院。七月十日這天——柯尼斯遭刺傷的隔天——他將嘗試更新的事物。

❤ ❤ ❤

威廉斯和一群護士俯視著柯尼斯，所有人都彎下身仔細檢查他的傷勢。雖然沒法完全確認，但看來他的心臟——身體的引擎——裂開了。如果真是這樣的話，他會死於內出血；或視傷勢的程度，死於心臟衰竭。威廉斯可以用自古以來所有醫生採取的做法，即放棄治療；他也可以做手術。無論如何，那顆心臟就在那裡，在他彎下身時，心臟距離他的臉才幾公分而已。就在表皮之下，卻始終遙不可及。

想像一下，第一位進行心臟手術的醫生該有的樣子。他或她必須自信滿滿，卻也急於超越過往的窠臼，想要拯救病人以及全人類。威廉斯就是這樣的人。一八九三年七月十日，手術開始進行。威廉斯握著手術刀及其他打開胸腔所需的工具，即將進行一項舉世公認太過危險且不道德的精密手術。不論成功或失敗，威廉斯都將創造歷史。

一般來說，人類心臟每天搏動十萬下，將七千五百公升的血液壓送至動脈和靜脈。但這天不是一般的日子，這天威廉斯的心快得像兔子在跳，運送更多的氧氣到他那熱切的大腦。另外六名醫生也聚集到手術室，威廉斯敢說他也聽見了他們的心跳聲。這對外科界，或更廣泛地說，對整個醫學界都是一大諷刺：一名血肉之軀的醫生，試圖修補病人的血肉之軀。醫生倚靠相同的部位（他的心、他的腦、他的皮肉）去修復病人的同一部位。當時手術房的溫度超過攝氏三十八度，手術開始前，每個人早已汗流浹背。現在再加上焦慮及腎上腺素的作用，大把大把的汗水把地板都滴濕了。威廉斯抹去額頭的汗珠，將手術刀插入柯尼斯的傷口，切出十五公分的開口。他右手伸進開口處，移動一根肋骨，讓胸骨部位開出一個洞口，像一扇能看到柯尼斯心臟的窗。他抽吸出旁邊的血，頭一次把心臟看個清楚。整體來說，這是一顆普通的心臟，比拳頭稍大些，約十三公分長、九公分寬、五公分厚。不尋常的是，它就赤裸裸躺在那裡，一時間只能任眼力、技巧、運氣擺布。

人體的心房和心室被心包所包覆。心包是一個平滑且油膩膩的囊袋。威廉斯在柯尼斯的心包上，找到了被刺傷的位置，穿過心包刺進心肌。威廉斯沒有太多時間做決定，現在收手已經來不及了。他檢視心肌，似乎傷口因在心臟收縮的壓力下，已自行癒合。無論對錯，這個帶著些許不確定的觀察，讓他專注在心包上面。他不是第一個為心肌做手術的人，但會是第一個縫合心包的人。他盡可能將傷口清乾淨（當時抗菌劑剛發明，讓威廉斯得以預防感染，儘管不一定有效），用手術線縫合傷口。針沒入心包，接著手一拉，從另一邊出來。針再次沒入時，心臟跳動了，即便很微弱。威廉斯開始用心跳估量手術成效。目標是藉著縫合心包穩定心臟，即使縫得不縝密。完成之後，威廉斯深吸一口氣，後退一步檢視成果。他無意間露出了微笑，時間會告訴我們，柯尼斯能否活下來並回以微笑。然而無論病人最後生或死，威廉斯都改寫了醫學史。他一頭栽進了心臟手術，來者也將追隨他的腳步。後人抵抗不了手術刀的誘惑，朝著一顆接一顆的心臟下刀。

❤ ❤ ❤

威廉斯的縫合技術比一百年前進步了一點，從人類漫長的歷史來看，這一百年宛如昨日。外科手術的歷史淵遠流長。農業社會前的非洲，曾一度用石器時代的針縫合傷口。在印度和美洲大陸，兵蟻也曾被用來縫合傷口（牠們會咬住傷口，口器牢牢鎖住不放，小傷口只要一隻，大傷口則需兩隻）。隨著人類社會愈來愈擴張、愈來愈複雜，外科手術需要的技巧也益發多起來。農業的誕生迎來了文明和書寫，也試圖有系統地創造新的醫學方法。在遠古的美索不達米亞、中國以及其他地方，都企圖在身體許多部位進行外科手術，包括腦部。早在八千年前，醫者便一邊吟詠聖歌、焚燒草藥，然後在病人頭骨上鑽洞以釋放腦壓（在法國一處公元前六五〇〇年的遺址，有三分之一的頭骨上出現鑽洞的痕跡）。這些手術多數是成功的，或者至少並不致命。截肢手術也曾施行過，移除膀胱結石亦然。隨著時間以及人體器官的老化，愈來愈多部位會施行過手術。到了柯尼斯受傷的年代（外科手術歷史粗估已有八千年），基於治療或實驗（或兩者）的理由，人體每個部位幾乎都曾在某時某地動過手術了。不論是腦部、眼部、手臂、雙腿還是胃，都曾被切開再縫合過，唯獨心臟還沒有。

心臟很特別。在一八九三年前，人類施行醫療數千年以來，心臟若不是被視為生理功能上碰觸不得，就是在哲學意義上不可侵犯。在威廉斯的辦公室（其實原本是間小臥房），守則上有這麼一項：「所有手術中，心臟手術已觸及自然的極限，沒有新方法或新發現，能夠克服心臟外傷面臨的先天困難。」膽敢對心臟動刀的醫生會受到同儕排擠，且理所當然。當時全歐的外科權威科西奧多・比爾羅特認為，試圖縫合心臟傷口的醫生，不配得到同袍的尊重。威廉斯已跨越了解剖學的疆界。

有幾項因素，促成心臟神聖不可侵犯的觀念。許多文化都將「心」視為情感、意識、靈魂的來源。這些想法在一八〇〇年代後期很常見。法國外科醫生安布魯瓦茲・普雷就是這麼想的：「心是靈魂的住宅，維持生命機能的器官，生命的起源，活力生機的湧泉所在……生命始於斯、終於斯。」現代情人節會將心和愛情連結，也和幾世紀以來的詩歌及這些古老的觀念有關。例如英國浪漫詩人雪萊死後採取火葬，但根據友人的說詞，他的心臟並沒有被燒掉，因為這顆會作詩的心臟是如此的強大。雖然一八〇〇年代後期的醫生，對心臟功能的理解已經比雪萊的友人少了許多神祕的詮釋，他們仍然覺得心臟充滿某種未知魔力，有點像我們現在認為大腦具有某種神祕力量的看法。誰知道暗穴中埋伏著什麼？若不是碰到了神話中害人的海妖及命運三女神，心臟起碼還能維繫著生命的本質。

心臟不可動刀的戒律，成了許多醫生的禁忌。但假使這是唯一的阻力，在柯尼斯死於手術台上之前，應該老早就有某個外科醫生已經打破它了。外科長久以來便吸引並訓練積極自負的人（就算不是專科），相較於做被允許的事，這些人更偏好挑戰不可能的事。真正的阻力其實是出在外科手術的工藝與科學的技術問題。心臟會跳動，是體內最活躍的部位，狂野又躁動，所以任何手術都必須在跳動中及時進行，就像跳著一支舞，一支手術的華爾滋。那時抗生素還未發明，所以感染的機率很高。X光也尚未問世（遑論血管造影和電腦斷層），所以沒打開胸腔以前，沒有人知道心臟出現了什麼問題。再來是呼吸的問題，當時還沒有機器能在手術期間維持氣管暢通。基於這些或更多其他的理由，當有人心臟受到槍傷或刀傷，被送進世界上任何一間醫院，唯一的做法就是觀察，看看病人的身體能否自行恢復，大多數當然是不行的。

♥　♥　♥

手術過後十三天，柯尼斯還在住院中，但他的命運已舉世皆知：他挺過來了。在新聞報導中，柯尼斯被描述為福星高照的人，而威廉斯成了英雄。威廉斯被譽為第一個做心臟手術的外科醫生，而且他成功了。威廉斯對此並不謙虛，他打算做更多手術，甚至會在完成時吹噓一番，就像他在一篇報導中這麼說自己：「成功幾乎嘉勉（他的）每一次嘗試。」這段時間柯尼斯仍在住院，八月二日，他的情況突然惡化了。

威廉斯又衝到柯尼斯病床旁。他的血壓驟降，但威廉斯不確定是怎麼回事。有了近日的成就撐腰，他決定再次為柯尼斯動刀，執行全世界第二次心臟手術。他開了一道新開口，拆開原來的縫線，排空心包和心肌間的腔隙，重新將心包縫合起來，然後退後一步觀察。當時他心想，心臟手術還滿容易的。一八九三年八月三十日，柯尼斯活著出院了。[8]

柯尼斯回家和家人團聚，過了長壽幸福的一生（唯一的例外是他因另一次酒吧鬥毆，傷了頭部，又回到勤儉醫院）。他逝世於一九三一年，距離在酒吧被刺傷心臟過了三十八年。但這件事對於心臟外科的影響，遠比柯尼斯的三十八年長遠得多了。威廉斯打破了心臟的界線。一旦有人做過心臟手術，其他人也會起而仿效。醫學疆界改變的同時，威廉斯的模式也跨出了現代心臟醫學的第一步。我們會以為心臟醫學早已建立穩固，但事實上所有關於心臟的治療，包括對它的了解，都從一八九三年開始、從那年這顆心臟進行了兩次手術開始。到了二〇一〇年，光是在美國，就有超過五十萬顆心臟進行過手術。

開啟這整段故事、在酒吧裡刺傷柯尼斯的人，早已被遺忘了。他絕對料想不到這一連串事件，竟然都要歸功於他的刀。加州的哈利．薛爾曼醫生在一九〇二年美國醫學會的年度大會上說過一句話，大意是這樣：通往心臟的直線距離只有兩、三公分，卻花了外科醫生一萬年的時間，加上一起酒吧鬥毆才能走到。同時，時代和史觀也影響了我們對威廉斯當年手術環境的理解。如此巨大的醫學進展，竟是由非裔美籍的醫師和護士所締造的，與林肯總統發表《黑奴解放宣言》僅隔三十一年，這不能不說是一大震撼。我們通常視科技為所有改革的源頭，然而威廉斯所推動的進步卻不靠科技，他靠的是傲氣、智力及意志。他和身旁那群他所找來的醫生、護士，都具備了窮盡一切可用設備的能力、願意嘗試的自信心，以及貫徹到底的技術。

關於心臟手術的時間點，也成了話題：威廉斯是否為執行心臟手術的第一人？雖然威廉斯自認為是，但實際上在他之前兩年，就有人試過了。一八九一年九月，阿拉巴馬州另一位醫生亨利．達爾頓，已經做過極為類似的手術（也是刀傷），然而當時媒體並沒有注意到，直到兩年後威廉斯為柯尼斯動手術，才有記者報導。[9]因為威廉斯這場令人矚目的手術，才使得醫生真正意識到一把手術刀、一根針、一條縫線的能耐。

我們或許會希望，像威廉斯那樣願意嘗試新手術的外科醫生，其動力都來自救人的善意。一部分是如此沒錯，但也有如同驅動馬洛里登上聖母峰同樣的動力：英國登山家喬治．馬洛里攀登聖母峰，是「因為它就在那裡」。如同聖母峰，心臟就在那裡。登頂的下一步，就是真正往裡面切開心肌。

一八九六年九月九日，一名園丁全身是血，被送到德國美茵河畔法蘭克福醫院。清理乾淨後，情況似乎穩定下來，後來突然又不行了。由於病人健康狀況急速惡化，外科醫生路德維格．雷恩前來會診。他研判園丁應該沒救了，這樣反而為雷恩壯了膽，決定為他做開心手術。他在肋骨處開了口，看到心臟在血海底下跳動，血湧噴流。雷恩用手指碰了碰心臟，發現有一個洞。那感覺簡直不可思議，跳動的心臟就在他手指下滑動著，他驚奇地發現，心臟很強壯，並非原先以為的那麼脆弱。他用手指盡可能堵住傷口，抓緊時機（也緊抓縫針和縫線）開始縫合，心跳一下縫一針。如同威廉斯一般，雷恩也大獲成功，這讓他滿懷希望。[10]後來寫到關於那天的情況，他提到：「這無疑證明了心臟縫合修復的可行性。我希望能因此引領更多心臟外科的研究，救活更多人。」

他確實救活了更多人。一九〇七年，根據雷恩的回報，世界各地共有一百二十例的心臟手術，約有百分之四十是成功的。這結果雖不算完美（現今仍無法完美，然而目前相同手術的致死率只剩百分之十九），但絕對強過原先心臟遭刺就幾乎必死無疑的宿命。

在一八九三年之前，心臟是碰不得的。但從一八九三年開始，心臟變成可以碰觸了，一例接著一例的手術，有愈來愈多心臟在受損後被成功縫合。即便現在回溯起來，相關的手術進展似乎慢了些，但一切仍在進步中。一九二三年，康乃爾醫學院的華特・李林塔爾醫生在《時代》雜誌上指出，心臟外科在當時取得了偉大的成就，接著他列出一些在現代看來已經習以為常的發明：記錄聽診器傳來聲音的留聲機、拍攝活生生心臟的照相機，以及發現腎上腺素能加速心跳（在那不久前，腎上腺素注射進一名瀕死男嬰的心臟，救活了男嬰）。[11]在當時，這些都像是巨大的進展，而且快速地進步中。威廉斯和雷恩在近代醫學中脫穎而出的那段時期，還有許多故事可說：那些雄心壯志的人，他們相信新方法可以征服人類最狂暴的器官。科技的進展，有時拯救了病患，有時卻因他們的犧牲而得到前進。許多心臟曾停止跳動後又重新啟動；有些心臟甚至從一個人身上，移到另一個人身上，此後心臟移植技術日益完善，雖然稱不上是普遍的手術，但至少是相當機械化的手術。但在訴說這一百年前的故事之前，且讓我們先往前推回一千七百多年吧。

第二章　心臟王子

那是個難以置信的時刻。眾目睽睽之下，一名男子在城市廣場正中央，取出一隻直布羅陀猿的內臟。他當眾挑戰在場的每個人，看誰能將這些器官擺回直布羅陀猿的體內。那一刻真是瘋狂，可是那男子沒瘋。說他是歷史上最重要的醫學家，幾乎不會有人反對。他的名字叫蓋倫（一二九—二○○），此刻在群眾面前的他，是以表演者和科學家的身分出場。

蓋倫，又稱「帕加瑪的蓋倫」，西元一二九年生於帕加瑪，靠近現在的土耳其愛琴海沿岸。蓋倫是一個好兒子、好學生，至少他自己是這麼說的。完成學業之後，在父親的建議下，他前往埃及的第二大城亞歷山卓——一座偉大的求知之城。他的父親曾經夢見兒子成為一名良醫，蓋倫後來經常提起這個夢。[1]有了父親預感的加持，他更加努力不懈。訓練完成後，父親離世，他一切得靠自己。蓋倫需要一份賴以為生的工作。經過一段會讓現代父母提心吊膽的浪遊後，蓋倫在二十八歲時，決定以競技場角鬥士醫生為業。他回到了家鄉帕加瑪。問題是，候選人眾多，他該如何脫穎而

GALENVS. 19.

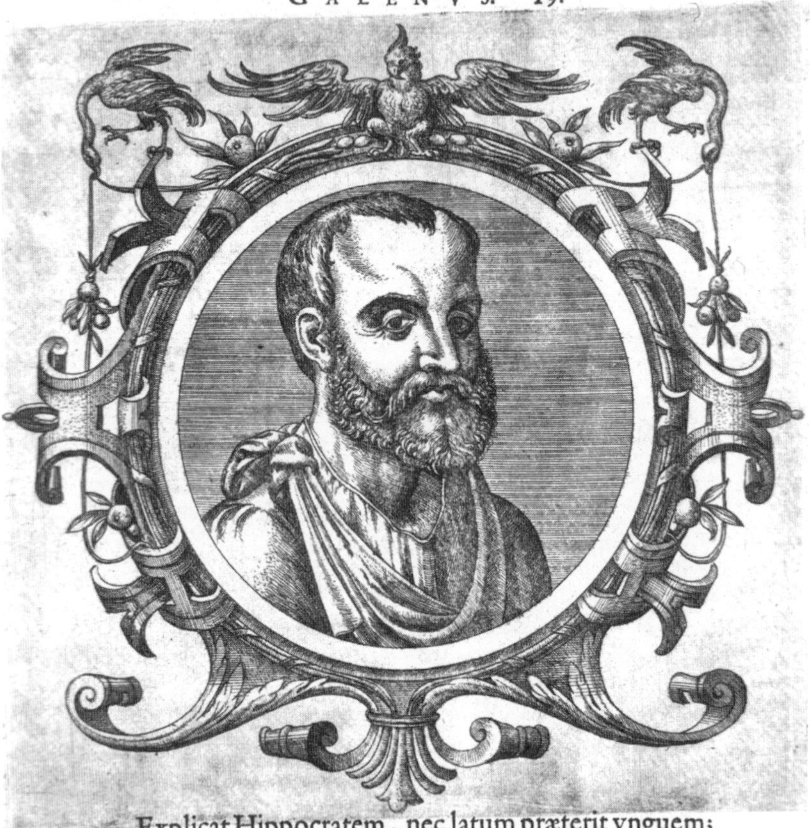

Explicat Hippocratem, nec latum præterit vnguem;
Eloquio ſectas, Theſſalicosq́ue mouet.
Nulla eſt cognitio, non experientia rerum,
Quam non attigerit, perpoliítque ſimul.

E

蓋倫，現代醫學之父，至今對於心臟的理解仍受其發現影響。

（*National Library of Medicine*）

出？這機會對他來說非常重要，他不能只是聽天由命。

這批角鬥士醫生候選人被叫到一個公開場所。據說蓋倫帶著一隻倒楣的多毛猩猩（實際上是隻直布羅陀猿）。其他醫生眼睜睜看著他取出猿猴的內臟。這是他的重要時刻，簡直是瘋了，真的很恐怖，但蓋倫有他的理由。他高踞在這隻動物之上，挑戰身邊的每個人，看誰能將內臟擺回去？沒人做得到，只有蓋倫可以。他得到了這份工作（另一種說法是，至少保住了他原本的工作）。蓋倫或許是想藉此說明：醫治角鬥士時必須要能將內臟歸位。但其他醫生的解讀可能更像是：「我超瘋狂，可以把一隻猿猴開膛剖腹，你不會想從我手上搶走這份工作的。」不管蓋倫的原意為何，都奏效了。蓋倫當時就已具備了足以為他帶來名望的絕技。

❤ ❤ ❤

蓋倫擔任起這份職務，在冬、春、秋季訓練的月份跟著角鬥士團旅行，隨時候傳。身為決鬥場上的醫生，他的世界血汗齊飛，身邊都是訓練有素的鬥士，這些人的身體（尤其是心臟）運作稍異於常人。我們現在知道，在一名耐力型運動員體內，心臟的左右心室會增大，以便輸出更大量的血液至全身。因而心跳之間的舒張也變得更極端。相對地，肌力型運動員例如健美選手，他們的心室不必然會變大，但會變得較有力，而心臟的舒張不增反減。在電影裡，角鬥士的身材就像健美選手般健壯，但在現實中，他們可能比較接近圓胖型的小鎮壯漢。他們吃一種以大麥和蠶豆為主的特殊素食，令身材變得渾圓，以脂肪作為保護，讓自己不易受傷。雖然身上有脂肪，然而角鬥士確實有在運動，因而變得像是肌力型和耐力型的綜合型。一般認為他們的心臟也是兩者的綜合——有力又寬大，而且不會過度舒張。

夏季時，決鬥輪番上場，蓋倫為傷患隨時待命。一座競技場在他眼前升起，蓋倫能聽到來自看台上兩萬五千名競技迷的歡呼和倒采。這些觀眾熱愛觀看角鬥士在塵土中搏鬥的場面，彷彿就像自己也在場上拚搏。蓋倫聽著他們在周圍咒罵、搖晃，聽見那成千上萬的手腳與軀體，以及埋藏在軀體裡（隱藏著卻又輕易就能揭開）的心、肝、腎、靜脈、動脈的聲音，每個部位他都知道，只是還無法解釋清楚。置身在群眾的激情中，蓋倫夢想著成就偉大事業，但不是角鬥士的，而是他自己的偉大事業。

蓋倫所參與的角鬥士競技賽是後來所有運動賽事的濫觴，包括任何你在現場觀看的賽事。你不難從競技迷的表情和舉動裡，看到英式或美式足球場流氓的影子。競技場也成了後來體育館和外科小劇場的雛形。角鬥士高舉武器向彼此殺過去時，情緒最為高昂，但對蓋倫來說，情緒更高昂的是隨後的拚搏，是他救治受傷鬥士的拚搏。任何人都能致人於死，只有蓋倫能一再讓人脫離死亡的命運，重獲新生，至少他是這麼說的。他渴望、也認為自己值得擁有觀眾。

蓋倫的上一任醫生治不好角鬥士的傷，因為傷口太深，感染太嚴重，所以一個接一個喪命了。但在蓋倫的照顧下，情況大不相同。在他任期裡只有五個人死亡。[2]或許能縫合猿猴，確實就能縫合人類，又或許蓋倫的企圖心使他懂得吹噓，但也能以實力做到。

蓋倫為角鬥士縫合傷口時，也有科學上的新發現。角鬥士是絕佳樣本，他們的肌肉、神經、血管就算說不上特別明顯，但至少比常人明顯。他們身上有值得學習的東西。早在達文西詳盡素描出人體外部細節之前一千七百年，蓋倫每天都從人體內部細節累積經驗。角鬥士的傷口是「通往人體內部的窗口」，他這麼寫。從傷口觀察人體內部時，他會激動得心頭亂顫。那是喜悅，或是一種愛？蓋倫後來做了實驗，測量情人重逢（或分離）時的心跳。愛會讓心鼓動，而蓋倫愛上「發現」，「發現」會讓他自己的心跳失控。現在我們已經知道愛、憤怒，以及其他強烈情緒，都會影響杏仁體，它是一團位於腦部最古老部位的神經元。杏仁體觸發激素的分泌，激素會影響許多器官，包括心臟。激素能使心跳加速，運送更多氧氣到腦部。蓋倫當時只能感覺到那股作用，尤其當他看見沒什麼人看過的、活生生運作中的體內組織時，他能感覺到自己的心跳。

在蓋倫所處的羅馬帝國，多數醫生連屍體的心臟都沒見過。羅馬人相信死者來世還會用到身體的器官，因此禁止解剖。然而，蓋倫有那些開放傷口的角鬥士就夠了。在為他們治療時，蓋倫有時會放慢動作，稍微拉長時間，以便好好觀察。他甚至可能看過活生生在跳動的心臟（蓋倫後來絕對看過整顆活生生的心臟，當時他被指派治療一名胸腔感染的男孩。他為男孩打開胸腔，看到裡面跳動著的心臟，甚至可能切開了男孩的心包，比上一章的芝加哥醫生威廉斯還早上兩千年）。可以確定的是，蓋倫看到了動脈與靜脈的路徑。他觀察很多，足以（一開始在腦子裡，後來在莎草紙上）

描繪出人體的地理分布概貌。在那些我們未曾抵達之地，他是第一個真正的地理學家——就像汪洋血海中的庫克船長。雖然在某些部位的連結上他出了差錯，例如把某些半島誤認為島嶼，但他的人體地圖為後人的研究畫出了探索的邊界。

蓋倫持續為角鬥士治療，既能從中學習也有利可圖，但學到的比賺到的多。但他想要更多，更多金錢、名聲、知識。最後，他從角鬥士醫生的職位退休，開始了行腳醫生和表演浪人的生涯。醫生這個職業早已存在，但他們的治療方式與實際診斷出來的病症不太相關，以致效果不彰。蓋倫算是第一位想要了解疾病成因，然後在不同病患上試驗各種療法，從中訂定治療基準的醫生。他在亞歷山卓學習科學，現在他則以經驗試誤法則來治療疾病（不局限在以前專為角鬥士所做的傷口修復）。行醫讓他得以見識各類疾病；而他的表演，包括解剖動物、公開治療病患，或是做出一些驚人之舉，讓他在累積支持的同時，也算是從事非正式的教學。他的研究（經常是公開解剖和展演醫術並進）得以讓他在每一次的觀察中了解更多。表演和研究驅動他前進，他想要了解人體，並將所了解的展示給大眾。

那些年裡（甚至是之後的一千四百年裡），無人能與蓋倫匹敵。整個羅馬帝國，從現今的蘇格蘭延伸到埃及，蓋倫的成就廣受歌頌。他是那個年代的傳奇，以至於在帝國邊陲地區，他的形象被渲染誇大，大家把他視為半個上帝。蓋倫的盛名口耳相傳（比方表演所造成的迴響），他的寫作也起了推波助瀾的效果。他寫下一卷又一卷的新發現，以及一些已知但未被整合起來的知識。這些書卷在整個羅馬帝國乃至境外都供不應求。靠著名氣和成就，終於讓蓋倫當上了御醫。他像照顧角鬥士那樣，照顧皇室成員的柔軟臟器，只是報酬豐厚許多。他也持續寫作，或應該說是持續口述。他的著作多是口述完成，由十來位忙碌的抄寫員逐字記錄，細節豐富，為心臟生物學做出重要的釋義。

❤ ❤ ❤

蓋倫對心臟的了解和紀錄，是建立在眾人千年來的觀察之上，有些很嚴謹，有些則是像獵人在活剖獵物時都看過的器官常識。世界各地都有人見過心臟。大象被宰殺後，笨重的心臟被丟棄，那心臟像是一個可以經由寬闊的血管進入的肌肉大宅院。鳥類的小心臟則看起來很乾扁，像綁了線的裝飾品。阿拉斯加原住民站在鯨魚的心臟旁，感覺到自身的渺小。在西班牙阿爾塔米亞附近的平達爾洞穴，一幅一萬年前的石窟壁畫上，畫了長毛象體內鮮紅的心臟。動物的心臟形貌各異，但都辨認得出來。它們跳動的方式和後來（因戰爭或意外）觀察到的人類心臟一樣。即便在人類了解到心臟的功能之前，我們就已經知道可以透過它判斷生物的死活，不論是在鳥或松鼠或你的家人身上。心臟會因恐懼、急切、勇敢而加速跳動；一旦它停下來，生物就會死亡。心臟從古到今都是最致命的刺擊點、最脆弱的一塊肌肉，只在肋骨這一層淺殼底下受到最低限度的保護。時至今日，鬥毆時心臟的刀傷仍十分常見。無論心臟有多麼神祕不可測，在任何一具軀體裡，它既脆弱又強壯。[3]

如何解讀心臟的力量，每個地方各有不同。不過，即使受海洋與時間阻隔，關於心臟的故事都有許多共通之處。例如對創造墨西哥古文明的阿茲提克人來說，心臟充滿了向太陽借來的火，但那得償還。為了多少償還太陽一點火，阿茲提克人會將獻祭者跳動的心臟活剝出來。負責下刀（彷彿還不夠殘忍似的，有時還要撕扯）的祭司，是歷史上截至當時為止見過最多活生生心臟的人。他們知道心臟的重量和許多特定的細節，累積大量裝滿心臟的陶罐，在季末才倒入井裡或大海，以感謝太陽恩賜莊稼。在倒入井或大海前，這些收集起來的心臟會擺放在大家看得到的地方，可以對著它們沉思。然而當時的人並沒有把沉思的結果記錄下來，心臟有什麼功用？為何他們會認為心臟是重要的（這是他們和其他文明唯一的相似之處）？阿茲提克人並未留下隻字評論。儘管如此，但阿茲提克人還是決定以心臟，而非肝、腎或胃拿來獻祭。

距離兩塊大陸之遙的埃及人，他們在木乃伊體內只留下心臟，因為通往來生之路需要「心火」。稍晚的年代，希臘的柏拉圖亦將心臟與火焰連結，他寫道：「心臟的膨脹，使它隨焦慮或憤怒搏動，此皆因火而起。」

心臟的特殊性也延伸至生理學之外。在許多不同文化中，心臟最常被視為靈魂或精神之居所，帶著上帝或神祇的氣息。某些基督徒就認為，耶穌是住在心臟的房室中。在古埃及，心臟是靈魂的家鄉，應該也是意識的家鄉。當然也有例外，比如澳洲有個部落認為，靈魂是住在腎臟周圍的脂肪裡，[4]美索不達米亞人則是在肝臟裡找到他們的靈魂，但這些是極少數的特例。

人類的心臟究竟有什麼功用，要等到科學出現後才有解釋。早在蓋倫之前，大約西元前二六〇〇年，埃及御醫印和闐就寫下了心臟生理學第一篇詳細的紀錄，載於一卷長十八公尺的醫藥百科全書《埃伯斯莎草文稿》。現存最古老的版本是西元前一七〇〇年的。如果花點時間細細展讀，就能看到幾則關於心臟的古老故事。其中一則在題為「醫生祕密的開始：心臟跳動與心臟本身的知識」的段落內。印和闐在這裡提到了血管，「從四肢通往（心臟）……當任何一位醫生……將手或指頭輕按在頭部、後腦杓、雙手、胃部、手臂或足部，他就能檢測到心臟的跳動，因為四肢都布滿了血管，意即：四肢的血管為心臟說話。」在這份文稿中，心臟被視為包含所有出入的血管，心臟就是整個心血管系統；除了心肌本身，也涵蓋了從頭到腳奔流過的管道，雖然還不確定，但似乎都會流回心臟。

心臟以物理和抽象的雙重語言對埃及人說話。[5]然而埃及人窮盡所學，似乎仍不太了解心臟想說什麼。它律動所傳達的意涵，全身上下都能感覺到。它的搏動裡有故事，但到底承載著些什麼？埃及人無法對心臟的河道和回水區提供引人入勝的解釋，它們的呢喃似乎只是「活著」的同義詞。

終於，在印和闐之後兩百三十年，埃及的亞歷山卓城集結了各方智識之大成，對人體科學的研究有了新進展。西元前三三〇年，亞歷山大大帝建造了亞歷山卓城，由托勒密一世統治。這是一座理想的城市，各種生命都受到重視，全城豐饒富足，因而哲人科學家（philosopher-scientists，西方古羅馬至文藝復興時期，知識並沒有細部分科，哲學家即思考之人，所以通常為「通才」。本書提到該時期的人物幾乎皆為此類，因而經常出現「哲學科學家」或「哲學解剖學家」一類的複合詞）被充分授權和提供足夠資金，以探索物質的世界，當中也包括了人體。那裡的科學家開始成立一座全新的大型博物館，就叫做「博物館（Museum）」，簡單明瞭，或稱「亞歷山卓博物館」，像是一所獻給智識者謬思的大學。亞歷山卓城內圖書館沿街而立，擁有當時有史以來最完整的世界史館藏。

走在亞歷山卓，你可能會迎頭撞上正在沉思新數學而心不在焉的歐基里德，或是正在試著測量地球直徑的埃拉托斯特尼。然後是希巴克斯正在為天上的星星編目；希羅忙著設計蒸汽引擎；阿基米德則前來遊歷和學習。

亞歷山卓的解剖學家在博物館工作、在圖書館閱讀，但是讓他們真正取得新發現的是醫藥學院。在人類數千年以來的文明中，這所該領域最早成立的學校第一次核准解剖屍體和活體，至少就科學上來說是史無前例的。甚至罪犯被剖開檢視的時候，還是活著的。我們今日對身體的許多知識，都是拜他們悽慘的命運所賜。罪犯的活體解剖，比起兩千年後的人體解剖看得更清楚，讓學者可以釐清活體的運作，檢驗這些想法，代價是一次付上一條命。

在檢視人體內部時，亞歷山卓的哲學解剖學家（philosopher-anatomists）是以印和闐留下的古老知識為基礎，但也受惠於新近的發現。約莫西元五百年前，克羅頓的阿爾克米昂觀察解剖的動物時，他注意到動脈和靜脈「不一樣」（他當時還不知道它們的功能），然而卻無法解釋哪裡不同以及為何不同。不難推測其他人也注意到動靜脈的不同，但阿爾克米昂記錄下來了，功勞就歸於他。亞歷山大大帝的導師亞里斯多德（西元前三八四—三二二），就阿爾克米昂的觀察加以更新。他仔細檢視心臟，為各部位命名。他認為心臟可分三個腔室：左心室、左心房，以及右邊的「房間」（我們現在認為由右心室和右心房兩部分組成）。亞里斯多德也重申心臟的重要性，認為它是靈魂所在（這點和其他人一樣），也是思想所在。亞里斯多德認為，大腦除了充滿黏液以外，什麼都沒有，[6]心臟卻是一個會思考的器官。今日，我們會說自己是用大腦思考，很難想像其他部位如何存放我們的思想；但在過去很長一段歷史中，人類意識存在的位置在體內漂浮不定，取決於各種新的理論。

就在亞歷山卓城裡，希羅菲盧斯（西元前三三五—二八〇）依賴這些基礎知識，首度注意到其中一種血管（即我們現在所知的動脈）比其他血管（靜脈）要來得厚，且富有肌肉，這項發現讓他受到表揚。[7]即便在亞歷山卓這樣的城市，對於人體的知識，進步還是緩慢得很，古老的發現之船仍沿著人體的未知海岸，笨拙地顛簸航行。希羅菲盧斯（有時被稱為卡爾西頓，因有些文獻認為他出生於小亞細亞半島旁的卡爾西頓城）還有其他發現：動脈和靜脈裡都充滿了血液。在此之前，人們認為動脈和靜脈——包括心臟本身——都充滿空氣（動脈的英文 artery 源自拉丁文裡的「氣管」之意）。會有這樣的錯誤理解，是因為死亡後少了心跳產生的壓力，血液很快就從屍體的動脈流光（也自靜脈流出，只是少得多）。心臟充滿空氣的觀念如此根深柢固，以至希羅菲盧斯的朋友和他聰明的同事，都以為他錯了。比希羅菲盧斯稍年輕的同代學者埃拉西斯特拉圖斯（西元前三〇四—二五〇）也是這些人之一，他堅持心肌、動脈和靜脈，都充滿了空氣（但埃拉西斯特拉圖斯不是蠢蛋，他是第一位正確指出心臟是某種幫浦的人體探險者）。然而希羅菲盧斯和埃拉西斯特拉圖斯都同意一點：無論從心臟流往血管的是什麼物質，都賦予了身體活力。正是這些前人留下的基礎知識，讓蓋倫能夠建立起他的觀察帝國——好幾個世紀都屹立不搖的事實王國。

❤ ❤ ❤

在蓋倫之前優秀的先人，他知道的大概比今日的我們還多，因為亞歷山卓圖書館在他死後幾年就燒毀了，遺留下來的知識只剩蓋倫時代累積的一點斷簡殘篇。蓋倫曾到亞歷山卓接受一些訓練，之後對心臟以及我們今日所稱的心血管系統特別感興趣。他認為這個系統是力學的（為了讓知識完整，他將神祇和靈魂逐出了人體），為了測試這個機制的結構，他需要做些實驗。但他這時不再治療角鬥士了，很少機會能看到人體內部。活體解剖成了過去式，對他而言已是條死路，包括一般的屍體解剖。他甚至無法對人體進行簡單的實驗，包括那些現在西方醫學允許（儘管需要取得同意）的項目。他想知道，如果把靜脈箝住會怎麼樣？血會積在箝住處的前方或後方？之前沒有人想過這個問題。少了可實驗的人體，他要怎麼找出答案？

想取得進展，蓋倫就得倚靠相似律，即不同物種的身體構造如果相似，只要研究其中一種，就能讓你弄懂其他物種（不盡理想但還是頗實用）。早了達爾文兩千多年，蓋倫就已經認知到人類和其他物種的親緣關係，當時的他相信、今日的我們也相信這個原則。要測試新產品或新療法時，我們會先在天竺鼠、老鼠、狗、貓、猴子身上試驗。拿這些動物測試，因為牠們跟人類很相近，能用來測試人體會有什麼反應。對動物測試順利後，同樣的產品或療法才會在人體上測試（受試者經常是大學生）。如同蓋倫所言：「不同物種的身體構造是一樣的，你可以研究其中一種來了解其他；研究狗的身體，可以了解人的身體。」現代研究人員會拿動物來做實驗，就是因為蓋倫的緣故。他的知識遺產，就在百萬隻作為人類替身的實驗室田鼠、老鼠、天竺鼠身上流傳下去。

然而，蓋倫也不是完全相信相似律，他知道狗和獼猴不是人類，也明白相似不等於相同（他的門徒忘了這點），然而他還是認為解剖狗或用狗做實驗，或許也能幫助我們了解人體。古羅馬是禁止人體解剖的，但動物不在此限。蓋倫可以盡情地解剖狗，所以他就這麼做了。他也解剖了豬、山羊、綿羊、馬、驢、螺、牛、猞猁、雄鹿、熊、鼬鼠、老鼠、蛇、魚、鳥，還有一隻大象，以及任何他能抓到或進口的動物。[8]

蓋倫證實了心臟充滿血液、動脈和靜脈確實相異，並且第一次觀察到動脈和靜脈裡頭的血液是不同的。動脈裡的血液是紅色的，靜脈裡的卻是紫色。在某次的解剖觀察中，他建立了現代心臟和心血管系統知識的基礎。

既然對心臟特徵已有大致的描繪，蓋倫認為下一個任務便是找出它的功能。蓋倫的經典見解是，人體每個器官都各有功能，並且自律運作。他認為許多器官會分泌與維生有關的物質，擴展了先哲希波克拉底（西元前四六〇年生）及其門徒收錄在《希波克拉底全集》裡的人體寰宇觀念。該學派認為肺部製造黏液，膽囊製造黃膽汁，胰臟製造憂鬱的黑膽汁，肝臟製造血液。人類想要健康，體內這四種液體就必須平衡。然而在希氏的文字中，心臟的功能和我們理解的不同，心臟會吸引著它四周的物質，就像太陽具有引力一樣。心臟會不斷向其他器官索求，它們只能屈服。根據當時所認定的功能，蓋倫開始更詳細勾勒他所理解的心血管系統功能。

因受制於舊觀念，蓋倫對人體器官的觀察也受到曲解。透過古代科學的文化鏡片，他認為血管源自肝臟，並推論胃部消化過的食物，會混進濃稠的紫色血液裡，藉著靜脈送往全身，並在流入心臟前，就因身體的需要而耗盡養分。血液進入心臟後，將流向兩個地方：一部分（活力血）前往肺部（這是正確的）。他也認為，大量的血液會直接經由細孔，自右心室流向左心室（這是不正確的）。他認為從肺部出來的血液，會回到左半心，並且在左半心將肺部收集到的「精神」，透過動脈分送出去（這次又對了）。蓋倫也了解到動脈和靜脈會在體內的某些部位交會。[9]

如果以最寬容的角度看待蓋倫對心臟的理解，可以說他發現了血液循環的基本原理。但他誤判了肝臟的角色（只是部分誤判，因為血糖由肝臟釋放，血液裡確實有些成分來自肝臟）。關於血液經由孔洞從右半心流到左半心，也是錯的。但這個錯誤是可以理解的，假使蓋倫研究對象是嬰兒的屍體，他的想法甚至可以說是正確的。在嬰兒的心臟裡，血液確實會直接從一個在左心房與右心房間（而非心室）、叫做「卵圓孔」的小孔洞穿過。卵圓孔會隨著成長而閉合，但確實有段期間是相通的。蓋倫對人體理解的最大問題，在於他死守著古老的觀念，認為血液由肝臟製造，並供給其他器官消耗，當然在他的理論裡血液的角色就是如此。其實，他已經很接近真相了。

假使蓋倫有機會進行活體解剖，他一定能想通。蓋倫很聰明，但受限於手上的工具和觀念。他就像一個只靠地表的痕跡和證據，就能推斷地球歷史的地質學家。這種推斷方法是可行的，只是很辛苦。就連地質學家都比蓋倫更有優勢，他們能觀察一座火山，想像歷史上的火山活動；可以體驗地震，推想遠古時期的地牛翻身；可以看著河底沉降作用的沉積物，想像千年的沉積活動。蓋倫沒辦法做類似的事，他無法看著跳動的心臟啟發他的論證。科學經常得借著類比或隱喻往下發展，而當時還沒有發明任何類似心臟運作的物理裝置。

我們現在會認為蓋倫的理解都錯了。確實，蓋倫弄錯了一些事，但每個科學家都會犯錯。我們要注意的不是科學家哪裡犯了錯，而是可以從前人犯的哪些錯中，繼續改進。蓋倫取得的進展，遠多於那些逃避探索的人，即便是批評他犯錯的人，也活在他的影響下。他的發現無所不在。他是第一個靠測量病患脈搏以衡量其健康狀態的西方學者。他也是第一個力勸其他醫生為發燒的病人降溫，或反過來為寒顫或感冒病人暖和身體的人。身體孱弱的人可以藉由運動變強壯，這也是蓋倫提出來的。再來是一項真正創新的手術，但由於方法太激進，以致近兩千年來沒人執行過——蓋倫使用細針移除白內障，這類手術在他之後停擺了一千八百年。他似乎還做過腦部手術，在頭蓋骨上開個洞，將腦內腫瘤移除。[10]蓋倫的貢獻為現代生活留下深刻影響，如同羅馬的城市和建築，影響了現代城市及其設計。蓋倫知道自己還有所不知，所以持續探索不懈，試著了解人體。為了揭露新事實，每一代人都往人體再戳深一點，這也是蓋倫留下的遺產之一。

❤ ❤ ❤

不幸地，羅馬帝國在蓋倫死後開始沒落，隨著西元四七六年最後一任皇帝羅慕路斯．奧古斯都的逝世，西羅馬疆域徹底陷入混沌。那把學習之火已成過往——從羅馬追溯至前希臘、傳承自埃及、上溯至美索不達米亞的那把火，已然熄滅，光亮不再。那些殖民部族只關心上帝或自我滿足，是前者還是後者則視情況而定。亞歷山卓的莎草紙卷（包括原版的《埃伯斯莎草文稿》）付之一炬，對人體探索的追尋也隨之化成灰燼，化成了神魔。

自此開始了所謂的「黑暗時代」，那是一段宗教至上的時期。駭人事件不斷發生。小國各自封王，彼此對戰。在某些地方，書寫根本消失了。那些逃過大火而遺留下來的希臘和羅馬醫學文本，無人重視。如果這一切只發生在一個世代，或許還有些人記得一些古法，得以傳承下去。可惜的是，不只是一個世代，這樣的無知狀態長達數百年，知識不斷流失，直到整片歐洲大陸滿是無知的男男女女，他們對人體的了解不比狩獵採集時期來得多。他們生活在性靈與無知的世界，再一次，心臟的跳動靠的不是血液，而是魔法。他們望著明月，看到的卻是上帝；望著太陽，看到的也還是上帝；他們遇到了各種動植物，看到的又是上帝；有人快死了，他們也以為看到了上帝。他們忙著玄虛地擺弄身體，折斷能折的、拉扯能拉的，盡做些無法解釋或超乎實際所需的事。黑暗的宿命論幾乎摧毀了人類曾學到的一切。

這樣的描寫或許過於嚴厲。歷史學家普遍不再將羅馬帝國衰頹後的一千年描述為黑暗時代，他們會指出某些領域持續在學習並且前進，也保存並珍藏了些文件，傳遞了各種小小火苗，手把著手，一個世代傳到下個世代，守護著一點點的知識。當然這是人們所希望的：儘管歐洲曾大規模地流失知識，仍然有少數人愛惜著知識。怎麼可能沒人會想了解更多事呢？然而就心臟知識來說，在黑暗時代幾乎是徹底地蒙昧。西元四〇〇至一四〇〇年間，關於心臟、動脈、靜脈、血液如何運作，只取得少許的新發現。這段期間的知識退步遠多於進步。實際上，西元一〇〇〇至一四〇〇年間，當時對心臟的認識還少於西元四〇〇年；而西元四〇〇年時對心臟的認識，還少於蓋倫職業生涯的末期，以及基督誕生的兩百年後。

起初，蓋倫的成果似乎隨之佚失了。西歐沒有任何他的文稿保存下來。然而，在羅馬帝國的東部，有人持續抄寫和翻譯他的著作，從拉丁文到阿拉伯文，再從阿拉伯文的版本傳抄出去。穆斯林科學家遏阻了古代知識的全面消亡，不只是蓋倫留下的知識，也包括一般知識。蓋倫的百萬字言論並未全部譯出，文意和脈絡也可能因翻譯而有所折損，但至少這把薪火傳了下去。當西歐、特別是義大利的學者，重新發現這些譯本時，他們簡直是珍愛到過了頭的程度。相較於當時歐洲的知識水平，蓋倫的文字看來如此之先進，以致於幾乎被當成了經文，當成了先人傳承下來的智慧，這些知識是要被「揭示」出來的，而非在其原先的基礎上更進一步。解剖與人類生理學至此圍繞著蓋倫為中心打轉，視他為偉人蓋倫、完人蓋倫、王子蓋倫。

第三章 當藝術改變科學

一位優秀的畫家有兩樣東西要畫：人和靈魂。前者很容易，後者很難。

——李奧納多・達文西（寫於一四九〇年前後）

一五〇八年某一天傍晚，李奧納多・達文西（一四五二－一五一九）人在佛羅倫斯的聖母醫院，那是一家教會醫院。他不是醫生，但對於人體懂得比史上任何人都多，甚至超越蓋倫。他正在和一名老人談天，一名百歲人瑞。「老人」（他在歷史上的留名就這麼簡單）親切又健談，有過精采的一生。達文西剛從米蘭回來，穿著講究——可能是紫色斗篷，或是粉色披肩，讓他看起來時尚又俊美。達文西彎身傾向老人，手指輕觸他薄如蟬翼的皮膚。突然之間老人就死了，像是被一拳打倒。達文西先以無比的仁慈抱著他，然後才拿出刀子開始解剖。達文西拉開老人的衣服，畫開他仍有餘溫的軀體。這是真正的驗屍，英文 autopsy 源自希臘文，有「眼見為憑」之意，而那正是達文西想要的。

今日我們似乎決意要無限延長生命，不計一切代價趕走死亡。對達文西而言，醫學的目的不在避免死亡，而是在過了長度合理的幸福人生後，讓死亡來得——按照他的形容——甜美。幸福人生之後的甜美死亡，夫復何求。但在達文西那個年代，多數的死法都很殘酷：天花、感染、狂犬病、瘧疾帶來的冷顫和疼痛，還有更慘的情況。但老人死得毫無痛苦，他死於某種必然且自然的過程。但何以歲月能帶來如此甜美的結束呢？這是個與每位在世及後世之人都利害攸關的謎團。

這位藝術家開始朝胸口下刀，但他的刀子移動緩慢。老人的身體比起他常解剖的馬或牛要小且細緻得多。[1]達文西要有耐心，才能將每個部位看個仔細——一根根的手指、腳趾、血管、骨頭、神經。他毫無保留地切，每切一刀就畫一幅素描，除了可以幫助理解，也能加強描繪人體真相的技巧。達文西沒有找尋的目標，他只是在探索。當時對人體的認識還是太少，蓋倫之後的進展很微小。人體內什麼狀況都可能發生，或許肝爆了，或許腦部泛黃，百萬甚至億萬種情節，潛伏在皮膚和各個器官之中，沒有哪一個部位比其他部位更搶戲。達文西仔細思量著眼前所見。[2]

❤ ❤ ❤

一如文藝復興時期的許多藝術家，達文西出生卑微。他生於義大利托斯卡尼的一個小鎮，母親未婚生子。[3]他後來似乎被送去佛羅倫斯一個叫做文西的小鎮，與父親同住，該鎮在幾代以後因他以小鎮為名而聞名。（由於為非婚生子女，達文西並沒有真正的姓，其全名為 Leonardo di ser Piero da Vinci，意為「文西城的皮耶羅先生之子——李奧納多」，但最後 Da Vinci 反而成為其傳世的名字）達文西日後曾寫到，住在文西時，他睡在屋外的嬰兒床裡，過著鄉村男孩的生活，晚上夜幕在他頭頂升起，白天看著鳥兒在他周圍的樹梢上甦醒。有一天，一只風箏低空在他頭上飛過，箏尾近得拂過他的臉。

達文西的童年在今日來看似乎很特別，像是他後來生命臻於偉大的伏筆、一連串的小預兆。然而在當下並非如此，直到他向眾人展示其藝術才華之前，他的童年平凡無奇。達文西十四歲時，身為公證人的父親受一名窮人委託，在他的盾牌畫上徽飾，於是父親就把盾牌交給兒子去畫。達文西在盾牌上畫了一個全幅的、不凡的怪獸徽飾，父親皮耶羅先生馬上拿去賣了個好價錢，然後幸運地從別處用較低的價格，買了一個相似的盾牌取代，上面有顆簡單的心形圖樣。

無論盾牌的故事是真是假，在某個階段達文西的藝術天分得到了父親的認可，因而在他十四或十五歲左右，父親施加了些許的壓力，讓佛羅倫斯當地的藝術家安德烈．德爾．委羅基奧（一四三五—一四八八年）收達文西做學徒。這段學徒經歷開啟了一道門，[4]通往達文西的藝術之路。

這段學徒關係，如同當時佛羅倫斯的一切，是這座富裕之城奢侈得起的。達文西生於文藝復興時期之初，他的出生標記了一個新時代的誕生，知識和美感再度開始受到珍視。此番重生之於藝術及後來的科學成果，不亞於金錢與智識的關聯。佛羅倫斯的生意人，特別是梅迪奇家族，累積了足夠的財富，負擔得起豪奢的花費，包括購買或委製新的藝術品。透過他們的購買和餽贈，這些財富開創了一種文化，讓藝術家能靠藝術維生，支持藝術家重現古老技藝，甚至開創新技藝。古老技藝重新受到重視後，當時的藝術家要起步的話，就得重新學習古人的方法。經過這股重新學習的風潮，古老技藝在蹣跚中重建起來；也正是出於這樣的重建，才有了達文西、米開朗基羅、提香等許多偉大藝術家的作品出現。

達文西跟著導師委羅基奧，在佛羅倫斯的一間工作室訓練了將近十年後，才開始接受私人委託，就此度過下半生。他第一件署名作品，是開始獨立接案不久後畫的，那是一張阿諾河河谷的素描，河水流過雄偉的河谷，正如他日後注意到的，像是血液流過心臟。

自獨立接案以來，達文西便很受資助人眷顧，除了對他寄予厚望外，最重要的是極有耐心等待他完成作品。一開始達文西畫得非常慢，為了畫畫，他得先發明適當的顏料；他還發明了新的透視法；更有甚者，他得要（或至少照他的說法，他感覺自己被迫）進行解剖。文藝復興時代的藝術家，大都視解剖為了解人體細節的有效訓練。達文西和他的同行必須了解人體，好讓他們能「更有力地以藝術的形式揭露它的力量、脆弱，與真實」。文藝復興時期的另一位通才萊昂・巴蒂斯塔・阿伯提（一四〇四－一四七二），曾提出一個廣受支持（而且本質上還很希臘式）的觀點，他認為人體繪畫有三大必學元素：骨骼的排列、肌肉的位置和分布，以及最後一項，皮膚和脂肪所在的部位。委羅基奧和米開朗基羅（一四七五－一五六四）及其他人用的也是這套方法。達文西和當代其他藝術家一樣，學習理解骨骼、肌肉、皮膚，不同的是仔細的程度，而且他也會一併觀察其餘的部位。他會觀察體內的空隙，每次解剖，他形容自己像個小男孩進入一個幽深且未知的洞穴。無論探險有多可怕，他總是往前走，深入黑暗之中，如此他或能找到通往接近真相的道路。看看那裡有什麼，也探索人體是如何全面地運作，以及目的為何。達文西對於人體積極地投入，使得他的藝術能真實地描繪體內各器官，這是其他藝術家所渴望的能力；同時，也讓達文西取得特異的科學發現。

隨著他的探索，達文西取得真正的科學突破、且是受到公認的突破，比如解剖學的十二個分域——眼部生理學、神經生物學、生殖生理學，以及血管和心臟的研究。達文西現存最早的解剖學研究（距一四八五年畫下阿諾河河谷已過了十五年），就已經畫出了血管的連結，以及一些過往從未記載過的器官樣貌。[5] 在他的研究裡，達文西和所有的科學家一樣，並不是每次都能確定哪些是新進展、哪些是再發現，但他把所有的發現都一併記下。他最偉大的成就，可說是關於心臟和血管的筆記。[6] 他從動物開始解剖心臟和血管，先是馬，然後是牛。在這些動物體內，血管就像他小時候常跑去探險、長大後喜歡描繪的河流。這些血管帶著血液和某種魔力，跑遍全身。它們通往哪裡？它們怎麼運作？是什麼推動血液？目的為何？在初期的解剖裡，達文西很掙扎，他受到蓋倫理論的影響很大（這當中的一千年沒什麼新進展），他說服自己接受其實並不符合事實的型態，那是蓋倫理論所假設的型態。但隨著時間過去，達文西益發相信自己的眼睛，知道怎麼觀察，再根據所見，自行推論出事物是如何運作的。他不曾完全擺脫蓋倫的束縛，但最終他（也只有他）開始看到新的事實，而不是只確認那些舊的知識。[7]

當達文西思索人類和動物的軀體運作方式時，他漸漸把身體比喻為某種機器，「一台能夠到處移動和生存的機器」，[8] 一台具備幫浦、槓桿、齒輪的機器，這些機件的功能也是我們可以理解的。從未有人如此清晰地提出過這樣新穎的觀點。[9] 為了研究這台機器，達文西開始一點一點地挑出蓋倫的毛病，修正那些與他觀察到矛盾的地方，有的則全盤推翻。蓋倫想像血液自肝臟（他認為的血液製造處）流出，流向心臟，接著往肺臟流去，最後在肺臟用盡。但是就達文西的觀察，血液會流過所有的動脈和靜脈，而不只是流過那些連接肝臟、心臟、肺臟的血管。在他看來，這點似乎顯而易見。對他而言還有另一件顯而易見的事，即心臟才是整個血管系統的中心，而不是肝臟。即使在胚胎裡，心臟就已經在跳動了，是第一個搏動的器官，是活著最重要的本質。大腦是靈魂所在（今日我們可能會說是意識所在），心臟是它的代理人，是它肌肉發達的容器。達文西是第一個精準畫出心臟四個腔室的人，亦觀察到心房和心室必須協調地收縮。他也注意到血液是單向地通過心臟瓣膜，最後來到動脈。血液只能單向前進，不會逆流。這些小小的知識進展，是解剖學一千年以來第一次真正的進步。

在達文西關於血管和心臟四腔室的諸多科學發現中，有兩項特別突出，如同他所有畫作中，「蒙娜麗莎」和「最後的晚餐」特別突出一般。其中一項奠基於我們現在所謂的生理模型上。達文西觀察河流和小溪以便理解水流的動力學，自一四九八年開始，他在十年裡花了大部分的時間投入這項研究。他在阿諾河上丟下秤過重量的漂浮物，如葉子、軟木塞、紙張、種子，甚至是裝滿帶有墨色液體的管子，試圖找出驅動水流的方式和原因。他發現漩渦——水中的小迴旋——經常發生在流水撞擊岸邊（在他的實驗裡是玻璃管）的時候。然後他會素描或畫下這些物體如何移動，以便了解水潛在的流動方式。

達文西好奇血液是如何流過心臟瓣膜的，瓣膜就像河裡的石頭，能夠容許或阻礙水流通過，視位置而定。一五一三年，達文西在梵蒂岡的醫院工作，開始細部解剖心臟瓣膜及其附近的血管（他在那裡和米開朗基羅有過小爭執，後者當時也在那裡進行解剖）。在醫院工作讓他得以仔細觀察心臟瓣膜，因而能畫出這些重要的細節。直至一八〇〇年代晚期，都沒有人畫得比達文西更詳盡。

描繪出心臟瓣膜的物理屬性後，達文西也想了解它們是如何運作的。他無法在活體動物身上觀察瓣膜運作，所以他回歸到物理系統——河流，以便了解血管、血液、瓣膜所組成的生物物理系統，推測其運作。這種使用一個系統做為另一系統模型的方法，在現代科學是常見的方法之一，但在達文西的時代卻非如此。根據他的河流研究，達文西正確地推測出，血液在流經較窄的血管時會變得較急速。一般來說沒錯。[10]他也推測出，當寬大的左心室收縮時，要在瓣膜關閉前防止血液從大動脈回流到心室是有困難的。這些瓣膜約莫每秒要開闔一次，因而它必須閉得又緊又快。達文西從漩渦模型上理解到這是如何發生的，血液漩渦的產生，一部分原因是由於大動脈每個瓣膜上方的突起（即日後以義大利解剖學家瓦薩瓦命名的瓦氏竇）。為了測試這項推論，達文西以一管玻璃摸擬動脈，管內放置牧草種子，讓水流通過，可以觀察到種子在流體中如何移動，本質上這就是一個人工動脈。看著種子的流動，他確認了自己的想法，至少是他滿意的結果。他想像血液流出左心室出口的瓣膜時，會產生漩渦並使瓣膜閉合。他的推測是對的，然而這項觀察長久以來一直被忽略，直到一九六八年英國兩位工程師布萊恩・貝爾豪斯和法蘭西斯・貝爾豪斯，證實了這項理論，用的方法本質上和達文西一樣：他們先打造一個人工動脈，觀察人造血的流動。[11] 貝爾豪斯兄弟發表這篇論文時，他們以為自己是最早注意到這些漩渦的人。不到一年，他們才發現達文西早在四百年前就搶先一步了。[12]

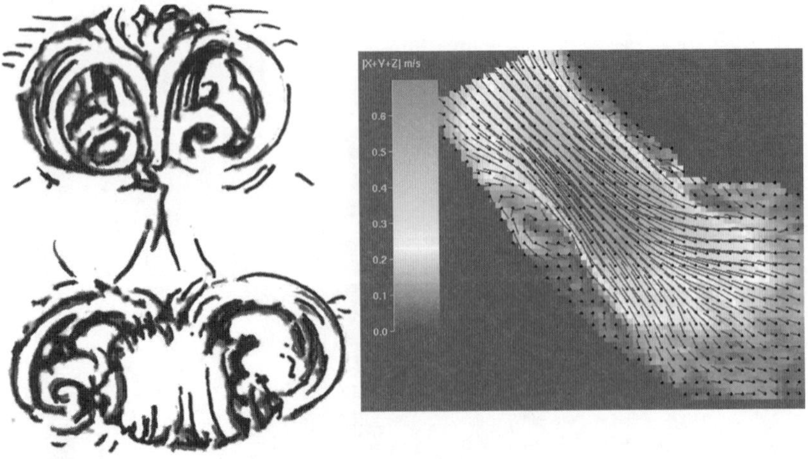

左圖為達文西描述的簡化版漩渦圖示。（*Jennifer Landin*）
右圖則以電腦模型呈現，製作於達文西死後四百年。（*Copyright © 2014, Tal Geva, MD*）

然而，給達文西最多啟發的，是他在「老人」身上所看到的，也是亞歷山大港自古以來記載最詳盡的全人解剖之一。[13]達文西花在老人身上的時間很長，直到屍體都開始腐爛、發臭、分解成碎片為止。這過程是漫長而不舒服的，如同他在筆記裡所寫的（以一種稍嫌冗長，甚或繁瑣的自豪之情）：

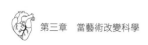

即使你喜歡這樣的事〔解剖〕，你或許也會因反胃而作罷。如果這樣沒讓你退卻，你可能也不想和剝了皮、慘不忍睹的屍體度過漫漫長夜。假使那也沒讓你打消念頭，你可能也沒有優秀的繪畫能力，又或者你不懂透視觀點。就算兩者齊備，你可能也不懂幾何展示的原理，以及計算肌肉力道和強度的原理。也很有可能你就是沒耐心，因而不夠勤勉。

達文西備齊所有條件，所以他在老人身上取得了許多發現——包括老人的死因，他再次援引他的河流模型來佐證。達文西觀察到，隨著歲月的增加，河道會變得愈來愈蜿蜒。年輕的河道筆直地流向大地，但時間一久，它會因河岸沉積的砂石而變得曲折，但流水量不會減少，所以當水流至狹窄處，必定以更大的壓力較快速通過。經過一段長時間，河流就會愈來愈彎曲和愈來愈長，等到衝過狹窄彎道的壓力太大，河流就會潰堤。觀察著老人曲折扭結且隨年紀變窄的動脈，達文西看到了那一段人體最重要的河流，它是如此狹窄，血液幾乎無法通過。比起達文西觀察到「空中的鳥和田野的獸」的血管，人類的動脈更脆弱、扭曲、狹窄。那些扭曲狹窄的區段，阻礙血液中的營養抵達身體所需的地方，於是身體就挨餓了。達文西當時並不知道血液運送著來自肺臟的氧和肝臟的糖。他不知道少了那兩樣，腦部會在三分鐘內餓壞，身體就會隨之死亡。但達文西理解了動脈管壁硬化和增厚的基本後果，他發現動脈隨著年紀增長會增厚變窄，最終導致阻塞。「老人」甜美的死亡，肇因於我們今日所謂的動脈粥樣硬化。

達文西很可能把這些都記下來了，結合所有他關於其他器官、生產、胎兒生物學、骨頭的接合等等同樣具開創性的研究，寫成了繼蓋倫之後最全面性的解剖學書籍。他曾構思過寫一部《解剖論》的可能性。一五一〇年冬天，他和義大利解剖學家馬爾坎托尼歐．托雷（一四八一—一五一二）合作，或許便是想撰寫這樣一部論述，且該書很可能真的存在過。一五一八年，達文西曾給西班牙亞拉岡的一名紅衣主教看過一份文稿，會不會就是在歷史中亡佚了的達文西的偉大著作呢？有些人臆測是。關於這份文稿的描繪，僅出現在紅衣主教祕書的筆記中：

> 這位紳士寫下的解剖學如此鉅細靡遺，搭配四肢、肌肉、神經、血管、韌帶、腸道以及其他各個部位的插圖，以一種前所未有的形式，討論男人女人的身體，討論那些我們親眼見過的

東西。他還寫下了許多事情，那些他以無數卷記載的靈感，如果都能出版，將有利可圖且令人樂見。

達文西或許得到了紅衣主教有力的資助，令人驚奇地是，資助人不是為了他的藝術，而是為了他的科學。達文西很可能回到家，繼續撰寫那份紅衣主教看過的文稿，然而主教卻不知道達文西中風了。如果是常見的中風，就是動脈粥樣硬化造成血管上一小塊斑塊，隨著血液流動或心搏而掉落，或許還伴隨著凝結的血塊，一起送進他腦部的狹窄血管，造成了大浩劫。達文西再也動不了他的手，不能寫也不能畫了。他在一年之後逝世（可能又經歷一次中風）。無論那本書是否存在過，都完成不了了，他的知識從此消失，剩的只有他留在筆記裡頭的東西。

達文西逝世以後，他一名學生法蘭西斯科・梅爾茲，開始從他留下的文字，完成一本備受期待的解剖論述。梅爾茲耗費一生進行這項計畫，純粹想重述和傳達達文西的發現。然而這是一個非常浩大的工程。達文西寫字時會刻意倒著寫，因此梅爾茲也必須學會倒著讀，但這不是唯一的問題。達文西還會造字，將字彙融合成異常的組合字，沒有顯見的理由，就把一般單字拆開來用，而且他從來不用標點符號。（這一切都顯示，不論紅衣主教讀到的是什麼，一定是修潤過、比達文西原本的筆記好讀許多的內容）然而還有比這更大的問題。現在閱讀達文西留下的東西（翻譯過且書寫方向正常的），我們可以理解他的見解，但對於他同時代的人來說，他最有意思的發現都太激進了。

曾有人推測，梅爾茲一定感到很糾結，因為他很難將看似達文西的狂人狂言，以及他真正了不起的發現區分開來。達文西挑戰了科學的極限，而且顯然自信到不在意其他同袍的想法，但梅爾茲在意。梅爾茲不想讓他的導師看起來很荒謬。他知道達文西寫的東西很多是天才的創見，但是全都這麼天才嗎？他分辨不出來。最後他未竟其功。一五六八年梅爾茲去世的時候，達文西的筆記（梅爾茲手上至少有五千多頁）仍然雜亂無章。梅爾茲依據這些筆記，編譯了超過九百多個章節，但內容混亂，想了解達文西這位發現之多、無人能出其右的天才，還是宣告失敗收場。偉大的達文西解剖之書將不復出現。達文西對科學的貢獻，差那麼一點就可以翻轉人類的知識，只能這樣日漸消散，直到他一些重大的發現被其他的科學家「再次發現」後，才再度為人所知。

當然，達文西也曾將自己的見解和其他同袍討論。[14]他一定也曾拿出他的手繪圖跟朋友炫耀。任誰解剖了一個老人，至少在酒酣耳熱之際（根據史學家整理出達文西的食品雜貨帳單裡，他買過許多葡萄酒），都會和朋友聊起這件事。**「你不會相信他的動脈是什麼樣子……」**我們能夠想像他可能會說出這樣的話，但也僅止於想像。達文西死後幾十年，他的筆記除了實質上亡佚了，也從大家的話題中消失了。有些可能毀損了，有些可能留在像梅爾茲那樣的同袍手上，或在顯赫家族、宗教領袖的手上。十九世紀末，有人找到達文西一部分的筆記且編譯出來，其餘的則要等到一九六〇年代。許多達文西的貢獻可能早已佚失，許多重要的見解（關於血液的流動、動脈粥樣硬化、心臟瓣膜的作用等）不見天日。達文西最終成了「黑暗中太早覺醒之人」。[15]一如英國醫生暨醫學史學家肯尼斯・基爾所寫的：「他在我們現今名為科學的領域裡所投注的巨大努力，悲劇性地未能將他的同代人從沉睡中搖醒。」[16] 若要說他對日後的科學有什麼影響的話，主要是來自他的藝術，而非詳細的解剖。藝術愛好者在「蒙娜麗莎」、「最後的晚餐」及其他達文西畫作的筆觸中發現其偉大，這些偉大，正是建立在他對骨頭、血肉，甚至躍動的心臟的理解之上。

第四章　血液的航道

安德雷亞斯・維薩里離開比利時的時候，才十九歲。當時是一五三三年，他深信自己注定偉大。他很早就在考慮哪裡最適合成就他的大業，毫無疑問只有一個地方——義大利帕多瓦。當時的帕多瓦，科學再度崛起，若就醫學來說，因維薩里居住在那裡幾十年，科學史上沒有哪個地方比這裡更重要了。維薩里前往了帕多瓦成其大業。

帕多瓦位於現在的北義大利，但在維薩里那個年代，它是威尼斯王國的一個小城。在威尼斯，總督（即共和國的領袖）是穿著絲袍、戴三角帽的某種「神皇（god-king）」。十五世紀末、十六世紀初，幾任總督以及一些富裕的社群領袖，都想透過資助教育，讓威尼斯成為科學強國。威尼斯已經是海權強國，威武強大，很快也將成為博學智識之都。達文西逝世後的十六世紀中期，包括解剖學家在內的熱血青年哲學家，開始齊聚在帕多瓦，該城的聲名就此遠播。

維薩里認為自己會在帕多瓦發現該地的繁盛偉大之處。某些領域確實如此，但在維薩里的眼裡，當地的解剖學則不然。那裡的解剖劇場（十六世紀歐洲大學的一種風潮，在階梯座椅的圓形小劇院的中央舞台進行屍體解剖，有時也會發邀請卡邀請貴族顯達來參加，形成一種以學術為包裝的社交文化）更像是馬戲團，而非知識殿堂。狗兒在屍體堆中到處蹓躂，一切都腐壞發臭了。更糟的是，至少對維薩里來說很糟的是學生和教授的反應。維薩里以為他們會對眼前的屍體流露熱切之情，渴望增進新知識，然而卻非如此。例如在主宮醫院陰暗的地下室，維薩里看到一位助手在解剖，另一位高舉或指著對應的部位時，台上教授只是拿著書本照唸。沒有任何啟發，沒有關於人體特徵的啟示，關於真理的知識更是付之闕如。當時距達文西死後才二十年，然而他記載下的一切知識，似乎早已消失無蹤。

維薩里在帕多瓦找到的科學並非真科學，而是教育用的偽科學，解剖學家只是在展示幾世紀以來的舊知識，而非試圖揭露新的真理。這種教育式解剖的形式，始自一三一五年，一名波隆那的女子被判處死刑，名為蒙迪諾．柳齊的教授取得了她的屍體，在梵蒂岡的同意下，為了教導學生人體內部知識而畫下了第一刀。在那之前，解剖都是為了驗屍。舉例來說，一二八六年發生過一段插曲，在義大利帕爾瑪市的克雷莫納及其鄰近小鎮出現某種疾病，數以百計的雞隻和人都病倒了。為了查出病因，當時解剖了很多隻雞和一些人的屍體，在心臟處發現了難以用現代醫學詞彙來形容的瘤子或突起物，就憑著這樣的發現，當地發出一份地方公告，禁止所有人食用雞肉和雞蛋。[1]但這次驗屍一如過往，對正式的教育或新科學並沒有助益。柳齊的解剖也建立了非正統的解剖程序。每一次的解剖長達四天，過了第四天，屍體的惡臭就會可怕到沒人能繼續下去。這樣的解剖每年會進行一至二次，都是罪犯的屍體，就像該名波隆那女子，而且屍體會被全面地解剖開來（和先前的解剖不同，先前的解剖會保留身體的樣貌，以便家屬事後瞻仰遺容）。奠基於這些教學活動，柳齊寫下了當時關於解剖知識及其理論的第一本專書《解剖學》。這本書的目的，一如解剖活動本身，並非今日我們所知的科學，純粹只是為了展示和教學。那是一本教科書，若要說它有什麼貢獻，就只是教導學生如何執行解剖，而非人體生理學的研究。那樣的解剖就算執行完美，也無法揭示真理，而只是揭示了神性。在那之後，當刀子畫向裸露的、人們期待中上帝所在地的心臟時，揭示的也是蓋倫版的知識。即使是蓋倫版的知識，也是不完美的。柳齊的書所描繪的心臟解剖學並不精確，甚至還遜於蓋倫一千年前的成果。這學術解剖的傳統，和達文西所追求的大不相同，學術解剖只致力於再發現過往的成果及其細節，即便那些成果是有瑕疵的。

❤ ❤ ❤

一開始，維薩里入鄉隨俗，仔細觀看並學習，但最後他漸漸感到洩氣。他想要發現新知識，深知發現永不嫌多，也意識到當時對人體器官的認識，僅僅只是冰山一角。除了在柳齊的傳統下每年解剖二次外，他也開始著手自己的解剖。正因為這樣，他還成了唯一——依他自己的說法——真正研究凝血的人。他的同袍阻撓他、威脅他（肢體衝突在解剖學家之間並不少見）；他也反擊並咬傷那些曾經訓練過他的手，批評他的導師「不曾對牛排以外的東西動過刀」。維薩里切開一具又一具屍體，開始試圖了解其他人忽略的東西，關於心臟、關於人體的一切。他在屍體上建立個人的知識，並為了發現與腐敗角力。

維薩里必須解剖相當大量的屍體，才能看到該看的，也才能了解他所看到的是否為一般身體的狀態而非特例。但他也得**弄到**屍體才行，因而維薩里成了歷史偉人中的專業盜屍者。[2]他會親往絞刑台，割斷繩索，讓屍體朝他懷裡倒下；他也會跑去亂埋屍體的公墓；他偷打鑰匙，闖進教會存放人骨的藏骨堂。維薩里和他的學生在屍體研究上毫無節制，他們打破如此多的規範，以致在某些情況下，他必須指導學生在解剖前先為屍體剝皮，免得被尋找遺體的家屬認出來。

隨著自己下刀解剖，維薩里對於導師傳授的知識，愈來愈感到質疑。有些質疑出自他自己的發現，有些可能源自他處，甚至可能源自達文西。儘管達文西的研究從未出版，但他的觀察仍產生了某些影響，可能透過口耳相傳或是某些流傳的手稿。達文西辭世五十年後，喬爾喬·瓦薩里（文藝復興時期的偉大藝術家，也曾為一些藝術家撰寫傳記）曾寫到，維薩里「多所受用於達文西的天才和勤奮，達文西曾著一書，以紅堊筆繪圖，並就解剖的部位寫下注解。」我們無法確知這些紅堊筆畫了些什麼、是否真實存在，或維薩里是否真的見過那些圖，甚至兩人之間是否有關聯也不得而知。但我們確實知道的是，即使維薩里真的見過那些圖，也可能不完整，因為事後證明，維薩里漏掉了許多達文西的發現，而維薩里也發現了一些達文西漏掉的東西。

蓋倫的推論中有一項困擾著維薩里，即宣稱血液在心臟裡是透過孔洞從右邊流向左邊的。維薩里經常解剖心臟，卻沒看到孔洞，只有厚厚的肌牆將左右心室隔開。達文西則從未就此發表看法。對維薩里而言，就算這樣的孔洞真的存在，也是肉眼看不見的，要不然就是蓋倫弄錯了。當時公開討論蓋倫文本的錯誤仍是一大忌諱，但是維薩里受夠了。挫折生膽量，維薩里寫了一本可說是達文西該寫的書，目前被視為是醫學史上最重要的著作。[3]

維薩里在這本《人體的構造》中重新展示了人體。學者在描述這本書（出版於一五四三年）時，經常提到維薩里糾正了兩百多個蓋倫的錯誤。這部書本身就是一項挑戰，雖然它糾正了許多蓋倫的錯誤，然而大部分不是透過維薩里所寫下的**文字**。維薩里引領的革命是婉約的。

在維薩里寫作的那個時代，要找到有意願且有能力繪製人體的藝術家，完全不是問題。然而究竟誰是這本書的繪圖藝術家，一直有所爭議，但有證據指出可能是提香，若不是他，也是出自他學院的藝術家。提香（一四八八－一五七六）是十六世紀初期威尼斯最著名的畫家。相較於同代人，他是「群星間的太陽」，他耀眼光芒展現在用色以及對動態人體的描繪（順帶一提，提香的太陽持續閃耀。他的一幅畫作最近才以七千一百萬美元成交）。

不管那位藝術家是誰，他以威尼斯和佛羅倫斯的技法作畫，特別是達文西的技法，他也使用紅至筆。這或許便是達文西潛移默化帶給佛羅倫斯藝術的影響。維薩里得到提香或某位該學院人士的協助，這位使用達文西風格的藝術家，就像他親自看著人體素描下來，且融合了維薩里的釋義。有了這些繪圖，才能讓人體的真相明確脫離蓋倫的教義。維薩里不需要明指蓋倫的研究錯誤，因為藝術家都畫出來了。對維薩里而言，按照義大利醫學史家阿爾圖羅・卡斯蒂廖尼的說法，解剖學「隨素描進化、為素描進化、藉素描進化。對文字的需求，不再像對圖片的那麼大」，[4]指的正是這些激進的圖片。

但即使這番對傳統的反抗是如此委婉，仍不為人所接受。維薩里的老師西爾維尤斯提到他時，指他是個「不敬的狂人，用他的穢氣對整個歐洲的空氣下毒」。對於這類的批評和指責，維薩里埋怨道：「教授認為拿刀會降低他們的尊嚴。」但這一切開始轉變。維薩里已經一舉攻頂，其他的人滾落下來只是遲早的事，雖然可能比他預想的久了一些。

❤ ❤ ❤

為何只有維薩里能在一千四百年後，發現蓋倫部分的錯誤？一千多年來、包括達文西死後五十多年間，都沒有其他人發現這些錯誤。部分原因來自屍體：他能夠取得屍體，並且取得數量夠多的屍體。此外維薩里也幸運地具備了過人的觀察力，他看得再清楚不過的事物，其他人卻只看到局部。此外，藝術也是維薩里勝出的關鍵。維薩里將藝術視為一種工具，用以觀看及展示心臟和動靜脈的大量細節，包括第一幅靜脈瓣膜的素描。一旦維薩里展示了心臟，更多的發現只是水到渠成。經由揭露蓋倫研究的不足之處，其他解剖學家就會開始研讀維薩里的《人體的構造》，看看還漏了哪些知識。

在維薩里之後的下一個進展，是他的學生西羅尼姆斯・法布里休斯的發現。法布里休斯精確地記錄了靜脈裡布滿了小瓣膜。他認為這些瓣膜似乎阻擋了血液從靜脈流向四肢。但他錯了。就像前人，他不明白血液是單向通過靜脈的：流向心臟右側（唯一的例外是肺靜脈，肺靜脈帶著含氧血從肺部流向心臟左側）。因為不知道血液的流向，他想不通瓣膜的功能。儘管如此，他觀察到瓣膜的存在是十分重要的發現。

維薩里及法布里休斯的成果，加上帕多瓦的富庶，吸引了世界各地更多的學者，他們帶著新想法和新視角前來，也把新見解帶回老家。衝著帕多瓦、法布里休斯，以及當地將解剖變成一場大型公開展演的手術劇場「牛宮」，一位叫威廉・哈維的年輕人來到這裡受教育，使他得以完成被譽為人體史上最重大的發現。青年哈維在這裡一面看著發臭的屍體，一面受教於如法布里休斯這樣的偉大研究者，在劇院型手術室搖曳的燭光下，人體各部位時而閃現、時而掩沒在黑暗裡。儘管光線微弱，卻足夠讓人看到重要而全面的真相。

❤ ❤ ❤

威廉・哈維生於一五七八年（約莫是維薩里出版《人體的構造》之後三十五年）英國肯特郡工人階級的家庭，這樣的身分想在學術上取得重大成就，機會是很渺茫的。他不是貴族，當時只有貴族才能進入最好的學校。但是恰巧在哈維準備就學的時期，情勢改變了。基於政治及（又是）經濟的理由，教育系統開放了，青年哈維因此得以就讀比原先更好的學校，假使他表現出色，這所學校有助於他去任何地方發展，甚至上大學繼續求學。

哈維求學早年並未顯現出將成大器的跡象。他不是班上最聰明的學生，但是他有一項勝過同齡人的優勢。當那些同學含著金湯匙出生、過慣不勞而獲的生活時（包括教育，他們再漂亮的學歷也無法保證真正的學術成就），哈維卻得自立自強，一如父親得勤奮地做零工，他也非常勤奮地學習。與其說他有奮發向上之心，倒不如說這是青年哈維對生而為人的認知：人就該勤奮，所以他得勤奮。他在學校努力用功學習，該念的書念完了，他就再多念一點。

哈維努力換來的第一個機會，是就讀醫學院。他在一五九七年畢業於劍橋大學的岡維爾與凱斯學院，主修古典文學、修辭學、哲學。他原可在那裡繼續學業，但是他聽說帕多瓦的牛宮有好機會。帕多瓦能讓他跟在當時最偉大的學者、一群齊聚當地探索知識的男人（以及少數幾位顯然很卓越卻記載不多的女性）底下學習。當法布里休斯在牛宮剖析屍體時，同棟樓的某個房間裡，伽利略也正在書寫和分析星空。

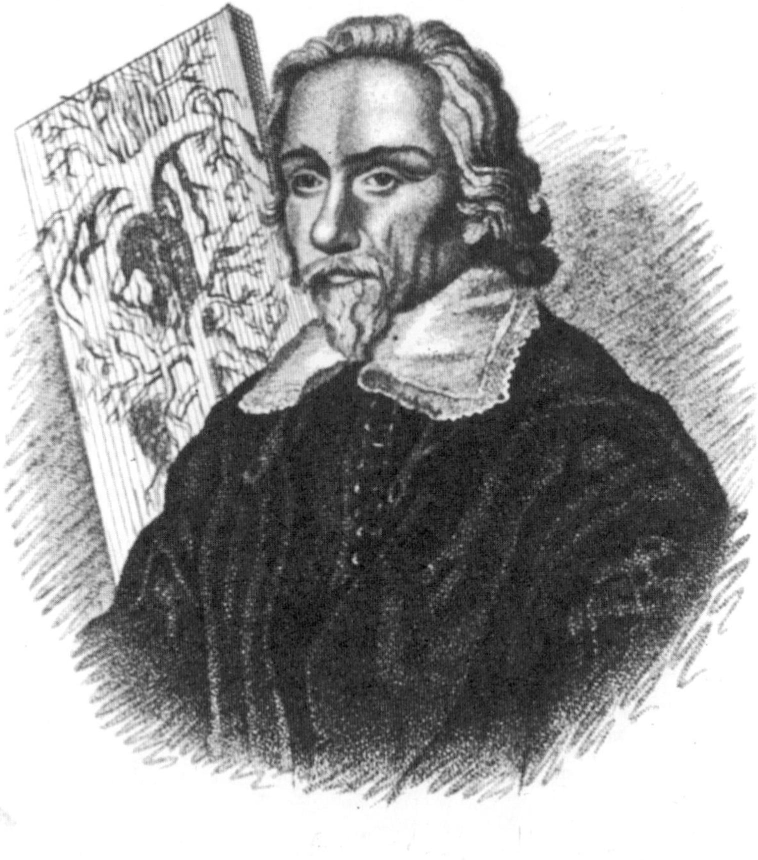

威廉・哈維發現血液如何在全身循環，因而修正我們對人類器官的理解。
（*National Library of Medicine*）

當哈維抵達帕多瓦，他覺得這個環境比歐洲任何地方還要進步。在這個維薩里受到畫家影響之地，哈維接受的影響來自另一個領域：新一代的天文學家，這些天文學家採用的方法是先提出預測，再透過觀察甚至實驗，以證實預測是否正確。伽利略在帕多瓦當教授的期間，哈維正在那裡求學，他很有可能上過伽利略的課，即使伽利略從未直接指導過他，哈維也受到這位前輩的科學方法影響。伽利略在天文學上有許多創見，其中最著名的一項，是奠基於哥白尼的學說之上：地球繞著太陽公轉。哥白尼已經提出地球繞太陽轉的學說，然而伽利略藉此架構並測試這個日心現象的假說，將哥白尼的成果往前推進一步。之後哈維也將這套方法應用在人體研究上。他先發展出一些關於人體如何運作的想法，然後測量、觀察，甚至實驗，以測試這些想法是否正確。

哈維在帕多瓦茁壯成長，不同於之前的維薩里，哈維對帕多瓦的不滿沒那麼多。哈維畢業於一六〇二年，當時他已經見識過許多屍體的心臟，以及他能描繪卻還不甚理解的活體心臟。離開帕多瓦後，他先接受了倫敦聖巴多羅買醫院助理教授的職位。過了一段時間，他又獲得倫敦皇家內科醫學院盧利講座的終身教職。此一職位讓他的行程相當空閒，一周只要兩次教授解剖學和外科手術。這個涼缺給了他大把時間，就像達文西的偉大花朵綻放所需要的，就是大量的時間。哈維行醫的同時，還發想一些和心臟相關卻過於遠大、以致對任何講理（或甚至只是稍有理智）的雇主都難以正當化的想法。

這段時間，哈維觀察心臟和血管，誕生一些新穎的想法，並且想測試這些想法。他使用一種我們現今稱之為「比較生物學」的方法，檢視許多不同種類動物的軀體，比較彼此之間的差異；同時他也認知到，有些現象在某些生物身上，比其他種生物來得容易研究。這套方法讓他觀察到一些別人遺漏的現象。然後哈維將這些觀察和同代人的發現，以及一些前輩的想法相結合起來。

到了十七世紀初，哈維回到英格蘭時，至少已有一位學者就心臟的運作提出了狂熱的新假說。該假說足以挑動哈維，而這位學者的生平，也引發另一種不同的情緒——提出與現狀不同的想法，可能會造成不安。在西班牙，有一位哲學解剖學家米格爾・塞爾維多（生於西元一五一一年前後），他跳脫了蓋倫的束縛，重新看待人體。在探索人生與宗教之間的意義時，塞爾維多發現了一個其他人都忽略的現象，就是心臟將血液送進肺臟的過程，或者用他的說法是：

> 那股充滿活力的精神，生成自血液與靈性空氣的混和，它從右心室傳送到左心室。但血液的傳送並不像過去以為的，是發生在心室間的隔膜，而是透過交錯於肺部的長導管來傳送。血液被肺臟精煉與活化，混和靈性空氣，排除了剩餘的怒氣，從肺動脈流往肺靜脈，最後在左心室舒張時，全部的混和物都會被吸過去。

塞爾維多的發現，建立於幾項敏銳的觀察。他觀察到進入肺部和從肺部出來的血液顏色不同（我們現在知道，這是含氧血與缺氧血的差別）。他還留意到通往肺部的動脈並不狹窄，不只管徑寬大且管壁很厚，能讓大量血液流向肺部，因而他臆測這血管應該不只是供給肺部養分。

塞爾維多應該可以成為哈維最好的筆友，以及他的靈感來源。兩人可以交流看法，將塞爾維多的發現更完整地建立起來。可惜這樣的關係不曾存在，因為在兩人有機會相遇的數十年前，塞爾維多就死了，死於非命。除了研究心臟，塞爾維多也曾嘗試改革宗教（他的解剖學見解，事實上是發表在一本宗教主題的書）；他抨擊天主教和新教的教義，重新檢視基督教基本教義，他也同時重新檢視人們對於心臟的基本理解。他寫了一系列的書籍，始於談論**三位一體的謬誤**，並以一部直接抨擊法國新教改革宗的創始人喀爾文及其宿命論（概念即一個人的命運在出生時或出生前就已由上帝決定）的作品，作為批判的最高峰。塞爾維多還大膽地（有人會說是大膽過頭了）將這本書寄給喀爾文。喀爾文寫了封信給塞爾維多：「我不憎恨你，不鄙視你，也不想迫害你；但當我面對你這些大膽無恥又幾近汙辱的主張，我依然堅定如山。」塞爾維多收到信後，回信給喀爾文，他們持續信件往返，直到喀爾文受夠了。在一五四六年二月十三日寫給朋友威廉．法瑞的信裡，喀爾文提到：「塞爾維多又寄來一大串怒吼。如果我同意，他會前來見我，但是……如果他來到這裡，而我還有任何威信的話，我絕不會容許他活著離開。」塞爾維多真的啟程去見喀爾文，但在半途中就被喀爾文的支持者監禁了。一五五三年十月二十七日，距離他發表解剖學成果的九個月之後，四十二歲的塞爾維多被處以火刑，而他身旁就堆放著他的異端作品，裡面記載了關於人類肺臟、動脈、靜脈、心臟之間運作的假說。[5]

❤ ❤ ❤

哈維和學生討論到心臟並進行解剖時，總會提起塞爾維多，一開始是把他的研究當作錯誤的教材，而不是視為有見解的知識進展。塞爾維多的想法太激進了。但隨著哈維愈深入心臟的研究，他漸漸覺得塞爾維多很可能是對的。哈維思索，假如血液真的流向肺臟，而非穿過心臟的中膈，這對當時的心臟研究會產生哪些改變。一位帕多瓦的解剖學家里亞多·可倫坡（一五一〇—一五五九）曾寫過，心臟瓣膜似乎只容許血液離開心室（不能逆流，一如長久以來的臆測），也意味了心臟中血液的移動只能朝單一方向前進：進入心房，離開心室。可倫坡也說明了一個當時開始有人設想、卻還未充分描述的事實，即靜脈離開肺部時是充滿血液（而非空氣）的。後來，哈維開始向學生傳授塞爾維多和可倫坡的觀點，也向他們提出塞爾維多和可倫坡是正確的證據。維薩里認為腿部靜脈裡的瓣膜，可防止血液停滯在腿部，若血液流出心臟的假設是正確的，瓣膜的功能應該就是防止血液逆流。所以哈維做了一個類似蓋倫做過的實驗，測試瓣膜的功能和血液的流向。他在受試者的手臂上綁止血帶，緊度剛好能防堵血液流過靜脈（動脈位在較深層，不受影響），結果手臂在止血帶以下的部分（往手掌的方向）腫了起來，因此可判斷血液流進那一區之後就流不出來。哈維進一步試驗，將止血帶綁得非常緊，緊到能同時堵住動脈和靜脈的血流，血液就不會堆積在靜脈裡（因為血液無法通過動脈到達那一區）。最後，他試驗如果只堵住動脈，血液會囤積在止血帶以上的部位，即動脈靠近心臟和軀幹的那一側。如此看來，血液是經由靜脈流回心臟，[6]經由動脈流出心臟。哈維只是不明白它的原理。

哈維將塞爾維多、可倫坡和其他前人的觀察拼湊起來，開始重新思考整個人體循環可能的路徑，設想一個可合理解釋所觀察到現象的運作模式。他重複將預測的模型，放到真實世界中測試，並不斷更新模型，從每一次的新測試中得到信心。這種研究方法現今來看似乎很常見（想像人體可能的運作方式，然後透過實驗和觀察來印證），但在好幾個世代以前，這種方法沒人使用過（除了在達文西的研究中看過）。

哈維測試的現象之一，是動脈的肌肉如何構成和運作。蓋倫（至少他的譯者是這麼解釋的）想像血液之所以會流過血管，不是因為心臟、而是動脈血管本身的收縮。蓋倫和其他研究者都感受到病患身上的脈搏。動脈確實會搏動，但哈維研究仔細後，他發現動脈的受力是來自內部，而非外部（而且血液是在動脈擴張而非變窄時噴出）。假使是動脈擠壓血液流往全身，那麼可以想見動脈外層應該包覆著肌肉套鞘，然而並沒有。動脈的肌肉（或至少是一層堅韌的纖維細胞）位於血管**內側**，保護血管不受他處——哈維認為一定是心臟——壓力的影響。哈維繼續指出，心臟不只會搏動，而且是分成兩個步驟：先心房、後心室。哈維是透過研究魚類或青蛙的心臟發現的，因為它們跳得很慢，可以觀察到心臟的收縮。

如果是心臟將血液推往肺臟，流回來後再送往全身，那新的疑問就浮現了——這些血液從哪來？這個問題即使整合塞爾維多和可倫坡的見解，也無法回答。蓋倫認為，食物在腸道消化後產生的物質（某種神奇的能量），會被運送到肝臟，在那裡轉化成血液。在這個模式中，一個人得攝取相當大量的食物，才足夠供給流經心臟的血流。但是考慮到動脈和靜脈的血流方向，哈維開始思考另一種可能性：血液循環全身，在肺臟補給精力後，一再重複使用。哈維這項主張的問題點在於：血液是在哪個地方、以怎樣的形式，從動脈流往靜脈？這兩種血管並不相連，至少看不出來。哈維認為血液要從動脈流向靜脈，必定流過無形的孔洞——但並非蓋倫假設心臟內的、而是遍布全身的無形孔洞。雖然他無法證明這些無形孔洞的存在，但他認為透過計算血液的流量，（如果血液沒有再回收利用，身體需要多少的血量呢？）可以斷定人體就是有這些孔洞。達文西曾估算出每一下脈搏所需的血量，哈維則計算出每天的脈搏數（雖然當時還沒區分辨出是心臟或動脈在跳動），兩者相乘就能估算出肝臟一天需要製造出來的血量——大約數千公升。估算出來的血量很驚人（以現代技術計算的話，每日通過心臟的血量甚至更大，約六十萬公升）。這龐大的血量，肝臟根本不可能製造出來，日常飲食也不可能支撐這樣大的血量。[7]

哈維將這些發現收錄在《動物心臟與血液運動》一書，說明血液是循環的——血液被擠出心臟，經動脈前往身體各處，再經靜脈流回心臟，然後被送至肺部，在那裡汲取維生的能量，再帶著能量回到心臟，爾後再度輸往全身。當然，他說得沒錯。

今日的教科書只強調哈維發現了體內循環，但他的貢獻不僅於此。在人類發現血液是循環使用、並帶有維生物質之前，肝臟、腎臟以及其他器官的功能，沒有一項解釋是合乎真實的。然而在哈維判斷出心臟和動靜脈的功能後，身體其他器官的功能，也能說得通了。

舉例來說，肺臟突然間有了工作，它是和外界環境交換氣體的器官。我們終於明白，是肺臟讓靜脈得以卸下毒素（二氧化碳），攜上維生物質（氧）。在最基本的層面，肺臟提供我們看不見的維生補給，排出了同樣看不見但致命的廢物。[8]哈維在描述這有如太陽系般的身體器官組合時，如此寫道：

> 從理論和肉眼所見，都顯示血液是經由心室和心耳的動作，通過肺臟和心臟，再流往全身，從全身各處進入靜脈和肌肉裡的孔洞，接著再由各處的靜脈從四周回到中心。先是流過較細的靜脈，再到較粗的，最後流向大靜脈和右心耳。如此大量的血流經由動脈流出，再經靜脈回來，不可能是由攝入的飲食所供應，更遑論僅靠營養就能生成；因此，結論就是血液是處於一種無休止的循環狀態；這是心臟藉著搏動所展現的行為或功能；這就是心臟運動和收縮的唯一目的。

哈維許多研究是在狗身上完成的，現在我們很明確知道在狗或人體內，心臟的血流是循環的。伽利略毫不懷疑地主張地球繞著太陽轉，現在哈維則主張血液在體內循環。同樣的循環也在每一隻活著的鳥類和哺乳動物體內發現，調整一下觀察，在爬蟲類、兩棲類、魚類體內也通用。

❤ ❤ ❤

或許有人會認為，發現血液循環的知識，在醫界會掀起新的研究浪潮，或有人會試圖執行心臟手術。然而這些都沒有發生。哈維的發現雖然受到讚揚，但他卻就此退休，相關研究也隨之停止。哈維的同事希望他能回來做研究，他卻不為所動。他是這麼回覆的：

> 你建議我放棄現在這種平靜、有如天堂般的生活，再度掉入那一片毫無信仰的大海中嗎？你很清楚我先前苦心研究所掀起的動盪。多待在家裡，默默增長智慧，實在好過發表窮盡心力的研究，卻引來可能奪去你餘生安詳寧靜的風暴。

哈維的理論逐漸為人相信，但他卻累了。他將下一步留給其他人，後面的路還很長。關於血液，在那之後數十年，還是沒人能夠理解。哈維還沒弄懂血液，沒見識過血液如何在體內循環，也沒看到連結動脈和靜脈的微血管。這些都要等到下一個世代，義大利科學家馬爾切洛・馬爾皮吉使用了顯微鏡，才觀察到這個只有單細胞寬、位於最細的動脈和最細的靜脈之間的連結。和哈維一樣，馬爾皮吉針對他所感興趣的現象，選擇最容易觀察的生物來研究。他選擇的是最標準的實驗生物。想要看到最細的動脈和靜脈，青蛙是最理想的對象。這些微血管的管壁只有單細胞的厚度（每條管徑只有六至八μm），而且無所不在。體內任何細胞和微血管的距離，都不超過二十微米（約頭髮的三分之一粗）。微血管也分布在肺泡上，釋出二氧化碳，攜帶氧氣。微血管讓細胞浸泡在一片血海中。

血液實際上攜帶什麼物質？哈維迴避了這個問題，只將心臟過去施展的魔法轉移到血液上。血液攜帶維生所需的物質，自肺部吸入，散布全身。哈維認為心臟需要倚賴這種維生物質存活。他甚至想像，就在血液從全身回流到心臟之前，發生了某種發酵作用。他知道葡萄汁經過發酵會變成酒，或許發酵作用也能將被使用過的血液，變成了某種具有活力的物質。

❤　❤　❤

我要在此打住，說明一下這種「血液由酵素激活」的可愛想法。這種想法當然是錯的。重新流回心臟的血液，其特性並非取決於發酵作用，而是它在全身上下東奔西跑的過程中，發生了什麼事。氧氣和醣被細胞用盡，然後血液接收了細胞所排放的廢物和二氧化碳（也是廢物之一）。哈維的方向沒錯，這個過程雖然嚴格來說並不是發酵作用，但確實與微生物有關。

在哈維想像發酵作用激活了血液之前的三十八億年，生命就開始在地球上形成。[9]我們現在知道細胞需要氧氣，但這是到了二十世紀中期才被發現的事實。在生命形成之初，不只不需要氧氣，而且氧氣幾乎不存在。雖然生命的起源本身就是一項探索中的主題（儘管只是純理論），然而我們幾乎可以肯定生命起源於單細胞。從那顆細胞開始，再往下延續出所有存在過的生物。幾乎所有研究都一致認為，第一顆細胞及其早期繁衍的後代，都能忍受極端的高溫，且仰賴化學方式，將無機化合物轉化成能量維生，例如氫和硫。至少在初期，它們的食物裡並不包括其他的生物，理由很簡單，因為當時根本沒有其他的生物。那時候的地球也還沒有氧氣，因此他們都是厭氧生物：不依賴氧氣，如同現代許多生活在低氧環境的單細胞生物，低氧環境從沼澤底部的淤泥，到你腸道中消化過的食物都是。

下一段生命的主要過渡期，是關於捕食者的演化，也就是會吃掉其他物種的物種。這種新的生命形式，具備酵素（可以說是化學中的手術刀〔Chemical knives〕），可以消化其他細胞。即使同樣只是單細胞，它們仍是掠食者。一時之間，這個世界變得粗暴起來。人體至今仍會透過從單細胞生物演化而來的相同基因，製造酵素，包括分解碳水化合物的酵素。換言之，我們掠食其他物種的能力，是承接自古老單細胞生物的能力。接著，重大的改變出現了，也為心臟的誕生布置了舞台。

三十五億年前，一些細胞演化出「食用」太陽的能力——光合作用。[10]受到許多大型隕石撞擊產生的化學效用，癱瘓了地球的居住者，以至於它們必須依靠剩下的物質存活，即宇宙碎石。但這時許多物種已經可以從太陽光取得能量，生命本身就是地球即有的資源，可以改造地球，甚至改變了大氣，儘管不是蓄意或有計畫的改變。到了二十八億年前，這些可以進行光合作用的細胞，分裂再分裂，最後充斥在海洋和沼澤中。它們的數量變得如此龐大（大量的綠色黏稠物），改變了大氣環境。大氣現在充滿氧氣，氧氣是所有行光合作用的生物（樹木或細菌）利用光能、水、二氧化碳製造醣類時所排放的廢物。氧氣對許多物種來說有毒，但微生物卻可以湊合著使用。某些菌系在代謝中，演化出消耗氧氣的能力，也就是稱之為呼吸的過程。這些依賴氧氣的物種，是出現生命以來最有效率的物種（雖然它們仍會被氧氣所損傷，如同現今的細胞一樣），繁衍興旺，而那些演化成食用它們的掠食者，也跟著興旺起來。接著，極不尋常、獨一無二的事件發生了。

對於最早期的掠食者來說，掠食的過程和現在相同：發現、吃下、消化獵物。但就那麼一次，事情不是以這樣的程序發生。某個掠食者吞噬了一個好氧的細胞，這細胞就像《聖經》中所描寫的約拿，在鯨魚肚子裡待了三天，卻存活了下來。更有甚者，當這個掠食者繁衍（透過細胞分裂的方式）時，被吞食的細胞也跟著一起繁衍，其繁衍力強大到每個掠食者的後裔，體內都有了這麼一個「食氧者（oxygen-eater）」。有人會推測，這些體內有食氧者的掠食者，可能會比其他的物種虛弱，並非如此，它們反而活得更好。因為它們能使用氧氣，可以從消化的食物裡產生更多能量。結果就是這些不尋常的混合體，變得興盛了起來。

這些混合體興盛了數十億年。其中一種食氧者，就存在每個人類的細胞裡。我們現在稱這些食氧者為線粒體，是細胞裡的能量工廠。地球上所有的真核生物（包括植物、真菌類、單細胞生物、動物，以及許多更原始的物種）都是這些混合體的後裔。這些混合體能大獲成功，是因為它能從同一種食物中獲取更多的能量，使生物體更有活力。

當單細胞生物演化成多細胞生物，許多事情都產生了變化。植物演化出的植物特性（它們之所以能食用太陽光，是因為由兩個菌系合併而來的祖先——行光合作用的菌種被另一種生物吞噬，卻沒被消化掉）。演化使得鯊魚成了鯊魚，人類也就此成了人類。古老的食氧者線粒體，就此留在每個細胞中。當生物體型愈來愈大，新的挑戰出現了。單細胞生物可以把外在環境的氧氣輸送至細胞內，不需要透過其他的方式。但當生物變得愈來愈大，氧氣無法傳送至那些離表面最遠的細胞，於是演化出氣管這樣的枝狀導管，讓氧氣得以進入那些新演化出來的軀體深處。最初，那些生物還不具備心臟或任何形式的「壓縮機」，軀體內也沒有充滿血液或其他物質。有了導管，就能讓氧氣抵達體內各部位，也能讓二氧化碳排出。

然而，當時大氣中的氧氣濃度有限，最後因某些至今仍然不明的原因，氧氣濃度下降了。氧氣變得稀薄，生物體必須更費力才能得到氧氣，某些型態的生物便無法生存。舉例來說，蜻蜓在演化之初，空氣中的氧氣濃度是史上最高的。那時呼吸是件容易的事，即使蜻蜓缺乏將氧氣輸送進線粒體的機制，仍可演化出巨大的體型，展翅可寬達六十公分。但是大氣中的氧氣濃度下降後，這種蜻蜓就此滅絕。大勢所趨，這時需要的是一顆心臟。

體內導管不再是充滿空氣，而是液體（例如血液），這是將氧氣送往全身的關鍵第一步。對於體積大於一隻蟑螂的生物而言，單靠血管已無法將氧氣送往每一個線粒體。心臟就是在這樣的條件下演化出來的，一開始是套筒型態的「擠壓細胞」，再來是小幫浦，接著是分成兩腔室的幫浦，最後再演變成今日我們在不同動物身上所見的心臟。幫浦的運作是將血氧擠壓到任何需要的地方。肺臟則演化出最大的表面積，讓氧氣能被吸入體內。後來，連這些都不夠用時，身體便發展出透過肌肉收縮和舒展就能呼吸的能力，吸吐間把宇宙帶入體內。一旦肺臟進化完成，讓氣體交換更有效率，血液便能攜帶氧氣和二氧化碳以外的物質了。血液也可以攜帶被稱為激素的化合物，激素能從身體的某部位傳送指令至另一部位。血液也有助於穩定細胞狀態，為細胞提供緩衝，確保持續供氧以及調節體溫（至少在鳥類和哺乳類是如此）。

❤ ❤ ❤

我們的身體，始於兩種微生物的混合體，演化到如此複雜，簡直不可思議，也是大自然的挑戰：體內每個細胞都需要氧氣；一旦血液循環中斷，氧氣到不了細胞，體內的一切就會停擺。由於腦部的需氧量最高（那裡的線粒體最多），它會首當其衝，腦細胞一開始是挨餓，接著就會死亡。達文西並不知道微生物或氧氣的歷史，他只知道當身體缺血時，人就會死去。血液由心臟推動，流向每一個細胞，直到心臟停止——無論是否如達文西所期盼的甜蜜死亡。

直到一九七〇年代，我們才真正發現線粒體的歷史和角色。這也意味著人體的運作，是倚賴細胞彼此間的多方連結，以及心臟及其循環系統，而心臟循環系統的主要功能，是維持細胞群——有了它們才有我們——的生存。其中包含了細胞、細胞內的線粒體、腸道內的共生菌、皮膚上的細菌等等。當循環系統無法再供應氧氣、養分、訊息至各類細胞時，就是人類的死亡，不管是死於哪種方式。死亡意味著身體分崩離析，不再彼此相繫。這點在腦溢血時看得最明顯。腦溢血起因於腦部的血管堵塞或破裂。血塊若行經腦部狹窄的血管而堵塞，血壓會升高，血管便會破裂。血管破裂導致血流直接淹沒腦部的神經元，造成損傷，然而真正的損傷是血管破裂處下游的細胞，會因為缺氧而死亡。所有這些死亡的細胞原先蘊藏的記憶或功能，也會跟著消失逝去。大中風時整個腦部都會淪陷（小中風則只影響小區域）。最後，就造成發生在達文西身上、也發生在哈維身上的事件。或許有人會認為哈維死於循環系統的停止，多少帶有一種詩意；然而更明顯的是，當心臟無法觸及每個細胞時，人人都將面對這樣的悲哀。哈維的人生因醫學發現而卓越不凡，但他的死因卻十分平凡。

哈維過世的年代，還沒有人能就循環系統或心臟的問題，進行任何治療。心臟出現問題，就等於迎接死亡。原因很多，但主要是沒人能預先察覺心臟或其他地方的動靜脈出了問題，等到發現時，一切都太遲了。中風摧毀了偉大的心智。心臟病則在人們或坐或站或奔跑、跳舞時，撂倒他們，不分男女。直到那一刻來臨，我們才會驚覺一切都不對勁了。要面對心臟這樣的問題，得等到科技、活體內部檢查方法，以及勇於嘗試的人出現，才有可能解決。

第五章　找尋啃噬心臟之物

人之所見，實為其心所想。[1]

——歌德

人生的悲劇大多與動脈有關。

——威廉・奧斯勒

一九二九年某日傍晚，沃納・福斯曼坐在他最喜愛的酒吧裡，凝視著遠方。從外表來看，他就是頭腦簡單、四肢發達的人。他塊頭大，是那種適合在美式足球場擔任巡場員的傢伙。藉著酒膽，他把自己的一項點子宣告眾人。當朋友都傾身過來，他直率地告訴大家：我是沃納・福斯曼，今年二十五歲，我準備要把一條管子，插進一個人的手臂裡，一路直達心臟，修補傷口。他大吼：「這會改寫心臟手術的未來！我，會改寫心臟手術的未來！」

他接著解釋自己的做法，朋友個個聽得入迷，卻也感到不安。他們聽到的內容簡直讓人不敢相信。福斯曼告訴這群著迷而微醺的同伴，他曾經在一本教科書上看過一幅素描，[2]幾個獸醫將一條導管順著馬的頸靜脈推進，一路蜿蜒前進到心臟，探測馬的心跳。[3]福斯曼從這張素描想像了全新的心臟醫學，不需要打開胸腔，便能研究和治療跳動中的心臟。他緊抓著這幅插圖不放，就像小孩緊抓著心愛的玩具，到哪裡都帶著它。

福斯曼苦苦思索實驗流程時，有個巨大的障礙擋在中央。在當時，心臟仍被視為脆弱且不可侵犯的部位，是人體裡不可碰觸的聖杯，這情況和四百年前的義大利相去不遠。馬的心臟可以研究，可是它巨大又堅固（但也沒有人敢延續先前那項馬匹心臟的研究），和人類的心臟不同。此外，福斯曼是內科醫生，不是外科醫生，且一年前才剛取得醫學學位。他申請

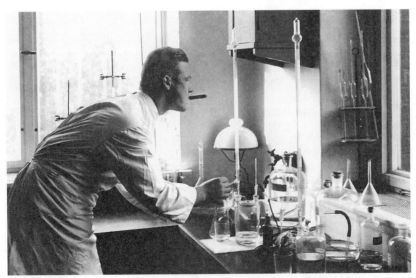

沃納・福斯曼一九二八年為博士論文做實驗時，停下來望向窗外，雪茄得意地掛在嘴上。
（*The Werner Forssmann Family Archives*）

了柏林莫阿比特醫院外科住院醫師的職缺，沒被錄取；後來他去了較不具聲望的德國埃貝爾斯瓦爾德鎮的奧古斯特—維多利亞醫院，擔任婦產科實習醫生（似乎還是靠母親打了通關說電話，才得到這份工作，因為母親是外科主任的朋友）。他從那裡開始，以助理而非外科醫生的身分，慢慢接近外科。說好聽點，他是那裡的非正式雇員。說難聽點，他只是一個有醫學學位和偶爾有機會拿刀的管理員而已。他沒有自己的實驗室或辦公室，連進出大樓的鑰匙都沒有。他僅有的只是強大的、使命必達的決心。他已經準備要當心臟界瓷器店裡的公牛，牛角對準對象、蓄勢待發。

職業生涯初期，福斯曼花了很多時間處理屍體，部分原因是他身為最底層的小人物，得執行最初階的屍體檢查，清理穢物。一開始，屍體令他作嘔，那是自然的生理反應。但時間久了，作嘔的感覺淡去，取而代之的是一股微妙的肅穆感。那些屍體由於不久前還活著，多半完好無缺，只差沒了心跳。仔細研究這些屍體，福斯曼看到了影響未來心臟醫學重要的現象：許多屍體的心臟狀況都很糟。他把手指伸進瓣膜裡觸摸，能感覺到瓣膜很硬，而且冠狀動脈（心臟外面水母般蜿蜒的血管）幾乎都被某種積在血管內壁的白色物質給堵住了。無論是不是心臟的這些狀況害死他們，這些身體大都早就準備走人了，每個人只靠著一條狹窄的管道繫命，血液被迫從那裡通過。[4] 那些人一直在不知情下，像是閉著眼睛走在拉緊的繩索上。在當時以及往後的三十年，心臟一旦出問題，就是必死無疑，像是從高空繩索上掉落，底下卻沒有安全網，旁人只能眼睜睜看著心臟停止，圍觀的醫生也只能作壁上觀，但那感受比走繩索更糟。一個人只能在死後，才能檢查出是否心臟出現毛病，在活著時，潛伏在心臟的問題既無法察覺、也無法治療。就像繩索上有人掉落了，我們還完全沒有觀察，直到軀體重重掉在你身旁。

當福斯曼的手指在屍體的心臟裡時，他開始思索：若這些身體的問題單純只是管路不通，那應該修復得了，麻煩的是該怎樣修復，甚至如何在一開始就察覺不對勁呢？心臟疾病得到法醫的關注多過於醫生的治療，福斯曼想要改變這點。或許可以將探測馬匹心臟的方式套在人身上，看見某些人體的問題，而且也許、只是也許，能夠藉著釋放藥物或是操控心臟的肌肉來治癒問題。馬和人的心臟，會有多大的不同呢？

福斯曼想要進步，想往前進，但他也是個自我衝突的人，一個反覆徘徊於夢想和上司之間的人。如同日後他的女兒寫到他時：「一個為熱忱而掙扎的膽大之人，一個只追尋純粹動機的冒險家，一個認為他有義務去做自己深信正確之事、且不計後果的悲劇性人物。」

福斯曼構想順著病人的手臂靜脈，將一個小裝置送進人體內，越過肩膀，進入心臟（也可以考慮從頸靜脈進入，但福斯曼認為病人可能不想在脖子留下疤痕而拒絕，因為他必須像吸血鬼般，在脖子開個小口，才能進入靜脈）。之所以選擇靜脈而非動脈，是因為這樣導管可以順著血液的流向通往心臟，一路穿過維薩里所觀察到的靜脈瓣膜。當時福斯曼以為導管會一路暢行無阻，不會遇到身體古老的安全關卡。

對於福斯曼的提議，沒人支持。縱觀歷史，最激進的思想家都面臨過同樣的時刻，但是都不曾在所有人的質疑下退卻。福斯曼只知道向前衝；與其說是勇敢，不如說是好戰，這是他有勇無謀的一躍。一九二九年，經過許多爭論，福斯曼向上司理查．施耐德醫生展示了那幅馬匹的插圖，說服施耐德外借儀器，但只能用在動物——兔子——身上。[5]但是，福斯曼也提出希望以自己作為人體實驗的首例，施耐德則是這麼回應：「斷了這個自殺的念頭吧！要是哪天發現你死了，我怎麼向你母親交代？」[6]這樣的醜聞會毀了福斯曼家族。施耐德與福斯曼的母親是好友，即使福斯曼自己不擔心安危，基於他青少年般的浮躁表現，施耐德也替他的母親擔心。

福斯曼不希望以動物來做這項實驗，他想在病人身上執行。他可以等，但他不是善於等待的人，所以他決定拿自己做第一次實驗。他只是好奇能否像獸醫在馬身上進行的那樣，成功將導管伸進人類的心臟，剩下的部分就水到渠成了。他的做法就是插入導管，然後照X光，看看導管推進到哪裡。就所有人的認知來看，這樣的做法有很高的致命風險。心臟很脆弱，每個腔室都很精密、細緻，就像禁不起小石頭丟擲的玻璃屋。福斯曼不太在意自己的安危，但他沒辦法全程獨立執行，他得再找一個人，而且他的職務不高，也拿不到手術室櫥櫃的鑰匙。

在福斯曼的時代，即達文西和哈維以降的數百年間，即便整體醫藥知識小有進展，但對心臟和心血管系統的新認識並不多。最大的躍進，可能是當時的科學家已經可以在活人身上觀察到心臟和血管了。X光機的發明，讓科學家可以看到活著的病人心臟的形狀。從長時間曝光於X光的底片上看來，心臟是一團在條狀肋骨架後面的白色輪廓。還不僅於此。不同種類的染劑，有的經血管注射進入血管後，可以阻擋X光，如此一來，當以正片取代負片顯影時，會在血液或其他物質所在之處形成黑色的區域，血液愈多，影像顏色愈深。這個方法能夠拍出美麗、懾人的片子，例如腦部及其主要動脈、手部和腿部及其扭曲的河道。[7]但這些方法最好是用在死人身上，只是它的診斷結果……已經太遲了。這些方法用在活人身上則會太危險。

福斯曼想像，只要他能到達心臟，就可以施予有效藥物，但也可以釋放低劑量的染劑，低到不致於殺死病人，卻又能觀察病人的心臟出了什麼問題，某些問題甚至可以治癒。福斯曼在請求執行這項實驗時，也提及以此法對心臟施藥的可能性。當時唯一為心臟施藥的方法，就是拿著針筒盲目朝它刺進去[8]。事實上他的動機就是想探索心臟，他知道，只要自己或其他醫生可以看到心臟，就能為病人的心臟多做些什麼。

現在，福斯曼又踉蹌前進一步了，他只需要說服另一個人來幫忙就可以了。他立即找了一位熱心的護士格爾達．蒂森，慢慢說服她這個點子的美好與重要，訴說它將如何改變人類。一開始，用他自己的話，[9]福斯曼「在她身旁徘徊不去，像隻嗜甜的貓繞著奶油罐」。他還給她看馬匹實驗的插圖（他給每個人看過那張插圖），甚至做了個古怪的提議，說可以在她身上執行這項實驗。她問道：「你肯定嗎？這不危險嗎？」「我非常肯定。」福斯曼回答。蒂森決定幫忙，她願意讓福斯曼在自己身上試驗這種做法，她望著他說：「我的命就交給你了。」[10]

到了手術當天，蒂森拿出了所需的工具：紗布、麻醉劑、縫線，以及一條導尿管，一般是用來讓尿液從腎臟排出。箭在弦上，他要把導管沿著靜脈送上去。蒂森做好一切準備，這方法從未進行過動物實驗，而且不同於福斯曼日後聲稱的，當時連屍體實驗也還沒執行過。這場瘋狂的行動經過雙方的同意。福斯曼讓她在手術檯上躺下，將她的雙臂及雙腿縛於檯上（為了安全起見，他是這麼說的），並且為她其中一隻手臂麻醉。一切準備就緒了。

然而，幾乎是在麻醉蒂森的手臂同時，福斯曼背著她，將刀具檯移到她後方，坐下後朝自己的手肘窩施打了麻醉劑。他最終還是想拿自己試驗！他看著自己的靜脈時，遲疑了一下，盯著即將插入體內的塑膠導管。他還來得及反悔，而且幾乎要反悔了，但是時機不對，他也不是這種人。趁著蒂森不注意，他割開了自己的血管，拿起導管尖的那一頭，悄悄塞入血管。在那時，福斯曼才發現血管裡是沒有痛覺神經的（直到那一刻之前，他怎麼想都覺得應該會痛不可當）。導管輕易地順著血流前進，掃過維薩里幾百年前就發現的靜脈瓣膜。他如此靜悄悄地推著，以至於一開始蒂森根本沒意會過來發生了什麼事。她開大聲問何時才要開始，就在這時，福斯曼說已經結束了，或者說差不多了。蒂森回頭看，沮喪地大叫，但只能看著他將導管順著手臂往前愈推愈遠。導管已經就要穿過手肘抵達肩膀了，越過肩膀一路下行到右心房（他選擇左臂是因為比起右臂，左臂的靜脈往心臟的弧度較不彎曲）。眼看就要完成了，他卻停了下來。眼前出現了一個問題——他們選擇的那間手術室沒有X光機。[11]福斯曼可以感受到自己的進展，卻無法留下紀錄。他無法證明這一切。福斯曼將蒂森鬆綁，請她打電話給放射科的護士，接著他們做了一件不可思議的事：往放射科的照相室步行過去。

這一小段金屬距福斯曼的心臟只有幾公分的距離，行進當中可能出現各種閃失。福斯曼倚著

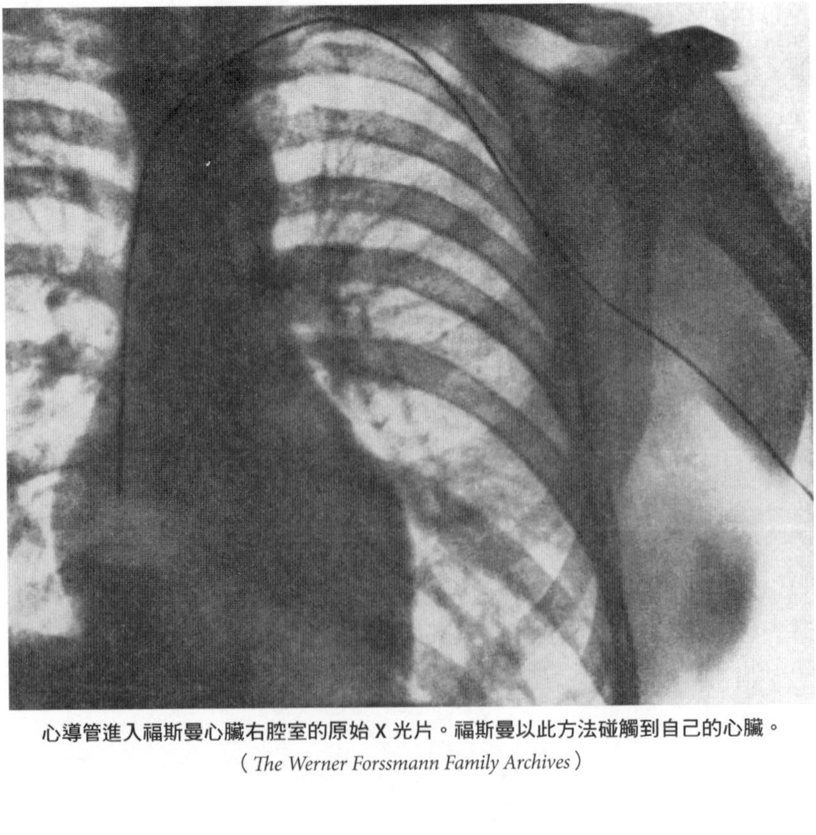

心導管進入福斯曼心臟右腔室的原始 X 光片。福斯曼以此方法碰觸到自己的心臟。

（*The Werner Forssmann Family Archives*）

蒂森，走出手術室前往樓梯間，往下走兩大段階梯，再走進X光機所在的房間。另一位護士伊娃已經等在那裡。福斯曼的好友彼得·羅米斯也在，他又氣又擔心，且試圖將導管抽出來，但福斯曼氣得把他踢開（因為福斯曼的手臂不能動），羅米斯只得作罷。伊娃拍了兩張片子。但這時導管還在肩膀附近，尚未抵達心臟。她暫停下來，福斯曼又往前推進了一些，直到觸及右心房，導管尖端恰恰落在裡面，他狂喜大叫。伊娃又拍了一張，片子裡可以清楚看到尖端落在心臟，輕觸著活體腔室。他證明了。福斯曼以為自己的人生即將轉變。12

❤　❤　❤

福斯曼拿自己實驗的消息很快就傳遍醫院上下。當暴怒的上司施耐德把他叫進辦公室時，他還沉浸在狂喜裡。福斯曼拿出X光片給他看，施耐德頓住了，怒氣消退。福斯曼完成了這個了不起的實驗，施耐德也明白這實驗必須繼續進行。福斯曼開啟了一個全新的科學領域。當晚，施耐德帶福斯曼去了一家「天花板低垂，連服務生都穿著正式晚宴服的老派小酒館」。他們享受美食、豪飲美酒，慶祝一個全新醫學領域的誕生，就是後來眾所周知的心臟病學。

福斯曼很快地又在自己身上重複了五次這項試驗，之後更在另一位病患身上，以導管將藥物注入她的心臟。他也拿狗來試驗，而且因為找不到任何地方安置那些狗，就把牠們寄放在母親家裡，母親則把牠們關在浴缸裡（這樣比較不會弄髒她的地毯）。福斯曼會先在浴缸裡將狗麻醉，然後開車載到醫院進行導管試驗，一如他在自己身上所做的，幾乎都成功了。福斯曼和施耐德都希望這種新方法，能讓醫生和科學家得以研究並治療活人的心臟。此外，福斯曼仍需要一份正職，身為非正式住院醫師，他無法進一步研究心臟科學。這次他向柏林慈善醫院提出申請，院長費迪南・紹爾布赫教授是德國當時的外科權威，也引領數項外科技術。他對福斯曼的實驗抱持著懷疑的態度，然而卻准許他在醫院無薪工作。一個月過後，福斯曼和施耐德聯名發表了一篇論文，將他的方法公諸於世（並就某些細節撒了謊，好讓整個過程看起來沒那麼瘋狂）。[13]這篇論文在歐洲引起廣大的注意，但卻觸怒了紹爾布赫，他認為福斯曼把醫學界變成了馬戲團。紹爾布赫將福斯曼開除，即便他從一開始就沒領過薪水。

此後，福斯曼就沒有得到任何外科的工作，雖然也出現過一些機會，卻都一再落空。雖然他的成果廣受媒體報導，但在德國執業的外科醫生，卻視之為旁門左道。福斯曼因為自己的研究而被流放，落得大部分時間都在幫其他資深醫師跑檢查報告、治療各種罹患無趣疾病的病人、沒事戳戳屍體、做些人生大夢。他大膽，卻一事無成。直到二次大戰開打，福斯曼被送上前線當軍醫。

福斯曼不知道就在他前往戰場之際，一九四〇年在美國有兩位醫生，安德烈・考南德和狄更生・理查茲，讀到他的成果報告，開始以此為基礎，繼續研究，並改良他的方法，發明了簡易而常用的工具。考南德和理查茲透過福斯曼的方法抵達了左心房（以一支微小的針穿刺）。他們也研究出測量左右心房血液氧氣濃度的方法，為呼吸醫學帶來了光明，也揭露人體心臟腔室常見的問題。

到了二次大戰結束之際，美國的醫院已經應用福斯曼的導管釋放染劑至心臟腔室，以便在X光下顯影，觀察心臟如何運作。[14]就在福斯曼置身於史上最可怕的戰爭、且處在失利的一方努力搶救性命之際，當年他在酒吧裡的吹噓之詞，已經在美國成為現代醫學的一部分。[15]

❤ ❤ ❤

福斯曼似乎不知道他的方法在美國已經廣受運用，他當時正忙著求生。戰爭結束後，他的狀況更加艱難（美國士兵在戰後發現他身無分文，胸前緊抱一本歌德的《浮士德》，懇求他們饒他一命），福斯曼一直被監禁到一九四六年，後來與妻子和六名子女搬到德國黑森林的一個小鎮。在鎮上，他為了維生什麼都做。起初，家計是靠身為泌尿科醫生的妻子維持。福斯曼申請當地一家醫院的職缺，但遭到拒絕，因為他是普魯士人。（普魯士王國於十九世紀統一德意志，其所建立的普魯士精神，一般認為必須為二次大戰負責。戰後領土被分割，官員也遭到清算，福斯曼亦一度被視為納粹軍醫）他想貸款開私人診所，也被駁回。他只好去砍柴，但一如以往，他還是一試再試。終於在一九五〇年，他遭監禁獲釋後四年，他在德國巴特克羅伊茨納赫一家小醫院的泌尿部門當上主任。到了那個時候，他們一家人只求寧靜的生活。

一九五六年十月十一日，福斯曼又在酒吧了，只不過這次是在巴特克羅伊茨納赫。妻子打電話到酒吧，要他立刻回家，因為有個外國口音的人打電話到家裡來。福斯曼不以為意，繼續喝酒，數小時後的十點鐘，才回到家。此時又來了另一通電話，這次是從波昂打來的，有人想採訪他，福斯曼回絕了。隔天他起床回到工作崗位，為兩名腎疾病患動手術。他做著每天例行性的工作。那天他聽聞兩個美國人因為研究心導管而將獲頒諾貝爾獎，那是他的技術、他的體內望遠鏡，但他對這則新聞卻很無感。直到醫院的醫藥科主任在手術室找到他，悄聲向他宣告這項消息：「福斯曼先生，我想向您和尊夫人獻上第一聲恭喜。您和另兩個美國人得到了今年生理學或醫藥學的諾貝爾獎。」

因這個獎項，世人知道他先前的努力。福斯曼全家人為了領獎而第一次出國，在一張攝於瑞典斯德哥爾摩的照片裡，福斯曼坐著望向旁邊的妻子，她的雙手交疊在洋裝上，兩人身後站著六名子女。那是個快樂的時刻，其中一名男孩甚至做出了滑稽的表情。[16]

福斯曼終於得到了他覺得自己應得的榮耀。他大可因這份成就滿足地退休，但，福斯曼的人生從來不會如此簡單。他在德國退休之前，挾著諾貝爾獎申請了一些新職位。最初，他的運氣一如以往不太好，之後漸漸有些職缺找上門。德國一個心血管研究機構找上門，要他帶領那裡的心臟手術，這正是他一生夢寐以求的工作。但他回絕了。因為他已經不具備心臟手術所需的技巧，或至少技巧不再純熟，也不打算再次精進了。一九五八年，有人提供他另一個職位，在杜塞爾多夫的新教醫院擔任外科主任，職務較偏向行政而非研發，他接受了。他在那裡工作至一九六九年退休，自此福斯曼帶著全家搬回戰後他們居住過的、位於黑森林的小村落。諾貝爾獎盃就像高中足球冠軍獎盃般，立在客廳裡。十年後福斯曼死於心臟病，但事實上他的心早已被傷透了幾十年。過世的前幾個月，他曾評價了自己的一生：「我非常痛苦，覺得自己在蘋果園種植，卻讓其他坐享果實的人嘲笑我。」[17]

福斯曼在心臟的發現沒有為他帶來什麼根本的改變，然而，他果園裡的果實，確實滋養了日後幾十年的心血管醫學。一九九一年，東西德統一之後，他第一次執行這項技術所在的那家醫院，更名為沃納．福斯曼醫院，而當年用來進行試驗的那間手術室，至今仍在使用。福斯曼的女兒曾提到，多年後她曾到醫院參觀，那間手術室真的離地下室很遠。福斯曼的子女，也是他留下的另一份遺產，他們在世界各地功成名就。最後，是福斯曼在醫學手法上所留下的重要遺產。他為了更接近心臟而踏出了

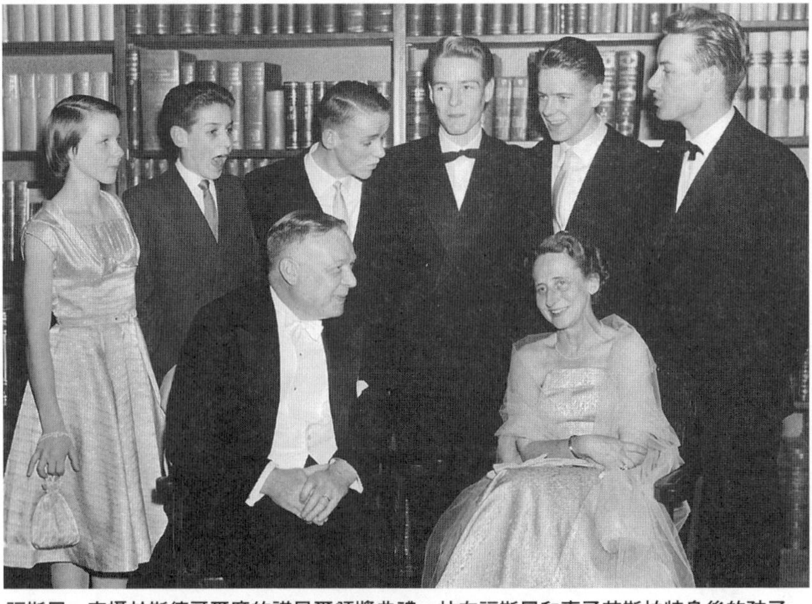

福斯曼一家攝於斯德哥爾摩的諾貝爾頒獎典禮。站在福斯曼和妻子艾斯柏特身後的孩子，左起雷娜特、貝恩、約格、克努特、沃爾夫一吉爾、克勞斯。

（*The Werner Forssmann Family Archives*）

第一步，接著，他為了在心臟釋放藥物往前踏出了第二步，並且還制定了使用染劑讓心房和心室顯影的步驟。可惜的是，他沒看到後來實際害死自己的心臟毛病：冠狀動脈出了問題。

福斯曼的技術讓外科醫生在下刀前，可以看到心臟可能出現的問題，因而拯救了許多性命，但也僅只於此，因為這項技術還無法讓醫生看到該看的一切。福斯曼知道冠狀動脈會堵塞，即便是他本人的心臟也不例外。但堵塞物是無法看見的，只有在病人死亡或心臟被打開後——就像福斯曼將手指伸進屍體裡——才會發現。染劑雖然可以讓動脈顯影，但這麼做可能會讓病人賠上性命。染劑在心臟較大的腔室裡會被稀釋，所以顯影是安全的；但如果用在狹窄的動脈管道

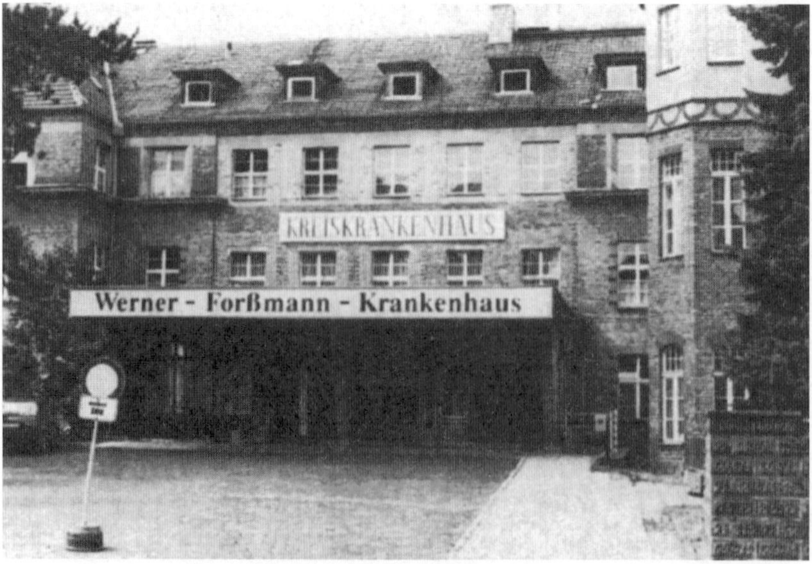

福斯曼第一次執行手術的醫院，位於埃貝爾斯瓦爾德，現在已掛上他的名字。
（*The Werner Forssmann Family Archives*）

中，濃度太高，會有毒性。即使是瘋狂的人，也有其極限，福斯曼不會釋放染劑到自己的冠狀動脈，也不會在任何人身上做實驗。

有些人認為，冠狀動脈手術永遠不可能出現，因為觀察心臟的技術已跨越了最後的安全橋墩。在數百家醫院的數千顆心臟裡，導管一路沿著狹窄的通道前進，到冠狀動脈邊緣就停止了，一如上個世紀外科醫生在手術進行到心臟時就停下來。但進展總會到來，只是需要一場意外、一步跌跤，才得以進入這個更深且更危險的洞穴中。

❤ ❤ ❤

這名跌跤的人，正是俄亥俄州克里夫蘭醫學中心的外科主任法蘭克・馬森・頌斯。在他的人生和福斯曼有所交集之前，頌斯在外科界已經很有名氣，大膽且野心勃勃。[18]他為人粗魯，永遠在工作，彎下身子為病人檢查時，嘴上還叼著菸。如果福斯曼在球場上是流氓巡場員，頌斯就是個會出拳揍人、髒話滿嘴的四分衛。他是個強勢的領導者，喜歡在醫院裡穿著帶漬的白T恤，吼叫著發號施令。[19]他對成功者慷慨地褒揚，對失敗者則狠狠踐踏。他會公然跟其他外科醫生爭執，幾乎都是他爭贏。那些人要不是愛死了跟他一起工作，就是辭職不幹。[20]

儘管大家對頌斯有各種描述，但沒人會形容他是個沉默或是會錯失良機的人。在他的職業生涯裡，頌斯逐漸擅長使用福斯曼的技術——血管造影術，找出心臟的問題，好讓他的得力助手唐・埃弗勒，能治療其他人所不能治療的疾病，這純粹是因為他們找得到、且看得到問題所在。頌斯形容這項研究「就像踹開了一扇門」，[21]他自己確實也踹了一腳。他和福斯曼一樣，意圖將心臟醫學往前推進一步，希望自己能所突破，拯救更多性命。[22]但不同於福斯曼的是，他既幸運又有能力。一天，頌斯在克里夫蘭醫學中心的地下室，站在他特別鑿出來的洞穴裡工作，那個洞穴是給他放置體積龐大的影像放大器，好讓他能檢視並拍攝超大尺寸的心臟影像。當他站在洞裡時，就可以抬頭看病人的X光片。這是為了增強自己的診斷能力所做的事之一（他也曾和飛利浦及柯達兩家公司合作增加X光的強度）。那天，他在洞穴裡執行一項相當普通的手術，他透過導管在病人心臟的主動脈裡注入微量的染劑，檢查出的病情似乎是瓣膜疾病（二尖瓣和動脈瓣膜）。這時，染劑已經按照預期注入心臟的主動脈和主要腔室，可以同時看見腔室和瓣膜，同時，頌斯得格外小心，別讓顯影劑進入冠狀動脈。

我們先回到福斯曼的研究。將染劑注入冠狀動脈，可能會引發心律不整致死，即所謂的心室纖維性震顫，因為心臟搏動的訊號失準，心室的搏動因而失控，就像鳥類二邊翅膀的揮動不同拍。

一九五八年十月三十日這天，病人躺在頌斯身後，手臂外伸，望著天花板的裂縫。病人是清醒的，他得清醒，因為如果出了什麼差錯，這是唯一能讓頌斯知道的方式，也是克里夫蘭醫學中心的標準程序。頌斯將導管插入，這程序他已經執行過多次。他讓導管一路上行到心臟，接著命令助理釋放顯影劑四十至五十毫升，劑量頗大但仍屬正常。正當染劑逐漸流入心臟，導管「彈」了一下，彈進了右邊的冠狀動脈，而且開始釋出染劑。頌斯大叫：「天啊！我們會殺了他！」

頌斯爬出洞外，開始找手術刀，打算為病人進行開胸。病人的心跳慢下來，節奏從高峰趨緩至小丘。頌斯大喊：「你趕快咳嗽！」希望咳嗽能將一部分的染劑震出動脈。若在今日，頌斯可以電擊病人的胸膛，但即便是這麼簡單的科技，當時還沒發明出來。如果那人的心臟即將停止，唯一的希望就是為他開胸，但那會超過三分鐘，腦部將會缺氧太久，造成病人死亡。這人就要死了。

結果沒有。

慢慢地，病人的心臟開始以自己原本的節奏，恢復正常跳動。本來喘著氣大喊：「快咳！快咳！」的頌斯，此時吸了口氣，露出微笑，並且再次狂叫了起來，只不過這次充滿了喜悅，因為剛才發生了一件極為美妙的事。這人活下來了，更重要的是，頌斯剛才在無意間，開創了一項至今仍用來觀察心臟的重要技術。

大部分的外科醫生遇到這種情況，會感恩病人還活著，然後繼續過自己原本的日子。頌斯剛開始也是如此，照他自己的說法：「我鬆了一口氣，並且心懷感激！」但他很快就意識到新的可能性：注射染劑進入冠狀動脈，不一定會殺死病人。沒錯，這個病人是在鬼門關前走了一遭，他的幸運可能取決於劑量和執行方法的調整。回想起那一刻，頌斯寫道：「我開始思考，這次意外可能為我們一直在尋覓的技術，指出了發展的方向……如果一個人能夠承受這麼大量的顯影劑直接進入冠狀動脈，那麼以更稀薄、更少量的顯影劑完成這類注射也是有可能的。於是我們帶著極度的恐懼與不安，開始著手這項計畫。」

當初因為犯了錯，才有頌斯的發現，但他持續改良，再也不會犯錯了。往後經過多次的嘗試，頌斯證明了這一點。手術才過了一個小時，他就已經計畫重複這項「錯誤」了。兩天後，他再次成功執行了這項「錯誤」。之後又做了一次。到了隔年，頌斯已經多次重複這個程序，並發明了新的導管，執行起來更容易，同時也利用顯影更快的底片、更好的放大器，以及除顫器（能在不開胸的情況下重啟心跳），過程更加安全。一九六二年，頌斯就一〇二〇位病人冠狀動脈使用染劑的結果，提出了報告。[23]到了一九六七年，頌斯和他克里夫蘭醫學中心的同事，已經執行了八千二百次手術，這項手術後來被命名為冠狀動脈血管造影術（血管造影的英文為angiogram，字面上為「心臟描繪」，「angio-」為心臟，「-gram」則為繪圖或書寫之意）。頌斯的聲望因此水漲船高，他也樂於傳授這項「看見心臟裡隱藏著的血管」的技術，即使他還是無法修復那些在心臟裡觀察到的問題。隨著這項技術快速流傳開來，從最初的克里夫蘭醫學中心，再到全世界，一個已知但尚未明確的事實也開始得到印證——餵養心臟的動脈，同樣也會阻塞。這也許就是達文西所形容的「甜美的死亡」，但頌斯目睹過太多心臟病發的案例，只有少數稱得上甜美、爽快地結束人生。無論甜美與否，動脈堵塞並不罕見。

一八一六年，威廉・布萊克在屍體上發現造成心絞痛的原因，似乎就是肇因於冠狀動脈的硬化和增厚（達文西注意到了動脈粥狀硬化，但他似乎不曾特別關注冠狀動脈硬化）。胸痛是動脈堵塞唯一真正的徵兆（像是短暫的死亡），也因此冠狀動脈堵塞的機率，被認為等同於心絞痛的發病率。透過血管造影術，頌斯明白動脈粥狀硬化比一般人以為的更常見，即使在沒有症狀的人身上也是如此。在健康的心臟裡，血管的顯影（包括主動脈和大動脈）會呈現黑色，粗黑線條即是冠狀動脈，在心臟頂端呈現拱型，因此血管造影圖看起來就像朵扭曲的黑色花朵。黑色是血液在染劑下顯示的顏色，但頌斯在幾千張血管造影的研究中，卻看到白色。白色的斑點是染劑到不了的地方，也是常見的動脈堵塞之處，白色的地方正在啃噬著心臟。

還有兩個問題值得進一步討論。首先，在頌斯開始進行冠狀動脈血管造影術時，冠狀動脈堵塞所引發的心臟疾病，還沒有任何治療方法。截至那時為止，心臟病治療的歷史，幾乎就是魔法與希望的歷史。一四九二年，羅馬教皇依諾增爵八世深受心絞痛所苦。根據某些記載，他命人帶來三名十歲男童，將他們倒掛放血，教皇則張口汲取他們年輕充滿活力的血液。這三名男孩死了，最後教皇也死了。[24]幾個世紀後的英格蘭國王查理二世，當時診斷他若不是得了心臟病，就是早期腦內出血（日後研究指出，是與心臟疾病相關的腦內組織腐爛），因此讓他一直放血。到了一九五八年，罹患心臟疾病的人命運稍有不同——治療方式是臥床休息和一杯紅酒。當有人心絞痛（英文為angina pectoris，來自希臘文，angina 為勒斃之意，pectoris 為胸口）來求診，頌斯終於可以看到是哪裡的血管被勒住了；他甚至可以在冠狀動脈阻塞之前就診斷出來，但是依然束手無策。

一九五八年（頌斯意外發現血管造影那年），心臟手術已較為普遍，但仍屬特例。傷口可以縫合、少數先天性的問題可以修復，但有更多嚴重的心臟疾病還是無法挽救。這種卡在中間的情況，[25]使得後來發生的事讓人感到驚奇萬分。

接下來的十年，若以現今的角度回頭看，一定會形容為瘋狂而魯莽的方式，往心臟的方向前進。[26]有些方式甚至在當時看起來就很瘋狂了。對頌斯而言，下一步是修復動脈粥狀硬化造成的冠狀動脈阻塞，或是在一開始就預防動脈粥狀硬化。然而，若要頻繁又輕易地進行修復，就有一個前提要解決——找出更好的心臟手術方法。在頌斯研究造影術的時期，心臟只能承受三至六分鐘的手術，超過時間腦部就會缺氧，病人也會因此死亡。對於像修復冠狀動脈這類具有野心的侵入手術而言，六分鐘是不夠的，至少還額外需要二十幾分鐘。

得找出讓手術時間延長的方法。最初的嘗試是冷卻身體，基本原理是讓體內的所有運作趨緩，或許能將六分鐘延長至十二分鐘。這方法可行，但不是每次都奏效，且執行起來極度困難（剛開始是把病人浸在冰裡，後來的做法則只冷卻心臟本身）。但應有更好的方法，有些外科醫生甚至發想，如果能研發一種機器，在心臟排空血液時，可以持續為血液供氧，成為心臟的替代裝置，就算只有十分鐘，已足夠對堵塞的冠狀動脈做點什麼了。當然，也或許還有其他各種可能的方法。

第六章　生命的律動

一九三〇年的某天晚上，美國哈佛醫學院的教學醫院麻省總醫院裡，約翰·吉本的導師愛德華·邱吉爾，把他叫到一位女病人的病房裡，病人蒼白、疲倦、呼吸急促。邱吉爾將病人轉至手術室，請吉本和一位年輕的醫技師瑪莉·梅莉·霍普金森在夜裡看顧她，每十五分鐘記錄一次脈搏和呼吸。這位病人出現連接右心室與肺臟的肺動脈血栓（凝血造成堵塞）的症狀。她的血栓幾乎可以確定是由先前的手術所引起的，且病況危急。如果栓塞現象持續下去，會堵住原本該流往肺臟的血液，逆流回心臟和腦部，造成死亡。只有極少數醫生成功移除過血栓，而且尚無任何一例出現在美國。邱吉爾決定，假使病人的肺動脈完全被堵住且陷入昏迷，不插手就必死無疑的話，他將放手一試。

吉本受命在病人狀況惡化時，立即通知邱吉爾。他等待著病人瀕死的時刻。他和霍普金森徹夜守著病人，輪流和她說話，觀察她的睡眠。到了早上八點，病人昏迷了。邱吉爾接到通知後，衝到手術室為病人開胸，將她的肋骨推向一旁，在病人腦死前，他只有三分鐘。手術只能靠手感進行，因為血液不斷從跳動的心臟噴出，擋住邱吉爾的視線，但他找到了肺動脈，成功移除了幾坨血塊。可惜一切還是太遲，病人腦部缺氧過久，永遠醒不過來了。

緊急手術像是某種悲慘的馬戲，危險到沒人想看，然而年輕醫生吉本卻非看不可。他望著病人的屍體哭了，那晚在他心頭縈繞不去的念頭，一如他日後寫道：「在那漫長的守夜過程……我產生了一個想法，假使病人部分的心血管功能，可以交由一個體外的血液循環接手，或許她的命便救得回來了。」[1]有了這段經歷，他大可回去寫作或改行。然而他卻在接下來的幾年，致力研發出一台心肺機，以便在病人的心肺無法運作時，供應含氧血液至病人的器官，至少能用在手術過程中（最初他想像的手術是血栓移除，但很快就發現這裝置開啟了一個全新的心臟手術領域）。他還娶了醫技師梅莉．霍普金森，一起共築這個她從一開始就參與的夢想。吉本是個好男人，他想和妻子梅莉一起成就偉大的事業。[2]

❤ ❤ ❤

生於一九〇三年九月二十九日的約翰．傑克．希舍姆．吉本，注定成為五代醫生世家中的一員。[3]他的家族已經醫治及安撫病患超過百年之久。五代下來，這個家族對心臟的治療方式卻未曾改變，或是採用一些無效的療法，只是結果都一樣：心臟出毛病的病人被請回家，只勸他們多休息，服用一兩劑藥水。而吉本出生的時代，正是有機會改變這一切的第一代。

吉本進入普林斯頓大學時，其實並不想當醫生。他主修法國文學，還曾和姊姊周遊法國。照她的形容，吉本是「熾熱地」著迷於「知識分子愛好的事物及哲學」。[4]他想成為一位有創意的作家或畫家。在他十九歲畢業那年，全世界正瀰漫著一股嚮往波希米亞式自由生活的風氣。但是父親告訴他：「如果你不想當醫生，大可不要，但取得醫學文憑並不會讓你的寫作變得更差。」吉本若不是被說服了，就是自己也認同父親，於是他進入費城的湯瑪士傑佛遜醫學院就讀，一九二七年第二十三屆畢業。

從湯瑪士傑佛遜醫學院畢業後不過三年，吉本就站在邱吉爾和瑪莉・霍普金森旁邊，看著死去的病人，動念打造一台心肺機。在一九三〇年，只有少數人認為心肺機是可行的，所以當年僅二十七歲的吉本和妻子瑪莉開始構思這樣一台機器時，他們只能從草圖畫起。兩人在麻省總醫院布爾芬奇館頂樓的一間實驗室，收集其他實驗室願意提供的各種零件。他們在波士頓街頭合力捉貓，來測試這台靠想像拼湊出來的機器。貓的心臟和肺臟較小，所以最初的挑戰比較簡單：製造一台能夠為少量血液充氣後再輸送出去的機器。但即使用在貓的身上，難度還是相當高。這台機器必須能在不傷害紅血球的情況下，供應氧氣到血液裡，而且必須超乎想像地溫和又有力量。

一九三一年，吉本接下賓州醫院外科助理醫師的職位（同時也擔任賓州大學醫學院的院士），就和瑪莉回到費城。有了這份固定的正職，吉本雖想繼續研究如何打造這台機器，卻沒有時間，這個夢想也只好暫時擱置（除了兩人仍時常在晚餐桌上討論）。吉本的同事似乎滿喜歡他們夫妻倆的，可是仍覺得他們的計畫不可能成功。三年後吉本決定再次搬遷，回到麻省總醫院和邱吉爾一起工作，他承諾給他們空間和時間研究他們的心肺機。回到麻省總醫院不到一年，吉本和瑪莉便做出了心肺機的原型。吉本將它試用在更多街貓身上。最初幾乎所有的貓都死了，更糟的是牠們死狀悽慘，而且很痛苦。這讓吉本和瑪莉非常洩氣，然而在一九三四年底，他們回到波士頓不滿一年，實驗中有隻貓活了下來，而且沒有任何不良症狀活了二十分鐘。二十分鐘！兩人興奮得在貓身旁跳起了吉格舞，他們的尖叫聲不只是為了眼前這一刻，更預感了即將到來的一切。吉本日後形容這個片刻：「我一生中不再有過當時（與瑪莉）在實驗室跳舞的那種狂喜和快樂。」

吉本夫婦沒有公開這項發明（他們等了三年才公開），但消息已經傳開。有了貓實驗的成功基礎，賓州大學醫學院提供吉本一個職缺，擔任哈里森研究中心外科研究院士，他接受了。一回到賓州的家，他和瑪莉持續在貓和狗身上取得進展，他們自己在實驗室的時間變少了，而把時間花在管理研究團隊上，建立一個能真正打造出精巧儀器的團隊。經過改良後，貓和少數的狗多半能以還算健康的狀態脫離機器。吉本、瑪莉和人數逐漸增加的助理團隊，幾乎已經可以做出一台能用在人體的機器了。兩人最初設想這台機器主要使用於血栓手術上，然而現在所有人都意識到，這台機器將可應用於其他心臟手術，包括原來「不可能」執行的手術。[5]依照吉本的形容，這台機器是由「金屬、玻璃、電動馬達、水浴、電動開關、電磁鐵等等組成……在世人眼裡看來，就像某種荒謬的魯賓・戈德堡儀器。（Rube Goldberg，美國猶太漫畫家，曾創作一系列漫畫，用拼裝方式設計出極其複雜的機械，可以完成如倒茶或打蛋之類的簡單工作，荒謬卻極具挑戰性。魯賓・戈德堡機械也成為此類設計的泛稱）」但這台心肺機是有實際功用的，至少在肺部相對小的小動物身上有效。然而，此時二次大戰開打了。

❤ ❤ ❤

即便意識到自己和瑪莉所投入的研究，已經接近突破性的進展，吉本仍自願入伍成為儲備軍官。他認為匹夫有責，從軍也是吉本家族的另一項傳統。他的外祖父（他成長過程中唯一的祖輩）參與過南北戰爭；與他同名的偉大伯父約翰・吉本，是南北戰爭中知名部隊「鐵旅」傑出的聯邦軍指揮官。他的父親也在一次大戰和美西戰爭中自願從軍。

吉本成了太平洋戰場第三六四美軍醫護站的外科主任。戰場上面對受傷的軀體，迫使他不得不臨場發揮，也讓他得以在實驗室外繼續思索他的心肺機和心臟手術。四年後，他因椎間盤突出而退役，回家與家人團聚，與參戰前相比，如今他成了更有資歷的外科醫生。他被延攬至更具聲望的職位，在母校湯瑪士傑佛遜醫學院擔任教授及外科研究主任（他於一九四六年一月接下該職），準備繼續研究他偉大的機器。

戰爭結束後，政治因素改變了全球局勢，科學和醫學也同樣發生變化。美國成了開拓新發現的強國，這樣的力量使得許多事情變成可能，吉本的心肺機便是其一。戰爭前，他苦於得不到支援來研發這部機器，二戰後，研發這部機器成了湯瑪士傑佛遜醫學院的要務，連其他醫生都積極協助。事實上，在他不知情的情況下，已經有人提供「協助」了（克拉倫斯・丹尼斯以吉本的設計為基礎，組裝出他自己的心肺機，並在手術室裡試用）。

有了日益壯大的實驗室，吉本開始改良機器。瑪莉和吉本在這個新的研究階段，已經很少事事經手，他們雇用並招募在某些環節上比他們更專業的同事。很快地，這個新團隊便做出了新的原型機，然而還是和他們在戰前設計的那台一樣，只能勉強使用，就差那麼一點。這台機器用一顆幫浦把氧氣打入血液中，然後經過一連串的導管、套管、瓣膜，但是血液經過幫浦時會凝結，更糟的是會遭到感染。此外，在血液流動的過程中，還會產生氧氣氣泡，這可能會造成腦栓塞或死亡，這種死法比這部機器原本極力預防的狀況還糟。吉本試著用一台粗糙的機器，取代細緻複雜的心臟；而試圖取代肺臟龐大網絡的那部分，更是粗糙。這台機器模擬心肺的方式，就像一個人在手臂上黏滿羽毛，想模仿鳥類一樣。[6]

研究團隊可以用另一種裝置取代幫浦，以解決問題。那台裝置能夠以腸道肌肉蠕動的方式，推擠心肺機的導管（滾壓過導管），以此引導血液。但這樣仍會有氧氣進入心臟，卡在瓣膜後方。吉本聘僱的法蘭克・艾倫柏頓醫生[7]想到一個點子：開個排氣孔，以類似煙囪的原理，在左心室刺穿一個洞。

之後，又出現了別的問題，一個接一個，愈來愈考驗臨場反應能力。但吉本和他的團隊也愈來愈接近終點線——以人體測試這台裝置——這還真是一場長跑。

這麼多年來，吉本只企盼他的機器能取得醫學上的成功，可以治癒病人，但周遭的人卻開始討論起輿論及媒體的成功。吉本不喜歡他的研究成果被到處宣傳，他認為醫生應該匿名救治。他只想要解決問題，而非討論問題，卻難以如願。即便吉本還沒辦法將機器用在人體上，媒體就已經找上他了。如同米勒．韋恩在他的《心臟之王》（*King of Hearts*）一書所提到的：「沒什麼場面比得上用電力和鋼鐵扮演上帝更誘人了。」更何況他的其中一名「團隊成員」，正是ＩＢＭ的執行長湯瑪斯．約翰．華生（ＩＢＭ後來最令人印象深刻、曾在益智節目《危險邊緣》上打敗人類的那款電腦，便是以他命名）。華生[8]不但提供研究資金，還讓他們的工程師與吉本一起工作，協助讓裝置更加自動化（而且更像機器人）。因為與華生合作，吉本團隊的努力增添了原本沒有的科幻效果。《生活》（*Life*）雜誌形容這台心肺機是一部「機器人，閃閃發亮的不銹鋼組合櫃，大得像一架鋼琴」。

一九四九年，吉本的團隊將這部「機器人」試用在稍大一點的動物——狗——身上。他們找來九隻狗，讓牠們的心臟停止跳動，以機器取代心臟功能，其中一隻活了長達四十六分鐘。《時代》雜誌報導了這次成功的實驗，並暗示了下一步將使用在人類身上。同年，國家心臟學會頒給吉本和湯瑪士傑佛遜醫學院兩萬六千八百二十七美元，[9]（以二〇一三年的幣值來算，大約是二十五萬六千美元），以加速這台機器的研發。吉本的同事和大眾都以為，心臟手術就快有所改變了。但吉本和他的團隊倒不是那麼有把握，因為機器讓血液帶氧的功能，還是不完善。[10]

兩年後，這台機器用在人類身上的機會來了。吉本當時為一名十四個月大的女嬰動手術，也是在湯瑪士傑佛遜醫學院。女嬰的心臟搏動異常，在她父母的同意下，吉本和團隊打開女嬰的胸腔，將導管伸進她心臟的兩條大靜脈內（靜脈攜帶的是缺氧血）。導管連接這台大機器，機器藉著兩顆幫浦將氧氣混進導管內的血液裡，第一顆將血液送進機器的人工肺，第二顆將血液輸送出來。第三顆幫浦再將含氧血經由連接女嬰腹股溝動脈的一條導管，送回她的體內。[11] 有六位助理負責操作機器。然而出狀況了。吉本推斷女嬰應該是心房中膈缺損，亦即兩個心房之間有破洞，但是切開心臟後，卻沒有找到任何孔洞。他四處摸索，一找再找，還是一無所獲。女嬰在他找到並修補損害之前，就失血而死了。稍後經過驗屍，吉本發現她的缺損不是在心臟內部，而是在外部。他找錯地方了。他沒做血管造影，因為院內沒有相關設備和團隊。吉本的餘生都為女嬰哀悼，但他仍繼續研發機器。

同年稍晚，吉本和艾倫柏頓又有另一次將機器使用在人體的機會。一九五三年一月，賓州威爾克斯－巴里的威爾克斯學院的大一新生西西莉亞．布福雷克到醫院就診，主訴為呼吸急速及心律紊亂。她被診斷（誤診）為風濕性心臟病（在這之前被診斷為鏈球菌感染），要求她兩個月後回到醫院複診。她在三月二十九日回到醫院時，狀況變得更糟——發燒、冷顫、心臟腫大且有雜音。他們用福斯曼的心導管檢查她的心臟，發現心房中膈缺損，就是吉本原先以為女嬰心臟的問題，心臟裡有個破洞。每次她的心臟要將含氧血從左心房送到左心室時，就會有大量血液穿過心中膈（隔開兩心房的肌牆）的破洞，回到右心房。吉本將手術排在一九五三年五月六日，這次的診斷很確定。吉本和艾倫柏頓為了手術準備好機器，也備好要用的捐贈血液。因為太緊張，艾倫柏頓前一晚還失眠了。手術時間一到，他們將西西莉亞推到心肺機旁，打開她的胸腔。西西莉亞的靜脈和動脈接上心肺機的導管，氧合器開始運作。所有步驟幾乎照著計畫進行。西西莉亞的心臟缺損比吉本想的嚴重許多，洞口約有半個一美元硬幣大小。他原本預計手術只要六分鐘，結果延長成十分鐘，然後又延長成十五分鐘。時間不斷流逝。吉本愈來愈擔心，更糟的事發生了：儀器出問題。心肺機堵塞，血液稀釋劑也用完了。在旁協助的伯尼．米勒醫生（當時也負責吉本實驗室的日常事務）試圖讓機器恢復運作，在吉本進行手術的同時，米勒以部分手動的方式，讓機器持續運轉，情況很危急。二十分鐘過去（這段時間若沒有心肺機，病人早在十四分鐘前就死了），吉本笨拙地縫著心臟裡的大破洞。二十二分鐘，他看著病人的臉，似乎還有血色。二十四分鐘。他瘋狂地縫，臉色發白的護士在一旁看著。二十五分鐘。二十五分鐘三十秒。西西莉亞的臉色有變得蒼白嗎？二十六分鐘，吉本完成了。他趕緊讓她和心肺機脫離，而她的心臟……恢復跳動了！心臟恢復了，肺臟也是。她在手術後的幾周呼吸順暢、復原良好，之後更是度過了很長的人生。[12]《時代》雜誌讚揚吉本「夢想成真」，英國醫師同時也是醫藥作家的詹姆士．勒芬紐描述，這台心肺機是「人類心智最大膽且最成功的成就之一」。[13]西西莉亞一直活到六十六歲；心肺機以其日新月異的形式活得更久，並將永遠存在。

❤ ❤ ❤

吉本對這台機器的用途，則抱持著相對保留的態度。西西莉亞的手術過後，他告訴《時代》雜誌的記者：「這台心肺機不是所有心臟疾病的萬靈丹。它可能只適用於有先天性心臟缺損的病患，而不適合用來做冠狀動脈手術……但現在我們終於第一次能把心臟看個清楚。」[14]吉本對這台機

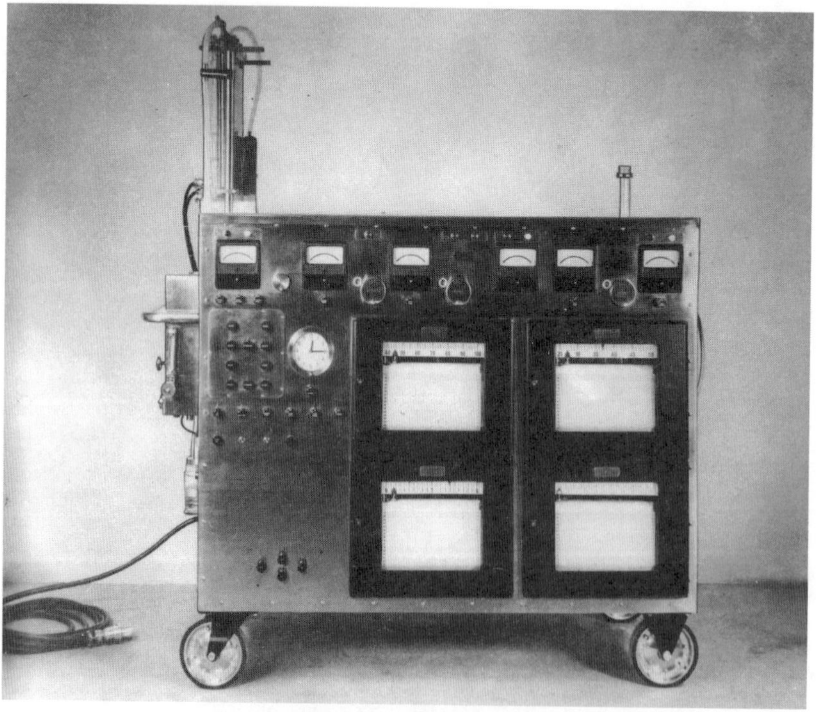

吉本救人無數、但體積龐大的心肺機二號模型，是現在各大醫院普遍可見的小型心肺機的原型。
（*Thomas Jefferson University Archives and Special Collections, Scott Memorial Library, Philadelphia*）

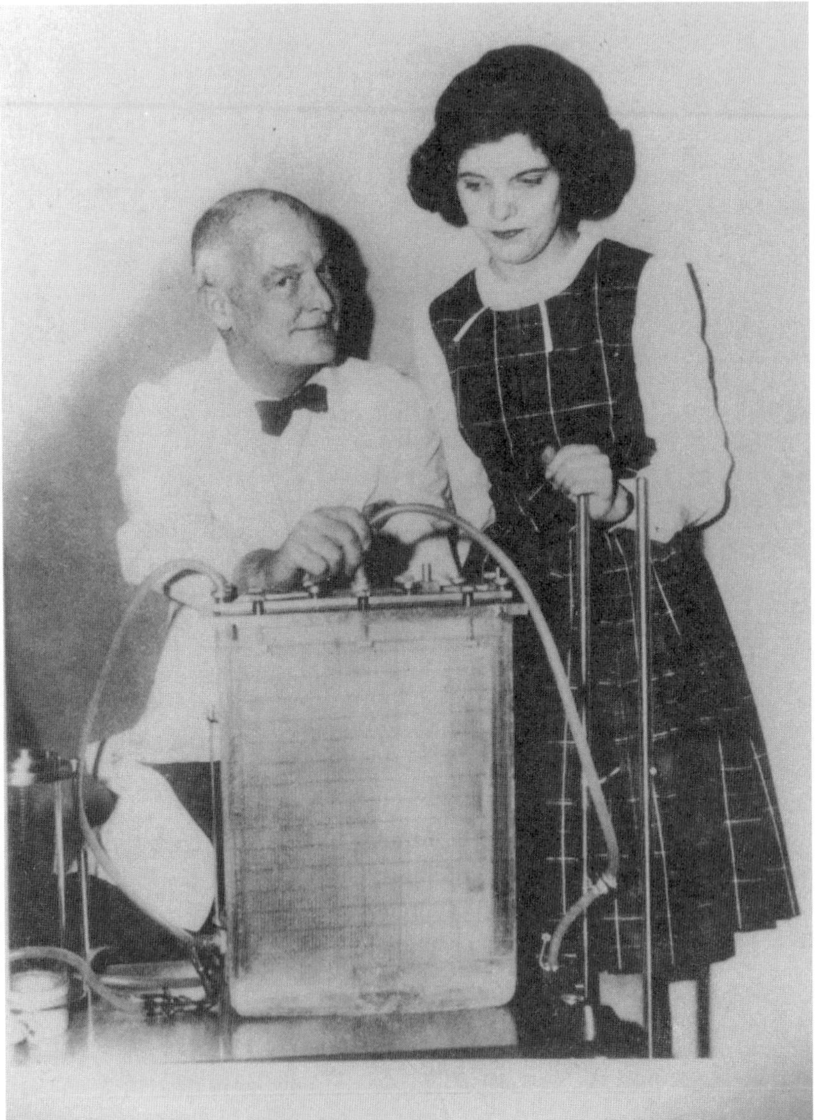

吉本和靠心肺機撿回一命的女孩西西莉亞・布福雷克。
兩人身前即為心肺機的一部分，看來非常簡陋。
（*Thomas Jefferson University Archives and Special Collections, Scott Memorial Library, Philadelphia*）

器不敢抱太高的期許，對自己的成就也很謙虛。當記者要他和西西莉亞跟這台機器合照時，他婉拒了，他說自己不喜歡拍照。

同年七月，吉本又用這台心肺機進行了兩例手術。兩名病人都是五歲女童，也都死於手術中。其中一名，跟第一例的小病人一樣，都是死於誤診。吉本為了她們傷心不已，對他而言，她們的死意味著他的失敗，他從此不曾再動刀。他在醫院聘用一位受過訓練的心臟病學專家，成立了心導管實驗室——他認為有了專家和實驗室，或許就能避免類似之前死於誤診的案例。但就他個人而言，這一切已經結束了，他再也沒動過任何心臟手術。據友人威廉・科爾夫醫生的說法，吉本甚至不想再看到心肺機。他甚至也沒有為那次成功的手術，交出令人矚目的報告，只發表在一本相當不起眼的外科期刊上。吉本後來全心投入私人看診和教學，之後完全退休，開始作畫。至於瑪莉，她決定回到學校完成社工碩士學位（她後來從事婚姻諮商）。其他人則繼續研究吉本留下的原型。吉本的心肺機，首次讓外科醫生能在血液排空的情況下為心臟動手術，更能掌握心臟的細節。他們可以做上幾十分鐘的手術，利用這段時間嘗試各種治療的可能性。

經過一些調整（加上心臟外科其他方面的進展），心肺機幾乎已能使用於全方位的心臟外科手術。在你閱讀這些文字的同時，心肺機正透過心臟手術在救人。現在的心肺機體積小得多，而且幾乎萬無一失，血流可以繞過整顆心臟（如同吉本當時的做法），或只繞過右半心或左半心。一九六〇年代開始，多數醫院都聘用了灌注師，專司心肺機的操作。和真正的心臟相比，這些機器仍嫌粗糙，但它們卻極為重要，也同時象徵了科技的力量和其局限性。畢竟心肺機的功能是短暫的，只能維持生命數分鐘至數小時，而不是數天或數年。當病人使用心肺機時，血流不會經過肺臟，即便腦部存活下來，肺臟最終會因為震顫、衰竭而死亡。[15]而且一旦停電，心肺機便會停止運作；即便電力充足，也可能發生故障。所有機器都需要持續維護和修理。但人的心臟、真正的心臟，卻可以運作近百年不需維修。然而，即便機器的效能短暫，吉本和他的團隊仍複製出心臟的兩大運作特點：氧合作用以及血液流動。因此，他和團隊為許多以往幾乎不可能實現的新手術做好準備，例如逐步邁向置換心臟的外科手術。[16]

❤ ❤ ❤

吉本的心肺機，只是暫時取代血液循環系中呼吸的功能。但關於修復心臟這則故事中，早已想像出一種可以長久解決心臟問題的電子設備，至少能夠替換掉心臟裡那些故障的線路。心臟可能出現各種短路，而且它不是身體唯一帶電的部位。身體每個細胞都有電流，但心臟較為特殊，它的電流更為強烈、可測量，而且也攸關生死。心電圖就是依靠可測量的心臟電流而形成的。心電圖的英文為 electrocardiogram（簡稱ＥＫＧ），Electro- 源自希臘文，意思是「琥珀」，琥珀和電流相同，帶有吸力；gram 在希臘文為「繪圖」或「書寫」之意。從電報的英文為 telegram 便可推測得知，心電圖是描繪全身可測得的「心臟電報」。最早期的心電圖，是以狗來實驗的。讓狗站在能導電的鹽水裡（亦有助於記錄），記錄心臟搏動的電流。現在有了更好的導體，記錄身體的電流節奏，只要把一台簡單的機器連接到你的皮膚上（雙臂各接一個電極，雙腿也各接一個電極）。心電圖監看器甚至能穿戴在身上，像是某種時尚的電子用品。心電圖會先記錄心房的收縮，再記錄心室的收縮，起先是一個可預期的小丘，接著出現一座大山（即數個連續的小丘），之後心室收縮，又再出現小丘。如果一切順利，這種人體電流地形會重複一生，共有數十億次的起伏。[17]

心臟電流分別以兩個步驟觸發心臟。第一個步驟，是由竇房結（聽起來拗口，但其實只是位於右心房上方的一簇細胞）發出訊號，心房同時收縮，並在此時傳送訊號至第二個節點——房室結，通知它做出相同的動作（即心室收縮）。這樣的收縮動作，類似於蛇吞下獵物時身體的收縮，環繞心臟每個腔室的肌纖維，在收縮時會縮短，將血液擠出。竇房結每分鐘發出一百次訊號，而為了維持多數人類在休息狀態下心臟跳動較慢的特性，神經系統必須持續送出訊號讓心跳緩慢下來。當發生令人興奮或危險的事，神經系統就必須收手，讓心臟回到每分鐘一百下（必要時還會加速）。

每個發送訊號的環節都可能出錯。每天都有人到醫院照心電圖，發現心臟出了問題。通常這些人在事前就會查覺不對勁，但也不一定。當位於上半腔室的心房一時間拍子不對，整顆心臟便會失去節奏。多數人都有過這經驗，最常見的就是咖啡喝太多時，心房會搏動得太快。[18]因為心房在充飽血液前就收縮了，以致擠壓到心室的血液不足，這時就會好像完全沒有心搏。下一次心搏時，心室會過量充血，於是第二次心搏的強度遠超過平常。整體來說，你會感覺到一下子「毫無心搏」、一下子又「心搏過強」。另外，心室收縮過快也會產生不舒適，心室在收到來自竇房結的訊號前收縮，會造成類似咖啡過量的影響——血一下太少、一下太多。這種輕微的心律不整，也稱為異位，聽來可能很嚇壞人，但所幸是無害的。

另一種心律不整的形式，是心房纖維性顫動（以下簡稱心房顫動），六十五歲以上的成人，每二十人就有一人出現此症狀。心房顫動時，心房的收縮便會不規律且不同步。心房的心肌纖維不再受竇房結控制，而是自行收縮，像一個袋子內裝滿各自蠕動的蟲。不協調的收縮，血液會匯集在心房的凹陷處，並可能凝結，一旦凝結，這些血塊就有可能一路上行到腦部。此外，由於這些來自竇房結的訊號會不規律地抵達房室結，心室的收縮連帶脈搏都會變得不規律，有時太快（會導致疲勞、心悸，甚至心臟衰竭），有時則太慢。心房顫動的症狀即心肌不正常收縮，可能是老化的結果，也可能因病毒感染造成，或最常見的原因不明。[19]多數情況下，出現心房顫動時會採取的基本療法，即電擊心臟使之停止，[20]等它恢復跳動時，希望心律會自動回復正常（沒人知道為什麼，這就像醫療版的重新開機）。如果電擊無法改善問題，也會在心臟其他部位採取燒灼法，防止心臟某些區域發出多餘的或不正確的訊號。

和心房一樣，心室也會收縮不協調。若心臟出現心室纖維性顫動（以下簡稱心室顫動）而失拍，是會造成生命危險的。心房運作不正常，還是會有一定量的血液流至心室。但是當心室運作失常時，整顆心臟就會痙攣，並自我對抗。[21]心室顫動時，心臟連緩慢擠壓血液的功能都會失去。少了心室供血給全身，就沒有血液進入大腦，若不採取介入治療，必然會導致死亡。[22]治療心室顫動的第一步是先電擊心臟，停止混亂；等到心臟恢復跳動後，才能細想其肇因。

簡而言之，心律紊亂可能有好幾種成因，因此，維持心搏正常對人體來說，不是件容易的事。之所以說明影響心律的複雜因素，是因為當時外科醫生思索人工節律器這個點子的可行性時，他們尚未全面了解心律出錯的原因。當時只知道心臟是有電流的，因此就單憑這項知識，全世界的外科醫生試圖研發出一部人工節拍器、一部心臟節律器。這想法很單純：以一個較規律的人工刺激物，來取代心律發生異常時的原有刺激原。這似乎是個解方，可解決不同原因造成的心臟電路異常，這是面對複雜電路難題的簡易修復法。

❤ ❤ ❤

威爾遜．格列巴齊是熱中此項挑戰的人之一。格列巴齊是個喜歡敲敲打打的人，也是個發明家，曾有段時間在紐約州立大學水牛城分校當電學工程教授。他不是外科醫生，甚至對心臟也沒什麼認識，直到一九五六年他犯了個錯。吉本的心肺機開始在傑佛遜醫學院以外的機構使用的那年，格列巴齊正在為慢性病研究中心製作一部記錄心音的裝置。某次他試圖用一個電阻連接裝置的迴路，卻拿錯了尺寸，導致裝置發出間歇性的帶電脈衝。面對這次粗心的錯誤，格列巴齊沒有立即重新組裝裝置，他停了下來，突然想起某一件事。一九五一年，他在康乃爾大學動物行為實驗室裡聽過一段對話，一名本科生和幾名研究員在談論關於心臟的電流活動與心臟傳導阻滯。也許，只是也許，他的人工脈衝足以觸發心臟以任何速度跳動，這樣至少能暫時補救各種原因所造成的心臟搏動異常。

其實，在格列巴齊不小心拿錯電阻前，醫生和研究者已經採用心臟電擊療法長達二十多年了。一九三〇年代，紐約的艾伯特・海曼醫生發展出能夠量化心臟電流的技術，精準測量的結果約莫是一毫伏。海曼推斷，在心臟停止的病人身上，使用相當的電流去電擊，應該能讓心臟甦醒。手術程序是以一支中空的鍍金針，從病人的肋骨間隙刺穿進去，抵達右心房，接著啟動發電機。海曼這套方法救活了許多心臟停止的病人。這項發明也啟發了在格列巴齊之前的各路發明家，苦苦思索更精緻的心臟電學療法，甚至是一種可長期佩戴的人工節律器。假使我們能像發動半路熄火的車子那樣啟動心臟，或許就能讓它持續跳動。

因此格列巴齊投入了我們現在所謂的心臟節律器的研究。他在自家後方的穀倉弄了間工作室。他必須將裝置縮小至可以裝進體內，且可以浸泡於體液中而不故障。雖然當時已有其他節律器出現，但體積都很大且不穩定，多半連接在車用電池。而且，有別於海曼的金針，那些節律器電擊的是全身（而非心臟），格列巴齊知道他能做得更好。

兩年內，格列巴齊已經做出他認為可以試用的裝置。一九五八年五月七日，格列巴齊前往水牛城的退伍軍人醫院，當時的外科主任是威廉・查達克醫生，他們將格列巴齊的裝置連接到狗的心臟。這台裝置命名為「提克尼克六號」（Tinknik 6，在它之前是同樣以狗為受試對象、且已發表的「史普尼克」），為了將它密封以隔絕體液，他們用打包膠帶和塑膠將它纏起來。但隔天格列巴齊就又設計出了「提克尼克七號」（Tinknik 7），這款可以撐到二十四小時。直到那一刻，格列巴齊才體會到其他人早就知道的事：這是一場技術競賽。好幾個美國和瑞典的實驗室都在研發體積小、有效且可植入人體的節律器。其他團隊已經研發出能在家自行充電的節律器。格列巴齊決定辭掉工作，全心投入這項計畫，這意味著他們一家人得靠積蓄和後院種植的蔬果過活。格列巴齊挪出兩千美元，作為研究基金。所幸一家人的拮据最後得到了回報。一九六〇年，查達克醫生將格列巴齊的節律器植入十位病人體內，每個案例都成功了。

一九六〇年十月，格列巴齊將這裝置賣給一家剛起步的公司美敦力。當時醫療電子公司還不多見，他們的成功只是個可能的遠景，而非預知的結果。美敦力醫療產品公司在一九四九年由厄爾·巴肯和他的姊夫帕爾默·赫曼茲利創立，並在赫曼茲利位於明尼亞波利斯雙親家後院的兩個車庫裡開始運作。世事多變。到了一九六〇年十二月底，美敦力收到五十台格列巴齊─查達克節律器的訂單，售價每個三百七十五美元。一九六三年，美敦力公司的淨虧損為十四萬四千一百三十五美元。接下來的幾年內，節律器的銷售量差不多就是這樣，巴肯和赫曼茲利開始討論是否該賣掉公司，因為他們還沒真正賺到錢。然而他們已經在這家公司投資了那麼多，不應該這時放棄（雖然也禁不起更久的虧損，他們快要破產了）。他們決定只專注在幾樣產品上，並把它們改良得更加完美。身為工程師的格列巴齊，欣賞的就是這種精神。公司的願景聲明也改成：毫無保留地致力於「產品至上的可靠性和品質……期許成為奉獻、誠實、誠信、服務的公司。」在這願景之下，格列巴齊和查達克繼續創新，讓他們的節律器更為安全有效。最後，隨著這份努力，巴肯和格列巴齊親訪一群醫生客戶後，一切都有了回報。一九六三年，美敦力公司賺了七萬三千九百二十三美元；到了一九六五年，十五萬一千一百零八美元；一九六九年達到一百萬美元；一九七〇年則是兩百萬美元。自此這家公司不斷成長，使用這項裝置來調節心跳的人數亦然。到了二〇一二年，它的全球總收益為一百六十二億美元，差不多等於一個蒙古或非洲的貝寧或納米比亞等小國的國內生產總額。

漸漸地，市面上也出現了一些類似格列巴齊的裝置。所有這些裝置，包括格列巴齊所發明的，都有共同的基本運作原則。他們製造體積小且規律放電的電子刺激原，以接管觸發心臟無法自然跳動的地方。微小的電擊如何傳導到心臟，依裝置而不同，某些是經由導線，透過靜脈抵達心臟；有的則藉由開心手術，直接將電極和裝置放在心臟裡。到了二〇〇九年，光是美國就已經有超過二十萬個節律器植入人體。美國約莫每五百位成人中，就有一人的心臟是靠這小小的電子脈衝而跳動的。曾經難以想像的事，現在卻變得如此尋常。[23]

格列巴齊從沒想過他的節律器會長時間使用在人身上，對他來說，節律器自始就是一項權宜之計，可以暫時搶救停止的心臟，直到心臟不知為何又恢復正常跳動為止。他不是醫生，所以他不曉得如何讓心臟恢復自然規律跳動。最初，節律器確實只用於暫時的補救，類似心肺機，但很快地醫生就發現，裝了人工節律器的病人可以安然出院，回歸他們的日常生活，只要記得一件事——節律器靠的是電池，電池需要更換和充電。

格列巴齊雖然無法治療心臟，但他可以製造較持久的電池。當時的電池在最好的狀況下也只能撐兩年，所以他又回到水牛城的穀倉工作室開始研究。格列巴齊發現前幾年由另一群研究者所發明的鋰碘電池，似乎可望成為長期的解方，但有一個問題：鋰碘電池常會爆炸。格列巴齊一次又一次調整設計，終於做出可使用遠超過兩年且不會爆炸的電池。格列巴齊成立了一家公司（稱為格列巴齊公司）來製造這種電池。他萬萬沒想到，這家公司會這麼成功，到了今日，幾乎每部心臟節律器裡都有一顆鋰碘電池。

❤ ❤ ❤

格列巴齊不曾停止發明。他開發多種醫療植入器，極力發展以氮基融合反應來產生電力的技術，甚至發明了太陽能獨木舟。他總共擁有三百二十五項發明專利，即便上了年紀，他還是繼續敲敲打打。七十二歲時，他還乘著自己設計的太陽能獨木舟，在紐約的五指湖航行了二百十六公里。那艘獨木舟可以自行提供動能，一路載著他前行，一如他的節律器。

在世界各地延長眾人壽命的格列巴齊，逝世於二〇一一年，享年九十二歲。即便在接近生命終點之時，他仍想做更多事，在某次電話訪談中，他說：「我漸漸覺得自己無法改變世界，但我仍想嘗試。」

外科醫生看到格列巴齊（以及先前的吉本）的成功，萌生了一種想法：假使身體的氧合作用和心搏，可以用人工的方式取代，那麼，或許心臟本身也可被取代呢？也因此開啟了人工心臟的嘗試，它甚至還會跳動（這是心肺機做不到的）。有了心肺機以及對於操控心臟電流的知識，也激發了另一種可能，就是從一個人的身上將正常的心臟摘下，放入另一個人體內，然後通電讓它恢復跳動，並維持心跳速度。這不是格列巴齊或吉本原先所設想到的，但卻因為有了吉本的心肺機（讓沒有心臟的身體活著）以及讓踉蹌的心臟重拾節奏的知識，換心的技術才有可能實現。對多數的醫生和研究人員而言，光是心臟移植的想法，就已是瘋狂而英勇的了。歷史上記載的器官移植案例（但不是心臟），主要都是來自神話或古怪的實驗。埃及人、腓尼基人、希臘人都有半甲半乙的混合物種神話，例如謬思的飛馬帕格薩斯，就是長著鳥類翅膀的馬；怪物彌諾陶洛斯則是牛頭人身。希臘的噴火怪獸奇美拉（Chimera）是山羊、獅子、龍的混和體，因而在現代英文用字裡，也將這些組合式的神話怪獸，統稱為奇美拉。[24]第一次出現和移植相關的文字，大約是西元四〇〇年，在敘利亞行醫的殉道聖人葛斯默和達彌盎兄弟，將一個倒楣的埃塞俄比亞男人的腿，移植到另一個因壞疽而失去腿的男人身上。[25]一七六〇年代，蘇格蘭外科醫生約翰．杭特，也曾將人類的牙齒移植到公雞的頭上。他還曾將公雞的睪丸移植到小雞身上。在那之後，一九〇〇年代初期，法國外科醫生亞歷克西．卡雷爾（一八七三—一九四四）和生理學家查爾斯．格思里（一八八〇—一九六三）設計了一些實驗，將一隻動物身上的器官移植到另一隻身上。他們將移植過來的器官以受體的血管銜接著，垂掛在體外。如果一隻狗需要一顆額外的心臟，卡雷爾會給牠一顆新的心臟，從頸部血管垂掛出來。然而，外來的心臟或器官總是會受到受體免疫系統的排斥，因此卡雷爾的狗都會死去。[26]從卡雷爾的實驗可以學到的是，免疫系統是器官移植的主要障礙，這是項重要發現。然而，歷史上反而將卡雷爾的實驗，視為人類進行心臟移植的可能。受到卡雷爾的啟發，此類實驗進行得更徹底，而且很殘忍，有的是將甲生物特有器官，移植到乙生物身上。一九一六年，芝加哥外科醫生（其實是名江湖郎中）約翰．拉姆斯．賓克利，就將屍體的睪丸移植到想要更有男子氣概的男人身上，包括他自己和《洛杉磯時報》的一位編輯。這種想法廣傳開來，演變成器官來自各種生物，像是山羊、野豬，甚至是鹿，醫生進行了數以千計、甚至可能以萬計這類的移植手術。[27]但較常見的移植目的，是為了取代損壞的身體部位或器官，好讓身體能夠漸漸恢復，繼續存活下去。

俄羅斯將狗發射至外太空，而格列巴齊則以狗來實驗心臟節律器。探索心臟移植的人，不會在乎俄羅斯人在外太空漂浮，也不會特別對狗感興趣。他們之所以將自己和美國天文物理學家相比較，因為都是想讓人類「活著」，一個是在手術中活下來，一個是在登陸月球後。

第七章　科學怪人法蘭根斯坦的怪物

生而為不死之軀，非人，獅首蛇尾羊身，噴出惡焰之氣息。

——古希臘詩人荷馬，《伊利亞德史詩》

理查．羅爾的人生可說是一帆風順。他在舊金山的史丹佛醫院受訓，在那裡遇見眾望所歸、最有希望完成心臟移植手術的諾曼．尚威醫生。尚威成為羅爾的導師，羅爾則成了尚威的得力助手：外科主治醫師與外科住院醫生、教授與助理教授。他們聯手引領了心臟移植手術的先驅，不只是爭奇的曇花一現，而是醫學上的真實進展。

心臟移植面臨許多障礙，有些障礙在羅爾和尚威投入研究前，就已經被克服了。例如，多虧了血管造影術和心肺機的發展，前者讓心臟的受損狀況可被看見，後者則使得心臟手術變得可行。其他的障礙，有些是已知卻無法避免的，但大多數仍是未知的，就像奧德賽在旅途中得不斷面對的挑戰。尚威和羅爾將踏上旅程，帶著狗跟這些意外的障礙周旋。

羅爾於一九五七年秋天來到史丹佛。一九五八年的夏天，兩人已經開始一起進行實驗性的外科手術。他們從發展新方法開始，讓心臟和軀體能在手術過程中存活得更久。在史丹佛大學醫院五樓的實驗室，他們使用心肺機對狗進行長時間的手術。因為狗的心臟和人類的差不多大小，所以很不幸地經常成為心臟手術的實驗動物。他們第一個受人矚目的實驗，是類似耐久性測試。他們箝住受試犬的心臟血管，單用心肺機維持身體的存活，如同外科醫生做人類心臟手術時一樣。下一步則是維持心臟本身的存活，他們將心臟降溫至攝氏二十八度，因為在較低的溫度下，心臟的耗氧量較少。這一步也奏效了，心臟不必與狗的身體相連，也能存活下來；狗的身體不與心臟相接，也能存活下來。尚威和羅爾發現，狗的心臟可以在冰塊裡存活十分鐘，然後是二十分鐘，最後長達一個小時。這發現是一大突破，讓任何手術都變得有可能實現，這兩人一開始合作就取得如此的突破，暗示著他們未來還有無限的可能。下一步的試驗，則是再拉長時間，但是在等待的過程中，他們總會覺得無聊。

有些人無聊時會塗鴉，有些人則是吃東西，但尚威和羅爾不一樣。為了解悶，這兩個人決定試試能否將狗的心臟整個摘除，然後再擺回體內。在之前的試驗中，心臟雖被箝住，但還是以血管和身體相連。這次他們想更一進步試驗各種可能。在嘗試的過程中，發現一些令他們更著迷、更想投入的問題。第一個問題是狗的主動脈很短，而且牠們的心臟很脆弱，所以要將心臟放回去縫合時，能夠縫的地方有限，而且很難控制。[1]一切都亂七八糟，還形成一堆血塊，他們用來試驗的狗，前二十隻都死了。然而後來有幾隻存活了下來，大大鼓舞了他們。原本出於好奇和打發時間的心臟移植手術，現在成了目的。情況逐漸明朗，他們的目標是要將一隻狗的心臟，移植到另一隻身上。羅爾和尚威專注在狗的心臟，做為人類心臟的模擬，最終的希望是移植人類的心臟。

尚威和羅爾的研究很低調，因為若吸引了公眾的注意，不會帶來什麼好處。因為沒有其他競爭對手，他們可以慢慢來。那是個競爭的年代，尤其是太空競賽（俄羅斯第一顆人造衛星 Sputnik 當年才升空不久）和科學競賽，尚威和羅爾卻沒有感受到那種搶著第一個完成一件大事的急迫感。

一九五九年，尚威和羅爾已經準備好第一次執行動物的心臟移植手術。理論上，比起把心臟放回原來的動物體內（那要處理更多組織），這麼做應該會比較容易。但在實驗室裡，理論和實務非常不同。當時，尚威和羅爾有一個機會可以搬到加州帕羅奧圖市的史丹佛醫學中心，這個職缺雖然附帶許多條款和限制，但提供了一間又大又新的實驗室，因此他們接受了。於是，他們帶著狗群和企圖心上路。

在帕羅奧圖市的那個大日子，一隻健康活潑的狗被選作受體犬，另一隻則被選作供體犬。兩隻都被麻醉了，接著降溫。尚威一切準備妥當，羅爾也就位準備進行手術。羅爾小心翼翼將心臟從受體犬的體內切下，放到一旁，然後從供體犬體內移除心臟，每個步驟都得花上幾分鐘。接著，他將供體犬的心臟縫進受體犬的體內。尚威有幸為這顆心臟施以讓它起死回生的電擊，心臟開始跳動了。他們移除心肺機，整個手術不到一小時；這兩人剛剛移植了史上第一顆心臟。雖然也有前例，亞歷克西・卡雷爾和查爾斯・格思里曾將一隻幼犬的心臟移植到另一隻成犬的脖子上，但成犬的心臟還在體內，而且那隻成犬不到兩個小時就死亡了。但這次他們是來真的。

隔天當地報紙這麼寫道：「史丹佛外科醫生為狗換心——牠活下來了。」尚威時年三十六，羅爾才三十，兩人都還是躁進而野心勃勃的男孩。到了一九六二年，他們已經成功完成了四次移植，每隻受體犬都存活了數個月。[2]兩人的成功接踵而來。一九六三年，羅爾離開史丹佛到維吉尼亞醫學院，掌管他自己的實驗室。即使兩人的距離橫跨整個美國，他們還是共同計畫要用下一個十年或更久的時間，一起改良並完善他們的移植方法。狗兒一隻接著一隻動手術，這樣或許有助於搞清楚如何安全移植人類的心臟。他們也需要找到方法，避免受體排斥供體的心臟，讓心臟能在新的身體裡跳動數十年，而非數小時或數天。

❤ ❤ ❤

如果要拿自己的研究跟其他人做比較，羅爾和尚威曾把他們的努力跟登陸月球相比（這似乎是先驅外科醫生都很愛用的比喻）。登陸月球的競賽關乎科技，而科技又和發現及進步息息相關。心臟移植也有相同的意味，它也是科技的進步。對於極力想追求進步的人來說，這個目標無疑極為珍貴。

除了以登陸月球比擬人類心臟移植競賽，還有另一種模型也常被記者提及，那是來自文學的模型，出自瑪莉．雪萊筆下的故事。瑪莉．雪萊比第一次嘗試心臟移植的醫生早一世紀誕生，但這股大勢所趨的進步精神，和當年她所著迷的東西是一樣的。她的啟蒙時刻，出現在一八一六年春天。當時瑪莉和詩人丈夫珀西．比希．雪萊，以及同為詩人的拜倫勳爵出遊，同行的還有拜倫的女友克萊爾．克萊爾蒙特以及拜倫的醫生，一行人住在瑞士日內瓦湖畔的兩間相鄰小屋裡。雨天將他們困在室內，只能聊天和寫作。

一個大雨滂沱的夜晚，瑪莉身邊圍坐著這群朋友，大家講著鬼故事。一開始，他們讀著一本從德國恐怖故事翻譯過來的法文書《幻影重重》，然後雪萊提議每個人各編一則恐怖故事。瑪莉起初沒講故事，就留給幾個大男孩去講吧。不久後，一八一六年六月二十一日，瑪莉聽到丈夫雪萊和拜倫的一段對話，讓她聯想到不同類型的鬼，與科學和進步有關的鬼。雪萊提到查爾斯．達爾文的祖父——同是生物學家的伊拉斯謨斯．達爾文（一七三一—一八〇二），曾撰寫過以科學的方法，讓死去的動物復活。[3]瑪莉聽得如癡如醉，既挑動人心又駭人聽聞，起死回生？她的思緒天旋地轉。在那個生命本質尚未被理解的年代，你可以真實地想像伊拉斯謨斯．達爾文被動物的死屍包圍，一隻接著一隻讓牠們復活。

一天半夜，瑪莉．雪萊突然醒了過來，滿腦子縈繞著一個點子。她做了一個相當真實的夢，夢裡她看到一個蒼白的科學家「跪在一個他組裝起來的東西旁邊」。他低頭看著「一個男人猙獰的幻象伸展開來」，接著多虧了某種有力的驅動力，才讓「生命的徵象」出現，喚醒了「一個不自在的、僵硬的動作」。對雪萊而言，這個科學家在嘲諷生命的神奇，嘲諷隱藏於人體之下的機器原理。

她為這個「先進的鬼怪」寫了一整本書，也在結局裡預測科學將何去何從。當時英國正從科技、工業、進步的希望過渡到黑暗時期。這對雪萊而言是她所能想像最可怕的事，這個怪物既是由科學所啟動的生物，也代表科學本身的故事。她的怪物由其他生物的各部位組裝起來，一塊接著一塊，直到最後得到賦予它生命的終極元素。

瑪莉．雪萊在書中並未清楚描述是什麼活化了怪物，但以當時的科學知識來看，只有一種器官能達到她的要求，即賦予生物生命和情感[4]——心臟。瑪莉．雪萊筆下的怪物就是瘋狂博士法蘭根斯坦的怪物。這個怪物能存活，是因為它有一顆善感的心，它向人類尋求愛與善良，卻求之不得，還嚇壞了眾人及創造它的科學家。

對於熱愛科技進步的心臟外科醫生來說，和法蘭根斯坦博士相提並論並不是一件讓人開心的事。當尚威和羅爾將一隻狗的心臟移植到另一隻身上時，批評聲浪立即隨之而來。接下來的十年裡，只要有外科醫生想要試探人類心臟移植的可能性，這類批評就會出現。其中最有力的批評來自沃納．福斯曼。那位未曾在屍體上做過實驗、就將導管推進自己心臟的福斯曼，極力呼籲外科醫師先緩一緩。[5]他勸誡，這樣的嘗試是未經深思熟慮的，如果都還不理解受體是如何潛在地排斥新移植的器官，就進行這樣的手術，實在是太倉促了。然而，尚威和羅爾是深思熟慮的人。他們試著了解在哪種情況下可以移植成功，也試圖了解排斥反應。他們以自己的方式去考慮福斯曼的建議，耐心等待一切條件就緒。然而不只他們如此，其他外科醫生也漸漸開始思考移植手術的事，包括克里斯帝安・巴納德。

❤ ❤ ❤

克里斯帝安・巴納德出生於南非的一個小鎮，那是種族隔離政策的年代，他認為自己和他的國家應該得到更多尊重，這是他們不曾有過的。假使他能完成心臟移植手術，不只能為自己、也能為他的國家帶來聲譽。巴納德之所以有這動機，就像小男孩看到消防員就想成為其中一員的心態一樣。他是很好的外科醫生，工作勤奮，但他不曾受過心臟外科訓練，就連複雜度遠低於心臟移植的手術訓練也沒有。他並不了解心臟的歷史，也沒花時間惡補，就唐突地一腳踏入其中。

完成南非的標準醫療訓練之後，巴納德到明尼蘇達大學沃特・里拉海教授的實驗室，接受畢業前的訓練，他希望在這裡能學到美國最好的外科技術，帶回南非。巴納德的畢業論文是關於先天性腸內失調，他和尚威都是同一個導師，因此兩人有過一面之緣。里拉海是心臟醫學先驅，他的成就來自於勇於打破規定而得到。在許多場合，他都曾差點因自己的行為而入獄。在里拉海手下接受訓練那幾個月，巴納德認知到三件事：心臟外科正快速地發展；不需要遵守規定；以及發現尚威和羅爾這兩個他從未聽過的人，正逐步採取必要的步驟，為移植人類心臟做準備。

離開明尼蘇達之後，巴納德回到南非。然而他在明尼蘇達期間，就益發相信自己有能力且將進行心臟移植手術。一九五八年，就是羅爾和尚威第一次將狗的心臟摘下後又縫回去的那年，巴納德被指派到南非開普敦的格羅特・舒爾醫院擔任外科醫生。儘管他對心臟缺乏經驗，卻在那裡成立了一個心臟外科部門，很快就升為外科研究講師，更接掌了該部門。在當地，他這顆明日之星就要升起了。

過了幾年，巴納德決定去看看羅爾和尚威進展到哪了。一九六六年，他前去拜訪羅爾在維吉尼亞醫學院（現在隸屬維吉尼亞聯邦大學）的實驗室。巴納德在那裡待了三個月，跟著羅爾的同事大衛・休謨做事（他在腎臟移植方面已有所進展），這段期間他積極地快速學習。巴納德持續觀察羅爾，尤其注意他用什麼藥物製作免疫抑制劑。他也觀察羅爾為狗所做的心臟移植手術，看得目瞪口呆。這種場面，對某些人來說要嘛太恐怖，要嘛就像是個奇蹟，或二者都是。但對巴納德來說，這就是一堂課。看了羅爾的手術，巴納德確定人類心臟移植手術的技術已經準備好了，他也確信自己做得到，甚至向羅爾的一名助理透露自己的企圖。後來羅爾得知這件事，他並不擔心，畢竟巴納德對心臟移植手術幾乎一無所知，怎麼可能會有做這個手術的念頭呢？

這時，巴納德的弟弟馬瑞斯也加入了他在開普敦的計畫，在他身邊協助。巴納德從維吉尼亞州回到南非後，有了馬瑞斯在旁，他可以準備做心臟移植手術了。巴納德希望自己的醫院和南非能拔得頭籌，開始張羅手術所需的一切。巴納德確實很費力，因為南非缺乏其他醫院所擁有的資源。他

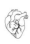

沒有心臟病專家團隊，也沒有必要的工具，例如，體積較大的高壓滅菌器為大型工具消毒，他只能將就著用。

然而，巴納德最缺的，是一名需要心臟的病人，以及一名願意捐贈的人。後來出現一名心臟出問題的病人，路易斯．沃斯坎斯基，他的狀況很糟，可能撐不了太久，巴納德向他解釋執行心臟移植手術的可能性，也獲得他（以及他妻子）的同意。路易斯的妻子安，向巴納德詢問手術的存活率，他回答：「百分之八十。」但這回答無視於一項事實：巴納德和他弟弟在狗身上進行的心臟移植手術，幾乎所有受體犬都在手術過程中死去，倖存的幾隻也活不過一星期。

下一步很簡單，就是等待捐贈者的出現。然而，直到那時，其他器官移植手術的捐贈者都是已經死亡的人，因此巴納德考慮更激進的方式：用軀體仍活著但已經腦死的人作為捐贈者。這樣就能提升找到供體的機率，不需要等到捐贈者死後才能取得心臟。但是，把腦死病人（後來被稱為「有活心臟的屍體」）當作供體的想法，將心臟移植推向了另一個新的道德層面。[6]巴納德對於這個新領域已經做好準備了。大多數地方的法律，清楚明訂死亡是指心臟停止跳動後，因此捐贈者的心臟必須實際停止後，才能摘下使用，但在南非，法律模糊多了。如果巴納德能找到捐贈者，可以不必等到他或她的心臟停止，只要腦死，就可以了。

到了一九六七年秋天，沃斯坎斯基的病情惡化，巴納德認為一切都準備妥當，可以移植心臟了。可是，他還不清楚該如何處理受體因接受外來心臟而可能出現的問題。這類試驗他做得不夠多，他知道的只是，其他外科醫師已經開始要執行心臟移植手術了，假使他想搶世界第一，就是現在了。大眾已經知道尚威和羅爾在狗身上逐漸取得成功，而且尚威還對外宣布，他準備進行人類心臟移植了。此外，紐約瑪摩利醫療中心的阿德里安．坎特羅威茨醫生，也準備好了，只等需要心臟和可捐贈心臟的人出現。德州的兩位醫生丹唐．庫利和麥克．德貝基也分別起步，正衡量執行移植的可能性。巴納德在開普敦大學的同學唐諾．羅斯，當時服務於倫敦國家心臟醫院，他也準備就緒了。

還有一件事，密西西比州一位極具天分的外科醫生詹姆士．哈迪有了驚人的進展。多數外科醫生都專注於人體與人體的心臟移植，但是哈迪的想法不同。他買了四隻黑猩猩，運到密西西比大學醫學中心，在需要心臟移植的病人出現之前，先把牠們養在那裡。病人博伊德．拉許出現了。拉許已陷入昏迷且脈搏微弱，左腳已經壞死，臉部滿是血塊造成的斑點。他的心臟正在衰竭，已無法運送足夠的血量到達全身，顯然已經好一陣子。拉許看來只能多活幾個小時、頂多幾天。一九六四年一月二十二日，哈迪為他的左腿做部分截肢，並幫他換上一顆黑猩猩的心臟。當天稍晚，哈迪為拉許開胸，摘除心臟。哈迪日後形容那一幕為「偉大的一幕」：在一個活著的軀體裡，心臟所在之處卻是空的。下一步就是將黑猩猩的心臟縫進去，哈迪真的做了，花了將近一個小時。現在回頭看哈迪這場手術，就知道成功機率極低。拉許的身體狀況很糟，更重要的是，幾乎可以確定人體會對黑猩猩的心臟出現排斥反應。然而，這次實驗成功了。起初心跳還不太穩定，但黑猩猩的心臟在這男人的胸膛裡跳動了九十分鐘。拉許靠著體內這顆黑猩猩的心臟活著，雖然他很快就死於不相干的原因。哈迪的實驗嚇壞了大眾，大家開始質疑移植黑猩猩器官到人體的道德問題。然而，此舉卻為其他外科醫生壯了膽，一九六七年秋天，這些醫生就像站在懸崖上，試圖以人類供體的心臟進行同樣的手術。

❤ ❤ ❤

如果巴納德想完成第一例人對人的心臟移植手術，他的腳步得加快了。當時，哈迪的手術已經過了三年，第一例狗心臟移植也有九年了，而且這幾年間，有更多外科醫生正在思索這項手術的基本方法。十一月二十二日，巴納德接到一通電話，可能有捐贈者出現，但這人的心電圖顯示他的心臟可能受損，巴納德回絕了；此外，在種族隔離的南非，種族因素也是考量之一——捐贈者是黑人，但受贈者是白人。後來，一九六七年十二月三日，巴納德又接到一通電話。當時，二十五歲的女性丹妮絲．達佛和母親梅朵，從她們最愛的糕餅店買了黏稠的焦糖蛋糕出來，過馬路時被卡車撞上，駕駛人是喝得爛醉的警察預備役軍人弗雷德里克．普林斯。碰巧安．沃斯坎斯基剛好開車經過同一條路，目睹這場車禍。她嚇壞了，這時她還不知道後來會發生更黑暗的悲劇。丹妮絲．達佛直接被送往格羅特．舒爾醫院，醫生試著救醒她，然而那是不可能的任務了。她的腦部已經不可能被救活，但心臟還可以。醫院使用機器盡可能讓她的身體存活下來，愈久愈好。[7]她的心跳正常，可以將血液輸送至還在運作的器官，包括她受損的大腦。

掛了電話後，巴納德立即趕到醫院，為了在法律上有個說得過去的理由，他和弟弟以及另一名同事（都發誓三緘其口）偷偷將鉀注射到丹妮絲的心臟，讓它暫時停止跳動，這樣巴納德就可以宣稱丹妮絲的心臟已經死亡，可以合法地摘除。當時是凌晨兩點三十分，這一晚很難熬。他們將丹妮絲的胸骨鋸開，馬瑞斯・巴納德替她接上心肺機。被切開胸膛的丹妮絲，就這麼躺在那裡。他們將她的身體和心臟降溫至攝氏二十八度，盡可能延長心臟等待的時間。而另一間手術室裡，沃斯坎斯基的心臟也被摘除掉，同時接上心肺機並降溫。巴納德回到第一間手術室，摘下丹妮絲的心臟，裝在小容器裡，帶到沃斯坎斯基所在的房間裡，把這顆小心臟放到沃斯坎斯基的大胸腔內，縫上動脈和靜脈。凌晨五點四十三分，巴納德鬆開箝具，讓沃斯坎斯基的血液流進丹妮絲的心臟。心臟漸漸變回粉紅色，經過一些調整，清晨六點十三分，巴納德宣布可以關掉心肺機了。心臟就像以前那樣正常地跳著，巴納德心跳加速，看起來似乎是成功了。

隔天十二月四日，南非的《星報》宣布了手術結果：「移植的心臟跳動了！」誰曉得南非有心臟外科的研究計畫呢？（南非並沒有這項計畫，有的只是巴納德和他弟弟）巴納德的成果幾乎上了全世界各報的頭版。在巴納德回家的路上，來自法國、倫敦和各地的電話響個不停。到了周一，美國無線電視網和英國廣播公司都派了新聞團隊來到開普敦。全世界都知道了。沃斯坎斯基能說話、能吃早餐。雖然他體內現在有顆二十五歲女子的心臟（很多人或許會認為他也有了那女子的靈魂），但他還是原來的他。沃斯坎斯基的太太原本還擔心這顆新心臟，會讓丈夫不再愛自己了，但他依然愛她如昔，甚至比以前更加愛她。十二月十五日，沃斯坎斯基登上《生活》雜誌的封面，帶著一抹微笑。同一天，巴納德也登上《時代》雜誌的封面，他的半身畫像背後就是一幅心臟插圖，就像那顆心臟要移植到他體內一樣。巴納德開始過著全新的生活，他出名了。他說自己曾經「做了好幾年的動物研究，才得以完成人類心臟移植。」卻沒提到那些實驗其實是尚威和羅爾做的。他和電影明星交往甚至上床，在全世界飛來飛去。《紐約時報》評論：「這是現代科學成就的巔峰之一，完全可以比擬先前的太空探索，或是現代生物等領域的高峰。」巴納德沉浸在讚美聲中，他愛極了。

至於心臟移植的受贈人沃斯坎斯基，活過了一天又一天，就像奇蹟一般。過了一周、兩周，狀況突然急轉直下。到了第十五天，沃斯坎斯基的免疫系統反應出現了，開始排斥移植器官，且攻擊沃斯坎斯基自己的肺臟。他們對沃斯坎斯基施打了高劑量的藥物抑制免疫反應，包括免疫抑制劑移護寧和固醇類藥物培尼皮質醇，但是代價高昂。細菌已經占據了他的肺臟，克雷伯氏肺炎菌和綠膿桿菌開始不受抑制地生長。到了第十八天，沃斯坎斯基去世了。

這就是心臟移植和登陸月球令人感傷的不同之處。第一次登陸月球雖然不盡理想，但是成功了，然而第一例人類心臟移植，卻完全算不上成功。經過了短暫的悲傷，巴納德又繼續過著他精采的日子。在沃斯坎斯基的葬禮後沒幾天，巴納德已經坐在飛機的頭等艙裡，喝著香檳，準備前往紐約和華盛頓接受電視訪問。他還出席了好萊塢的派對。與此同時，好幾個外科醫生團隊，持續進行著他們耗費多年的心臟移植競賽，一直想完成巴納德所做過的手術[8]。從長期存活的觀點來看，真正成功的心臟移植手術尚未出現。

❤ ❤ ❤

十二月七日，在巴納德手術過後幾天，阿德里安．坎特羅威茨為一名嬰兒做了心臟移植手術。坎特羅威茨比巴納德提早一年半就準備好心臟移植手術，只是當時捐贈者的心臟狀況太差，所以他決定再等等。經過好幾個情況類似的捐贈者後，一顆健康的心臟終於出現了，而且剛好也有病人需要這顆心臟。坎特羅威茨曾以超過四百隻幼犬做過心臟移植實驗。除了尚威之外，他是世界上為了心臟移植手術準備得最充分的人。然而，受贈心臟的嬰兒只活了六個小時。坎特羅威茨很沮喪，謙遜地宣布這次手術「徹底失敗」。之後他又做了第二例手術，結果相同。於是，在經歷了幾百隻的小狗、適當的病人、十年的準備之後，坎特羅威茨終於放棄了這個領域。[9]過了一個月，尚威移植一顆心臟給一名叫麥克．凱斯伯羅克的病人；凱斯伯羅克只活了十五天。隔年在德州，丹唐．庫利一共進行了十七例心臟移植手術，所有的受贈者都在那一年之內死去，當中很多受贈者甚至還來不及向媒體說幾句話。這場心臟移植的競賽成了一場死亡馬戲。是巴納德讓這場競賽越來越快（每個人都視他為榜樣），但大家又付出了怎樣的代價呢？[10]

直到一九七〇年十二月，距離第一次心臟移植僅三年，總共已經進行了一百七十五例移植手術，只有二十三位受贈者還活著（包括巴納德的第二位病人）。有些人推測，若一開始就放著那些需要心臟的病人不管、不為他們做任何移植手術，或許會有更多病人存活下來。[11]他們多數在手術後的幾天或幾個月後死亡。心臟移植確實是一項不可思議、令人歎為觀止的手術，是種科技上的奇蹟，但如果是創造出有如法蘭根斯坦這種怪物的話，下場肯定悽慘無比。還沒有人知道如何避免排斥現象，或如何避免感染，只能期待運氣和命運出手相助。心臟可以移植到需要的人身上，但那顆心臟和接受它的人都會很快死去。在競爭之下，這個領域的發展速度遠超過它所能承受的極限。

羅爾和尚威投入在心臟移植的時間，比任何人都長，他們執行的手術也比任何人都多，存活率也最高（有百分之四十二能活過六個月；當時的受贈者能活那麼久的比例，平均低於百分之十）。但即使由他們操刀，還是有超過一半的病人會在六個月內死亡。病人在羅爾的手術之後死去，並不令人驚訝，令人驚訝的是，羅爾被人控告謀殺。

❤ ❤ ❤

一九七二年五月二十五日，在維吉尼亞州的里契蒙市，羅爾又嘗試了一例心臟移植，後來還是失敗了，他因此遭到控告，但原因不是受贈者的死亡，而是捐贈者。

布魯斯·塔克在他工作的雞蛋場不慎墜落水泥地面，腦部嚴重損傷。送到醫院時，醫生用顱骨切開術減輕他的腦壓，但依然沒有改善。之後院方為他接上呼吸器，似乎只能「靠機械活著」了。

隔天醫院就宣布塔克「無人認領死亡」，接著就來了幾位外科醫師，俯身切開他的胸口，鋸斷他的肋骨。胸腔一打開，他們就將心臟取下來，小心捧著它準備放入另一個人體內。在羅爾眼中，摘下塔克的心臟，是救活另一個人的第一步。

但塔克的家人不是這樣看的。

根據塔克家人的說法，羅爾和他的團隊在塔克死亡前，就取走了他的心臟；他們甚至還沒找到家屬，就先動手了。在塔克家人的眼中，羅爾只是在等一顆心臟，因為當時他已經先讓受贈者約瑟夫·克萊特躺好就緒。塔克這個五十四歲的非裔美籍男子，不過就是運氣背，生為黑人，又不巧在羅爾需要一顆心臟的時候進了醫院。醫院在拔除塔克的維生機器並宣布他死亡之前，並沒有花太多力氣尋找他的家人。塔克的弟弟是一名鞋匠，他曾不斷打電話到醫院詢問哥哥的下落，卻得到各種不一致的答案，有的說他還在手術中，或說他在復原中，就是沒有提到要做心臟移植。塔克的朋友也曾打到醫院，院方甚至告訴他們，塔克不在那裡。即使移植手術後，塔克的弟弟親自到醫院了解到底是怎麼一回事，仍然沒有人告訴他塔克的命運。維吉尼亞州規定，腦死病人器官摘取的等待期，必須超過二十四小時，然而這家醫院卻不予理會。對塔克的家人來說，羅爾就像現代的法蘭根斯坦博士，一直在等待心臟，並且不計代價就是要得到它。

於是，塔克的家人雇用了非裔美籍的年輕律師道格·懷爾德，這位律師當時正在衝事業，因此同意為他們辯護；日後懷爾德還當上了維吉尼亞州的州長。[12]懷爾德對自己的未來有遠大的企圖心，或許因為如此，他的陳述比這家人更大膽，甚至以塔克的故事打情感牌。他指出，如果能多等一天，布魯斯．塔克很有可能會復原。他甚至指控羅爾殺了這個可憐的人，說得像是塔克在某條後巷被羅爾謀殺了，然後奪走他最珍貴的東西：心臟。

懷爾德曾為這類案子收集並準備了許多資料，替塔克一家辯護，可說是再恰當不過的人選。在這個案子之前，他就已經反對心臟移植，特別是非裔美人移植給白人。他寫道：「他們不會讓任何白人州長的心臟被取走，所以你就知道是哪些人的心臟會遭殃。」在里契蒙市，即便是羅爾案之前，關於心臟移植的討論早已經吵得沸沸揚揚。羅爾就是在這充滿質疑的情境下，將一顆黑人的心臟移植給一位健康的白人。

這件案子賭上的不只是羅爾的未來，也是心臟移植手術的未來。其實塔克墜地後，有位神經科醫生曾診斷塔克「復原的可能性不大」。這位神經科醫生沒把話說死，因此留下一個非常遙遠、近乎不可能的希望。塔克的家人也因為這個口頭上的漏洞，認為塔克可能會復原。

❤ ❤ ❤

到底要怎麼判定一個人是否死了呢？從古希臘開始，醫療史中有很長的一段時間，認定心臟停止跳動就是生命結束的時刻。對基督徒來說，《聖經》上則說得很清楚：「一個人的生命在血液裡。」上帝向人的鼻孔裡呼氣，他就有了生命，循環系統的活動即等同於生命。類似的觀點也存在於猶太教的《摩西五書》和伊斯蘭教的《可蘭經》裡。在美國和許多國家，在移植手術出現之前，心臟死亡即為法律認定的死亡。就因為有這樣的歷史包袱，巴納德才有可能搶先美國人進行心臟移植手術。其實美國醫生早已經準備好做心臟移植了，只是法律上的規定，他們得等到捐贈者的心臟確實停止，等到捐贈者的腦部和心臟都死亡了，才能摘取心臟。巴納德先往前衝，改變了這種看法，即使他對於丹妮絲．達佛的心臟是否停止、以及為何突然停止，一直含糊其詞。無論其他外科醫生對巴納德的成就抱持什麼看法（許多人並不支持），多數人還是嘉許他改變了傳統的論述。長久以來，心臟是愛、熱情、靈魂之所在，甚至是思想的來源，現在，它只不過是一個人體器官。

為了響應巴納德的觀點，哈佛大學一位院長召集了眾專家，擬定出後來所謂的「哈佛條款」（Harvard Code），將「腦內的生命」定義為**生命**，而「腦死」即是**死亡**。哈佛條款認為，心臟若損壞，可以藉由心臟移植，甚至是人工心臟之類的方式恢復生命；但是少了大腦的身體，就沒有、也永遠不會有生命了。因此，**腦死**的定義為：病人再也無法意識到他周遭的環境，無法自主移動，而且記錄腦部電波活動的腦電圖沒有活動跡象。基於哈佛條款及外科手術執行方式的改變，許多醫院開始以腦死作為生命結束的標準。但是，這類條款最終都是屬於文化層面，對生命的定義也很模糊，尤其在立法之前，羅爾進行這次手術時，維吉尼亞州還尚未立法界定死亡的定義。

最初，羅爾對審判很樂觀，也對當時處理塔克的方式很有信心。他認為自己只是在那種情況下，做了任何外科醫生都會做的事。然而，法官卻做了一個十分關鍵的決定：他要求陪審團依據

《布萊克法律辭典》的解釋，將生命的終結定義為心臟停止跳動，而非腦部的死亡。[13]這項判定對羅爾和全世界的外科醫生來說，是一大打擊。如果依據遠古時代的定義，跳動的心臟才是生命的徵象，那麼可以肯定的是，羅爾殺了人，而且所有曾經執行心臟移植的醫生都同樣有罪（如果心臟可以暫時停止，那每個醫生應該會高興些，但這只是技術上的規避，很難以此界定死亡，巴納德就是這樣鑽漏洞的）。羅爾認為心臟只是個器官，法官怎能就此做出這樣的論證？羅爾內心學術派的那一面，想要為理智而抗辯，但他的另一面則在吶喊：可能因為想將醫學往前推進，而落得下半輩子得在牢裡度過。《全國觀察家周報》的一篇文章寫道，因為依據《布萊克法律辭典》所定義的**死亡**，「法官幾乎不得不將醫生定罪。」

起初，塔克一家人以為面對的將是一場硬仗，然而現在卻覺得有機會贏得官司。對家屬而言，諸多因素導致了布魯斯・塔克的遭遇。在醫療體系裡，非裔美籍人士長久以來一直遭受可怕、悲慘、不道德的不當處理。塔克的家屬針對剝奪公民權，要求九十萬美金的賠償，另外就過失致死要求十萬美金。當時無論大家如何界定死亡，塔克一家人的勝算似乎很大。在這樣的光芒下，懷爾德對著陪審團說，塔克只是另一個「在（醫院）階級結構裡沒有面孔的黑人」，這一句話對黑人族群而言，真是一針見血。

此外，近期的司法判例也對家屬有利。羅爾的團隊摘除塔克的心臟之後兩周，日本外科醫生和田壽郎執行了日本第一例成功的心臟移植。可是十八歲的受贈者宮崎信夫，卻在手術後八十三天死於肺部感染。受贈者死亡的消息傳出後，札幌醫科大學的另一名醫生控訴和田殺死了捐贈者，一名因游泳意外而被判腦死的男人。後來這項針對和田的控訴案撤銷了，時間落在羅爾的案子結案前不久，撤銷的原因不是醫生無罪，而是捐贈者的醫療紀錄證據不足。[14]在羅爾接受審判期間，雖然還不能確定和田是否會贏，但能確定的是，和田的心臟移植生涯已經結束了。羅爾的也可能如此。

羅爾變得益發焦慮。律師為他辯論，但態度低調而謹慎。法官接著宣布了另一件事，他決定讓陪審團在這二種「死亡」定義中自由擇一。也就是說他們也可以選擇羅爾所擁護的、與哈佛條款一致的定義，死亡是「完全且不可逆地喪失腦部所有功能」。沒人知道為什麼法官突然改變了心意[15]（他似乎被美國外科醫生的共識所影響），一旦做出這樣的宣判，等於幫羅爾、休謨及他們的同事取得了稍大的贏面。

羅爾在等待判決出來時，意識到自己並不是唯一受審的人。假使他真的被定罪了，整個領域也都同樣有罪，這樣也是對科技和自由探索的壓抑。心臟移植手術正在接受審判，也等於是心臟本身在接受審判。千年來，跳動的心臟意味著生命。醫生雖然已不再談論靈魂，但仍然探索著生命，只是他們認為生命已經轉移到腦部了。在這法庭裡，那些心臟正在體內跳動著的陪審團，將決定這種觀點是否成立。如果不成立，如果他們認定生命還是存在於心臟，那麼所有從腦死病人身上取得心臟的醫生，都會是殺人兇手。

陪審團傳了一疊紙張給法警，再由法警遞給法官。法官的大手打開一張張紙片，動作很慢，至少羅爾是這麼覺得。他要宣布判決了。羅爾抬起頭，望著法官緩緩張開乾澀的嘴唇，「無罪」。在這位自詡為老里契蒙貴族法官的法庭上，白人陪審團成員全都投給了白人醫生。羅爾鬆了一大口氣，坐直身子哭了出來。塔克的家人則頹坐在椅子上，開始啜泣。對他們來說，兒子或兄弟死了，官司也打輸了。在司法史上，羅爾的名字和人死亡的時間點因此有了關聯。在羅爾—塔克事件後，腦死即是死亡。[16]每當有州法律將腦死修訂為法定死亡時，這個案子就會被翻出來，[17]然而社會上普遍對於死亡的理解卻不曾改變。在老里契蒙市，意識和靈魂被逐出了心臟。[18]司法體制跨出了大膽的一步，外科醫生反而有點退縮了，在外科醫生多年的挫敗後，因為羅爾的案子，心臟移植（雖然不是立即）成了忌諱。

❤ ❤ ❤

對外科醫生來說，還是存在著法律的問題，尤其在一些尚未釐清法定死亡的州或國家。另一個更嚴重的問題是，大多數手術都是失敗的。病人帶著新心臟重生，但卻活不久。他們可以坐起來、微笑、抱抱親愛的朋友和家人，然後就死去了。許多案例中，沒有接受新心臟的病患反而活得更久，這點就足以勸退許多外科醫生。有種更諷刺的說法是，經過世界第一例、以及後來日本和美國的第一例心臟移植手術後，大家不再對這項手術感興趣了，之後的研究再也無法吸引大眾的目光：如何讓受贈者的身體不排斥新的心臟。這項任務能否達成還不知，再加上許多經驗豐富的心臟移植醫生，最後也都不再執行這項手術了。休士頓衛理醫院的麥可．迪貝基醫生做了十二例心臟移植手術後就停止了。德州心臟學會的丹唐．庫利醫生，心臟移植手術次數曾領先全世界，同樣也停了下來。克里斯帝安．巴納德執行了十例心臟移植後，就不再繼續了。一九七一年，《生活》雜誌的封面故事就已經預測，未來心臟移植手術將被捨棄，如果這件事成真，即可總結出這是一個「醫學失敗的年代」。[19]相較於一九六八年有一百二十一例心臟移植，一九六九年只有四十七例，一九七〇年十七例，到了一九七一年約只有十例。

雖然仍有外科醫生偶爾執行，但多半是一開始就捨棄這項手術。只有尚威堅持下去，羅爾則追隨他，也堅持下去。因此，這個領域最後終算由他們兩人（尤其是尚威）主宰。[20]

尚威是第一個承認心臟移植手術失敗大於成功（即使是他自己執行的手術）的醫師。尚威眼睜睜看著他的病人一個接著一個死去（雖然比起其他醫生的病人多活了數月或數年）。他們的死因各異，有些是植入的心臟太大或太小，有些是他們的身體或受贈心臟已經病得太重。大多數是死於感染，或是他們的身體不知感恩地排斥被餽贈的心臟。

尚恩致力想解決感染和排斥這一體兩面的問題。感染起因於手術過程中或之後引入了病原體，當抑制免疫系統的類固醇藥物作用得太全面的情況下，這些病原體便肆無忌憚地生長。尚威使用一系列的複合藥物和各種方式，讓受贈者的身體可以安然接受捐贈心臟，但藥效又不致於重到讓病原體入侵生長。[21]這個階段的研究，不再讓人感到興奮和好奇，尚威也不會因他的努力結果而登上新聞。然而，為了在科學上取得進展，心臟移植手術從新奇的餘興節目，轉變為嚴肅的醫學研究，是絕對有必要的，可是，尚威的貢獻卻只得到一點點的肯定。尚威去世時，《紐約時報》的訃聞提到他是真正讓心臟移植成為可能的人之前，還是先介紹了一下巴納德是第一個完成移植手術的人。

排斥的問題是雙重的。尚威很早就發現，血型相符的心臟移植比較不會排斥。這個問題無法以狗來研究，因為狗和人不同，牠們沒有不同的血型。但即便血型相符，身體仍會排斥移植的心臟。尚威的解決方式，是抑制免疫系統對新器官產生的排斥反應；巴納德當然也知道這一點，但他漠視這個問題的複雜性，不去避開免疫系統，只企求好運。相反地，尚威並不妄求，實實在在地去測試和檢驗。

免疫系統的主要工作是辨識、區分**自己人／我們**和**外來者／他們**，然後據此判斷要戰爭或和平相處。不是所有的外來者都會受到攻擊。舉例來說，你的身體會接納皮膚和腸道的某些細菌，並保護某些身體所需的菌種。然而，來自其他身體的器官則會受到排斥，至少在一開始，而且差異性愈大，愈可能受到排斥。尚威認為，如果這種反應能被壓抑一陣子，免疫系統或許有可能將新器官視為自己的一部分，是我們而非他們。關鍵的做法就是抑制初期的免疫反應。

尚威試過非常多種方法來抑制免疫系統，然而每次都換來一整屋子心臟受損而死去的狗。一九七一年《生活》雜誌預測心臟移植已走到末路時，卻出現了突破的第一步。山德士藥廠（現在的諾華藥廠）的瑞士研究員約翰—法蘭索瓦．伯洛，有次在挪威高遠荒涼的哈當爾高原度假時，決定研究土壤裡的微生物，看看可以生產出什麼有用的化合物。

伯洛對於尋找抗生素特別有興趣，土壤裡的細菌和真菌就富含抗生素。伯洛測試收集到的第一批真菌樣本，似乎沒生產出有用的抗生素。但依循公司的章程，他測試這些真菌還有什麼其他影響。在後續的實驗中，發現真菌的某些萃取物似乎能改變培養皿裡免疫細胞的行為。萃取物裡的活性化合物是環孢素（cyclosporine），伯洛發現環孢素並不會全面抑制免疫系統，只會抑制免疫系統中負責分辨自己人和外來者的部分——T細胞，這恰好可以解決困擾心臟移植已久的免疫問題，伯洛很快就意識到這項發現是件大事。

一九七三年，伯洛發現環孢素兩年後（第一次展開田野蒐集的四年後），報紙上有篇文章這樣形容尚威：「這位醫生仍懷抱夢想，希望有朝一日生物化學家能製造出精確的抗排斥藥物，這種藥物可以保護移植的心臟、腎臟和其他重要組織，卻不會削弱對抗感染的能力。」[22]尚威當時對環孢素一無所知；關於環孢素的消息，也還沒從伯洛的實驗室流出。藥物從發現用途、製造到核准，是一條漫長的道路，以環孢素來說，就花了十二年。[23]伯洛第一次公布環孢素是在一九七八年，一九八〇年開始人體實驗，經過兩年臨床實驗，終於在一九八三年得到美國食品藥品監督管理局核准生產。[24]在這幾年裡，尚威盡其可能完善心臟移植的每一項要素。環孢素是最後一片拼圖，幾乎一核准就立刻成為移植手術的關鍵藥物。環孢素的使用也有一定難度。多數病人即使服用，仍需額外的免疫抑制劑（通常是類固醇）。一開始也需要拿捏劑量。再則，長期服用環孢素和其他免疫抑制劑，可能引起多種嚴重的潛在健康問題。然而，環孢素使得移植從不可能成為可能，多虧了它，心臟移植的案例再度開始快速而戲劇性地增加（直到某個數量）。到了一九八七年，全美有四千多人進行過心臟移植，其中很多是尚威的病人。尚威對抗排斥的堅持，加上伯洛的挪威假期，結合產生了一項救命的大突破。這是尚威的勝利，是他故事的光榮結局、移植手術的重生，也成為心臟受損病人真正的解方。今日數以萬計的病人，得以帶著他人捐贈的心臟活下來。這些換心人是真正的組合生物奇美拉，他們之所以能存在，有賴外科醫生、研究者為醫學所下的苦功，以及像路易斯・沃斯坎斯基那樣願意賭上一切的病人。

❤ ❤ ❤

發現這新奇又重要的醫藥化合物後，很少人回頭思考環孢素在自然界的作用。為何真菌要製造如此有效的免疫抑制劑？多虧了一群在學學生和兩位真菌生物學家，這個答案近來有了眉目。

這個發現始於康乃爾大學的教授凱西・霍奇，有一天她想看看學生採集回來的兩種真菌樣本。一九九四年秋天，那群學生在紐約丹比鎮的密西根哈羅國有林，上康乃爾大學理查・科爾夫教授的真菌課。樣本很小，每株都由白色簇狀菌柄和黃色頂冠的「果實」（子囊殼）構成。菌柄是從金龜科甲蟲幼蟲身上長出來。這些甲蟲幼蟲看起來像是活在屎堆中，頗為常見。[25]霍奇決定試著鑑定這些罕見的真菌。

霍奇是一位非常卓越的真菌專家，在她看來，這些真菌似乎很不尋常。這是該菌的有性生殖時期，這點她很清楚。但到了鑑別菌種時，她碰到了難題。這種菌看來是隸屬於蟲草屬，特色是會改變昆蟲行為。它們從昆蟲的外骨骼長到體腔內，一路到頭部，從頭部改變昆蟲行為，會讓某些種類的昆蟲爬上樹梢。到了高處，此菌會從昆蟲頭上長出，生成生殖結構，等著隨空氣飄散出去。此類真菌很常見且種類繁多。它們各有些細部不同，但都擁有從活體昆蟲身上繁衍的能力。在某些森林裡，如果你仔細看，可能會看到整群螞蟻下顎咬著莖葉，頭頂高舉著真菌。霍奇判斷這批甲蟲身上的真菌屬於蟲草屬，但到底是哪一種呢？

於是霍奇開始培養乾燥樣本，培養後卻長成了另一種她熟悉的菌種——一種之前從未和蟲草屬聯想在一起的菌種。它看起來很像分離出環孢素的那種真菌，事實上就是。原來環孢素會出現在霍奇於甲蟲身上發現菌種的無性生殖期。這在真菌界很常見，無性和有性生殖期看起來完全迥異（類似我們看精子和卵子之間的差異），以致被視為不同菌種而各自命名。霍奇發現這兩個菌種正是多孔木霉（Cordyceps subsessilis，後來重新命名為 Eucordyceps subsessilis）的有性生殖期和無性生殖期。[26]一時之間，這種挪威真菌的背景複雜了起來，它既存活於紐約，也生長在甲蟲體內。這種真菌之所以會製造環孢素，很可能是為了避開甲蟲的免疫系統，好接管牠們的身體，就像移植的心臟需要避開受贈者的免疫系統一樣。抑制免疫系統的真正革新，來自於演化的革新，與使用盤尼西林對抗細菌感染異曲同工。

心臟移植最終成為一種醫學上的可靠療程，有一部分要感謝甲蟲和真菌的遠古淵源。環孢素現在每年的銷售以數十億美元計。更重要的是，心臟移植現在已經達到每年數千例之多。光是二〇一二年就進行了超過三千五百例的心臟移植。現在有百分之八十的受贈者能活過一年、百分之七十七能活過三年、百分之七十能活過五年。其中一位東尼・休斯曼，還用捐贈的心臟活了三十一年，也就是多活了一萬一千天的生命：一萬一千頓

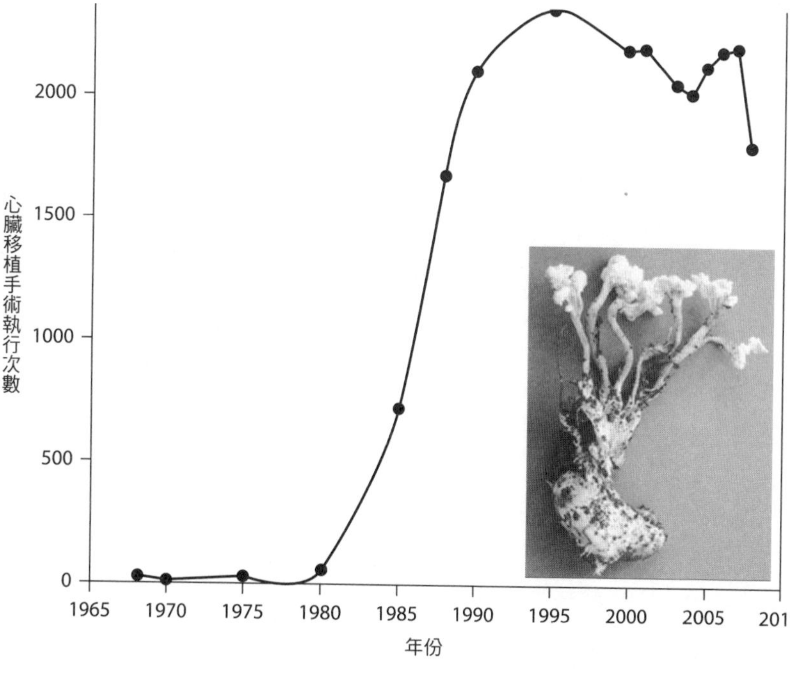

心臟移植手術的軌跡。第一批執行心臟移植的醫生，希望這類手術有天能成為常規手術，但遲遲未能實現，因為一來免疫抑制藥物尚未出現，再則人類活體心臟的供應有限。右下插圖為被環孢菌素的真菌所寄生的甲蟲幼蟲。（*Kathie Hodge*）

早餐、一萬一千晚好眠、一萬一千個清晨。心臟移植需要有人死亡、才能讓另一人活下去。然而進行手術次數的多寡，文化的因素和醫學及科學同樣重要。全世界的心臟移植有三分之二在美國進行，原因除了美國是這方面的研究先驅外，還有在法律和文化上也傾向將腦死視為生命的終結。即便一百萬個需要心臟的人當中，只有不到二十分之一是住在美國的。

對於那些接受心臟移植的病人來說，這項手術就像奇蹟。這得歸功於許多人的努力，包括哈迪和巴納德，特別是尚威和羅爾。如果綜觀整個發展過程，其中涉及了犧牲與拯救的性命、耗費的金錢（心臟移植平均要花一百萬美元），該如何界定這項手術成功的意義，就變得複雜得多了。數以萬計的人透過心臟移植延長生命，但提供手術用的心臟總是太少，短缺達數萬顆甚至數十萬顆。如今，大家也漸漸意識到，在心臟移植競賽的初期，構思其他的解決方案是有其必要性的，也許，當初若直接從吉本或其後的格列巴齊所設計的機械革新往前發展，可能成果會更好；也或許，有人能從草圖設計開始，做出一顆全新的心臟。

第八章　核能心臟

人不過是帶電的黏土。

——英國詩人珀西・比希・雪萊

麥可・迪貝基是開心手術的先驅，也是心靈手巧的高標準天才、完美主義者。他認為死後有的是時間睡覺，希望自己每分每秒都用在刀口上，生命才值得。他也如此要求身旁的人。到二〇〇八年迪貝基逝世時，照他自己的計算，他已經執行了超過十六萬例心臟手術，其中許多是創新的首例。他既不講究外型也不俊美，使他留名的，是他對眼前及其周邊事物做出革新的驚人意圖。

迪貝基的所作所為，都直指一個努力的方向——打造一顆人工心臟，能裝進任何一個為心臟疾病所苦的人體內、可以經年甚至永久運作的機器。他對人工心臟的想法，不只視之為科學的新奇小物。對他和對許多外科醫生而言，那代表著未來讓百萬甚至數十億男女長壽的祕密。他想像的人工心臟，是人類充滿希望的未來，心臟的問題在未來能藉著科技和時間得到解決。

迪貝基也曾參與心臟移植競賽。他和曾經的合作夥伴、後來變成死對頭的丹唐・庫利[1]，曾相互競爭第四與第五例的心臟移植手術。庫利是俊美、溫和、髮型講究、令人愉快的德州人，相較於迪貝基……總之他們在各方面都很不同。但迪貝基不想用其他心臟來置換心臟，他想用人工心臟，它是由熱愛敲敲打打研發電子新玩意的外科醫生精心製作的小巧機器，以如同鐘錶匠般精心製作，作為計算人類一生的時間精品，而非粗糙的布穀鳥鐘。除了是世界首屈一指的外科醫生之一，迪貝基也喜歡待在機械工廠裡敲打金屬、焊接零件，企圖製造另一種人工的心臟版本，來取代這個自然界花費了數百萬年用細胞雕琢出來的器官。更精確地說，他雇用了一整個在機械工廠工作的團隊。他甚至募捐資金，想要成立機械工廠。

❤ ❤ ❤

自古以來就存在以人工組件取代人體受損部位的想法。在十五世紀的埃及墓室裡，仔細檢視一具男屍的足部，就會發現一隻以皮革和木頭製成的人工大拇趾。西元前三五〇〇至一八〇〇間寫成的埃及古文本《梨俱吠陀》，曾提到好戰的女王薇許帕拉在戰爭中失去一條腿，後來她打造一副鐵義肢，好到可以穿上戰場。希臘人打造過鐵臂、木腿等，族繁不及備載。[2]到了古羅馬時代，據傳蓋倫曾經製作過義眼。心臟當然完全不一樣。用義肢取代腳趾是一回事，但要取代一塊會搏動的肌肉，一塊能回應體溫變化、人體活動、情感狀態的肌肉，又是另外一回事了。

某些外科醫生致力研究的人工心臟，本質上是心肺機的延伸，是折衷的大型體外裝置。但迪貝基所想的卻不一樣。他想製造一顆小型的人工心臟，能放置在人體內，運作數十年甚至數百年。過去曾有人抱著相同的夢想。一九三七年，蘇聯醫生弗拉基米爾・彼得羅維奇・德米克曾發明過一種裝置，按壓它就可以模擬狗的心室收縮。據見過的人形容，該裝置非常神奇，但未能成為實用的解方，也沒被翔實記錄下來。

迪貝基構思人工心臟的那個時代，每年約有一萬五千至一萬七千名病人需要心臟；[3]那是很大的市場，這一大群原本只能活數個月的人，可能得以活上數年甚至數十年。但迪貝基需要更多經費，因而上門拜訪他的名流病人，開口要錢，同時也跑國會。他和其他科學家請求國會發展並促成聯邦計畫，以製造人工心臟。如同諾貝爾獎得主、史丹佛大學的遺傳學教授喬舒亞・萊德伯格形容，他說人工心臟「複雜程度不亞於導彈或次音速轟炸機」，但後兩者都已經被製造出來了。隔年國會做出了回應，在美國國家心臟學會（本身隸屬於美國國立衛生研究院）底下成立人工心臟計畫，成為該學會的首要研究計畫。[4]這項計畫很受重視，甚至設有接往國會山莊的專線。一九六五年，美國國家心臟學會要求六家承包商，提交人工心臟的計畫。

打從一開始，迪貝基就意識到機械心臟最大的問題是能源，就像當初的心臟節律器。真正的心臟由食物供給能量。食物供應線粒體燃料，線粒體製造能量，不間斷地往心臟的收縮細胞裡添柴。這源源不絕的能量供給，科技還做不到，至少還無法持續幾十年為人工心臟供應電源。人人都能想到的，就是將人工心臟插上插座（但這可不是長久之計），另一種想法是靠電池運作。電池似乎是這兩種選項中較好的，但以當時的科技來說，電池撐不了太久。假使要以電池讓整顆機械心臟跳動，而非只是傳送訊號，即便是格列巴齊的鋰電池，也只能維持非常短暫的時間，外科醫生得時常動手術更換電池，重新為心臟充電。此外，當時還出現了那個年代才會有的點子，似乎能解決所有問題：利用原子能。一顆由原子能供電的心臟，將能永遠運行，至少相較於身體其他部位的壽命。

原子能心臟最初是國家心臟學會其中一家承包商，賽默電子公司（現在的賽默飛世爾科技）提交的點子。迪貝基幾乎立即認為原子能心臟就是答案了，國家心臟學會和美國原子能委員會也都這麼認為。但他們卻認為賽默電子公司不適合製造這顆心臟，因為，他們認為這家電子公司並不了解即將面對的挑戰。

當時美國原子能委員會由格倫・喜柏格帶領。他不是醫生，而是物學家，是那個時代的佼佼者。他的物理學職涯大半都在尋找宇宙的新元素，靠著技術、毅力、才華、幸運，實現了一連串的突破。他和同事擴展了元素周期表，加入八種新元素。每一次的發現，都擴展了人類對宇宙組成物質的了解。喜柏格團隊發現的元素當中，有一種以他命名：𨭎（Seaborgium，符號 Sg）。還有一種是原子序數九十四的鈽（Plutonium，符號 Pu）。一九四〇年，喜柏格發現其中一種鈽同位素（鈽二三九〔Plutonium 239〕）被中子擊中時，會釋放驚人的能量，足以製造原子彈。喜柏格很快就被招募到曼哈頓計畫裡，協助研究製造出非常多的鈽。[5]

幾年後投在日本長崎的原子彈，就是一顆鈽彈，一顆由喜柏格的科學啟發的炸彈。鈽原子釋放出的能量，炸死了七萬多人，超過十萬人受傷，二戰因為這顆原子彈而結束，日本投降。喜柏格回到加州柏克萊大學過著學術生活，但他很快又被約翰．甘迺迪總統徵召，去執掌美國原子能委員會（以下簡稱原能會），再度研究鈽元素。原能會盡可能尋找更多原子能的和平用途，當中就包括原子能心臟的研發。

喜柏格和心臟學會合作，協助找出原子能心臟最佳的製造方法和機構。喜柏格認為最好的方式是發包給各家機構，看誰能脫穎而出。共有六家公司得到資助，設計各自的原子能心臟，其中最佳的設計，將用來打造出讓人類得以活上數年之久、且每次跳動都由鈽元素的衰退而供給能量的原子能心臟。從不向偉大計畫退縮的迪貝基，全程持續他的幕後研究，甚至還說服了蘇聯政府參與。因當時是冷戰的高峰期，他這麼做因而被視為「和平的至高舉動」。（至少在迪貝基眼裡是如此）

國會建議喜柏格的原能會和人工心臟計畫，應該共同委任一個團隊，打造最終的研究模型。喜柏格掌舵的原能會成員支持這項建議，因為他們希望出現一個以鈽元素為許多基礎用途的世界。而人工心臟計畫的成員也贊成如此，因為這似乎是通往迪貝基人工心臟之夢的可行道路。雙方都同意目標訂在五年內，即一九七〇年前，量產人工心臟。原能會和人工心臟計畫合計投入的金額，以二〇一三年幣值來計，超過五千萬美元（這是相當大的金額，但只是預估所需的六分之一）。[6]情況似乎很清楚，原子人工心臟在不久的未來將會成真。

然而，他們第一個遇上的挑戰，不是複雜、但還可預測的心臟，而是複雜且難以預測的人類，尤其是科學家。理論上，懂原子的喜柏格團隊和了解心臟的人工心臟計畫，是完美互補的團隊；但實際上，這兩個團隊只並肩工作了極短的時間，就從合作轉為某種被動／主動的戰爭。[7]雙方的敵意，始於原子能心臟各部位打造順序的歧異。

決定人工心臟的製作步驟及其順序，就是一大挑戰。其一是最開始該如何設置人工心臟。人工心臟必須與動脈、靜脈連結，且不能因任何原因衰疲，也不能被免疫系統排斥，這是迪貝基和其德州團隊正在研究的部分；而心臟推動血液需要強大的推動力，這項動能問題可以靠鈽元素解決。上述這些問題，原能會以為心臟學會會和他們同步合作研究，但是，心臟學會強烈反對，他們想先從心臟幫浦著手（忽略供電問題），之後再談原子能供電的問題。許多衝突一直無法解決，於是原能會和心臟學會開始各自為政。心臟學會外包給五家公司，以發展原子能心臟非原子的部分；原能會則尋求畢其功於一役，最後委任給西屋公司。

鈽元素衰退時，會釋放出能量，以鈽二三九而言，能量大到驚人；但較輕的同位素鈽二三八，其釋放的能量較易控制。一顆藥丸大小的鈽二三八（五十三公克），能量也許就足夠讓人工心臟持續運作數十年。然而，鈽能心臟和自然心臟的擠壓腔室完全不同，需要全新類型的幫浦，原子能必須轉化成機械動能，以便驅動幫浦。喜柏格已經計算過了，假使有必要，原能會每年可生產數百公斤的鈽二三八（藉由錼〔Neptunium，符號Np〕元素的熱輻射）。[8]原子能心臟一旦製造出來，喜柏格能源絕對不是問題，可以拯救許多性命。

幾年過去，這組龐大的團隊都試圖達成能源轉換和輸送的目標。到了一九七二年，雙方團隊都有所進展。原能會的成果，很大程度要歸功於和西屋公司合作的荷蘭裔醫生威廉・柯爾夫。就研究人工心臟而言，柯爾夫是最認真的研究者。他當時任職於克里夫蘭醫學中心，與梅森・桑斯、勒內・法瓦洛羅以及唐納德・埃弗勒等著名醫生在同一棟建築裡工作。當時的柯爾夫已經發明出人工腎臟，現代透析儀的靈感就來源自此。（他用的零件有：墜落的納粹軍機零件、老福特車的散熱器、柳橙汁錫罐、香腸腸衣）[9]更有甚者，他和日本工程師哲三敦子，在美國人工內臟學會的大會中報告，他們已研發出用塑膠製成的電動人工心臟，讓一隻狗存活了九十分鐘。一九七〇年代初期，柯爾夫用鈽能源重新改造原型機，創造出可用的版本，但所有的心臟模型不是太大裝不進體內，就是推動力不足於輸送血液至全身。

另一方面，心臟學會團隊最後打造出一個二十四盎司重的裝置，能擷取原子能（釋放自鈽二三八的衰退）[10]，轉化至一個微小的蒸汽引擎裡。整個過程耗時三年，比預期的長，但終究還是做出來了。不過出現了更大的麻煩。如同原能會的模型，心臟學會設計的每一種幫浦和動能來源，體積只要小到足以放進體內的，就弱得無法完成兩邊心室壓縮的工作。在這個情況下（原能會還繼續構思完整的人工心臟設計），心臟學會團隊做了不同的嘗試。他們改變目標：不製造人工心臟，而製造輔助左心室的裝置（它可透過動脈將血液送往全身）。這裝置低階得多（像是架飛往倫敦的飛機，而非一艘飛向月球的太空船），但十分管用。

下一步（往倫敦的路上）是將一組小體積的原子能裝置和幫浦，裝到牛的心臟上。研究人員刻意損壞那隻牛的心臟，然後在左心室的胸動脈下方架上裝置，微弱的血流（因心臟受損衰竭）一流入裝置後，就會被推送出去。這個幫浦會隨著心臟本身的脈衝而運作，因此不需要加裝節律器；這個裝置靠的是心臟的自然律動。[11] 一九七二年二月，他們將這個輔助器植入心臟被刻意損壞的牛隻體內，結果成功了。那顆心臟開始輸送血液，如同它正常時一般，至少長達八小時，直到裝置裡的進流管纏在一起為止。

❤ ❤ ❤

與此同時，單獨得到心臟學會資助（四百五十萬美金）的迪貝基，也在德州有所進展，不過他研究的是非原子能的人工心臟。非原子能心臟要面對的現實問題，就是需要插座充電，沒有替代方案，但對於沒有其他選擇的病人來說，這不啻是個進展，至少在那個年代是如此。

關於迪貝基版人工心臟的使用細節極為可議（甚至令人憤怒）。迪貝基手下的一位阿根廷裔外科研究員多明哥·利奧塔，曾寫了一份會議摘要，聲稱他和迪貝基底下一組團隊曾將研發出的裝置，成功植入十隻小牛體內。但做出這項聲明的**第二天**，他才**第一次**實際將心室輔助器植入牛體內。這個幫浦之後在其他外科醫生的見證下，又被放入了另外七隻牛的體內，除了其中一隻外，其他都在一小時內死亡。顯然利奧塔在他的摘要裡預支了自己的成功，不曾存在過的成功。[12]接下來的事情就更離奇了。

德州心臟學會的丹唐．庫利曾是迪貝基的學生，但很快就變成他的對手。庫利要利奧塔再做一個之前為迪貝基所做的裝置（但不許他對迪貝基提起隻字片語），好讓他能用在人體上。利奧塔則要求一位工程師製作，工程師還以為是迪貝基要的，馬上就照做了。完成後工程師並沒有親自交出機器（他把東西留在那等人來取），並留了張紙條，交代這裝置不可使用於人體，因為運轉還不太順暢。

庫利取得裝置後，趁迪貝基出遠門參加研討會，就於一九六九年四月四日開始尋找適合的受贈者。庫利找到了哈士克．卡布，卡布需要心臟，但一直還沒到。之前出現過一名捐贈者，但她的心臟狀況太糟了；等不到第二位捐贈者的出現，於是庫利將利奧塔的裝置放進卡布體內，作為臨時替補，等待捐贈心臟者的出現。與此同時，卡布的妻子拚命在全國尋找捐贈者（移植成功率非常低時，就很難找到捐贈者）。她的內心在吶喊：「誰啊，不管你在哪，請聽聽我的懇求。懇求賜我丈夫一顆心臟。我看著他躺在那裡呼吸，知道那胸膛底下有個人造物，可是那裡本該有顆上帝賜與的心臟啊。」[13]

過了一天，可用做移植的心臟終於抵達德州，但心臟的狀況糟到無法使用，而且卡布也死了。在卡布腦死後，為了某些至今不明的原因，庫利仍移植了那顆心臟給卡布。許多報紙提到卡布的人工心臟「手術很成功」，只不過卡布是死於其他原因。報章並沒有提及後來的心臟移植，此外，許多學者也爭論著手術是否真的成功，即便只是短暫的成功。迪貝基看到新聞後，氣得大發雷霆，與庫利老死不相往來數十年。迪貝基直到晚年，才主動釋出善意，兩人終於有了短暫的和解。利奧塔的人工心臟則再也沒人使用過。[14]

那顆迪貝基—利奧塔—庫利心臟並沒使用原子能，即使忽略長效供能的問題，依它模擬真實心臟的程度而言，（它有諸多問題，其中之一即血液會在人工心臟內結塊）恐怕也無法讓哈士克・卡布存活下來。這也證明了原子能人工心臟製作困難重重。最初，原子能心臟和心室輔助器（無論動能為何）進展快速，似乎遠景一片光明，甚至對許多醫學研究人員來說，似乎是大勢所趨。一九六四年，迪貝基想像十年內可望做出一顆人工心臟。一九六六年，格倫・喜柏格公開談及未來心臟衰竭都可以用原子能心臟來置換。科技面似乎也朝著成功的方向邁進，即便後來的目標比原先設想的小得多。然而，後來的發展慢了下來。庫利的傲慢，玷汙了大家對人工心臟的看法，或許也削弱了某些推動的熱忱。[15]截至一九七六年，共計有四十一組原子能心室輔助器試用於牛隻身上，這些裝置比利奧塔使用的稍微進步些，而且也不是使用原子能。[16]一九七九年，一篇《紐約時報》的報導，為整個計畫做出以下總結：「時至今日，耗費十五年，花了超過一億兩千五百萬美元，但一顆可用於臨床的人類人工心臟仍不見蹤影。」

在計畫的過程，有些挑戰來自科技，也有些問題出在於各實驗室無法合作，以及各機構間的關係競爭大於合作。隨著計畫期滿，科學家對於原子能心臟，或人工心臟的看法已有轉變。一九六〇年，當時對於科技進入現代生活，還沒有太多規範；那時還沒有美國食品藥物管理局，也幾乎沒有任何形式的病患同意書。舉例來說，原能會就完全不受管轄。有人開始討論人工器官的道德問題，但多半侷限於學術圈而非法律圈。但是到了一九六〇年代，許多人開始對科技有所警覺，特別是對於科技產品植入人體可能帶來的影響，數百萬名婦女因植入子宮內避孕器而釀成悲劇。一時之間，植入人體的裝置必須受到控管的聲浪，排山倒海而來，也因而發展出針對植入人工裝置的一連串新規範。這些規範將人工裝置的危險性由低至高列出等級。這樣一個小小的分級動作，凸顯出一件事，即無論原子能心臟是否危險，相較於其他列入申請的裝置來說，它是相對危險的，包括一般的人工心臟。有了這樣的規定，人工心臟計畫就從原本大膽且具企圖心的形象，轉變成名符其實有害人體的計畫了，之後原子能心臟計畫基金就此消失了。[17]喜柏格一度回到加州柏克萊大學擔任教授，幾乎閉口不談這項計畫。人工心臟學會的幾位領導者則轉換到其他領域。再來是迪貝基，這位原子能心臟最初的號召人，決定去鑽研別的事物——他嘗試改善電池式或充電式心室輔助器。儘管他不曾承認，這個目標實際得多了。時至今日，每年有數百萬名病人植入心室輔助器，幫助心臟搏動，這些裝置以電線（穿過胸壁）連接至數個大電池，每兩小時就必須充電。換言之，我們仍未克服動能的問題；相較於數百萬個活細胞供給的高效動能，即使最好的人工電池，仍嫌寒酸。

❤ ❤ ❤

迪貝基最初構想的人工心臟，依然吸引許多人繼續投入。有一項相關的延伸問題，驅動著他們——每年有超過五百萬鬱血性心臟衰竭的病人，百分之十至二十會在心臟移植或找到其他解決方法之前就死去。自一九七〇年代末期，因為不再有人提起原子能心臟（也鮮少有人書寫這整段插曲），人工心臟的研究都專注在插電式的大型裝置上。

一九八七年，出現第一例植入完整人工心臟的嘗試，比預期的晚了十六年。威廉・柯爾夫醫生當時已從克里夫蘭醫學中心，搬到位於猶他州鹽湖城的猶他大學，在那裡擔任生物工程研究所所長，帶領超過兩百名醫生和科學家組成的團隊，研究所有人工器官。他在那裡與威廉・迪夫瑞醫生共事，一九七一年，羅伯・賈維克加入他們。羅伯・賈維克不是執業醫生，事實上他進不了美國任何一家醫學院，所以遠走義大利波隆納大學受訓，但在兩年後就退出訓練計畫。期待幻滅的他，回到家鄉美國，決定嘗試取得生物力學碩士學位。這次他完成學業，並以這個學位為基礎，得到這份工作，和柯爾夫一起熱忱地投入研究工作。在賈維克的見證下，柯爾夫和迪夫瑞將「賈維克七號」（Jarvik-7）心臟，植入退休牙醫伯尼・克拉克體內（柯爾夫總是以實驗室成員的名字為團隊研發的裝置命名，以鼓勵他們繼續為他工作）。克拉克病得很重，不具備接受心臟移植的條件，而賈維克七號剛得到美國食品藥物管理局的批准，可以做人體植入。克拉克的新心臟，包含兩個心室和六個鈦製瓣膜。心室會擠壓血液通過鈦製瓣膜前往全身。這顆心臟的動能，來自一組以導管銜接的氣動式幫浦，導管延伸到病人體外，就像一條尾巴。在克拉克體外的那組幫浦，和洗衣機一樣大。克拉克靠著那台機器活了一百一十二天，這在醫學史上堪稱奇蹟。《紐約時報》報導這次的成功，並指出全植入式心臟的出現，可能比預期的久一些，但不會超過十年（即一九九四年前可望出現）。[18]然而就克拉克的立場來說，這並不是奇蹟。剛開始克拉克很高興得到了新的心臟，但不久問題就出現了。人工心臟和輔助器伴隨的感染問題，慢慢侵襲他的身體。他的血液在機器裡結塊，導致他中風。一百一十二天中，他大多數時刻都處於昏迷，在少數醒著的時刻，他只求一死。

在克拉克的植入案例之後，研究的進展不大。後來賈維克七號再次被植入另一位病人比爾・施羅德身上，他因此活了六百二十天之久，時間長到讓他接到雷根總統的來電。但是和克拉克一樣，施羅德延長的壽命是暫時的，且完全仰賴醫藥，毫無希望地活著。現在人工心臟的市場已有數家公司投入。賈維克七號的版本曾讓病人活過數個月，少數例子則活過幾年，但那幾年並不好過。有好一陣子，賈維克七號被視為「臨床試驗器材」，即只能植入於那些真正無法挽救的極端病例。然而即便用在那樣的案例，還是得改良才能繼續用下去。一九九一年，賈維克七號過了臨床試驗期（經過多年卻沒有進展）。新的試驗停擺，直到它用新的名稱「西部之心」（CardioWest）重返臨床試驗期。這個新型號的人工心臟，有一條電線通往背包裡的大電池。如同其他輔助器，這個背包電池也需每兩小時充一次電。

相較之下，心室輔助器成了較廣為接受的方案，輔助心臟直到痊癒（如果可能的話），或是做為暫時的輔助，直到捐贈的心臟出現。[19]而完整的人工心臟，不只用於輔助、而且真正的心臟已不堪使用之時。雖然人工心臟可以為病患爭取到一點時間，（由微小零件組成的人工心臟曾於義大利成功用在一名嬰兒身上），仍然無法解決移植心臟供不應求的問題。假使我們能從中學到些什麼的話，那就是製造一顆機械心臟，遠比登陸月球、製造導彈或次音速轟炸機來得困難許多。細胞和線粒體上的演化結果，我們還無法以金屬、塑膠、電池做到。這項認知在前衛藝術家達利的故鄉、巴塞隆納外圍的一處老教堂裡，更是顯而易見。

❤ ❤ ❤

在達利和高第的故鄉、西班牙東北部的加泰隆尼亞，計算物理學家馬里安諾·巴斯克斯決心打造一顆人工心臟。迪貝基和喜柏格所想像的人工心臟，都是複製心臟的功能（心臟**所做**的事），而巴斯克斯想像的人工心臟，則是心臟**如何**做到它所能做的。他的人工心臟永遠無法放進體內。他設計的是一顆電腦心臟、一種模擬物。這個點子是巴斯克斯和朋友在吃東西、喝啤酒時想到的。在那之前，他一直都專注於工程方面的挑戰，像是如何把馬桶或火箭做得更好。但他的朋友，就像所有的朋友一樣，向他提出一個大哉問：為何你不把心思放在更美麗、更具挑戰性、更有趣的東西上面呢？何不去研究人體？假使你可以做任何事，何不試著製造出一個能動的複製品，好比說……心臟？心臟很美、很神祕。而且不同於馬桶或火箭，心臟是經過數百萬年演化而成的。身為阿根廷人的巴斯克斯，青年時期曾在電視上看過多明哥·利奧塔，對於當時人工心臟的背景，至少有個大致的輪廓。取而代之的是，他決定模擬運作中的心臟。巴斯克斯和巴塞隆納超級計算機中心計畫的同事奧里亞·雷，兩人決定做出模擬器，模仿每一條心肌細胞如何發出訊息，通知其他心肌細胞搏動以運送心臟裡的液體，也就是血液（他的另一項相似計畫則是模擬馬桶如何運送骯髒的液體）。

值得注意的是，心臟可以做到的不只是搏動，它也會因為危險而加速搏動的頻率。如果老虎在追你，你體內會出現幾個反應：腦部的杏仁體會啟動，發出訊號要你的身體跑起來；這訊號也會前往腎上腺，腎上腺髓質會分泌腎上腺素；接著腎上腺素會一路跑到心臟內部的起搏點，讓它加速且更有力地搏動。腎上腺素讓心肌細胞容許更多鈣質進入，因而促使更多心肌細胞收縮，於是心臟收縮得更頻繁、更全面。如果你真的被老虎追，你就會非常感激心臟有這些反應。

面對老虎產生的劇烈反應，不是心血管系統唯一的功能。心臟也具備感測器，能偵測從心室輸送出來的血量。當系統裡的血量似乎不足時，這些感測器便會指使身體製造更多血液，也會命令重要核心器官（心、腦、肺）以外的小動脈收縮。換言之，心臟能讓你的手指頭血流量變少，稍稍變得冰涼，好讓血液送到心、肺、腦，讓它們免於衰亡。

巴斯克斯和他的團隊知道，跳動著的心臟不只是跳動這麼簡單。有鑑於這些複雜的因素，他們

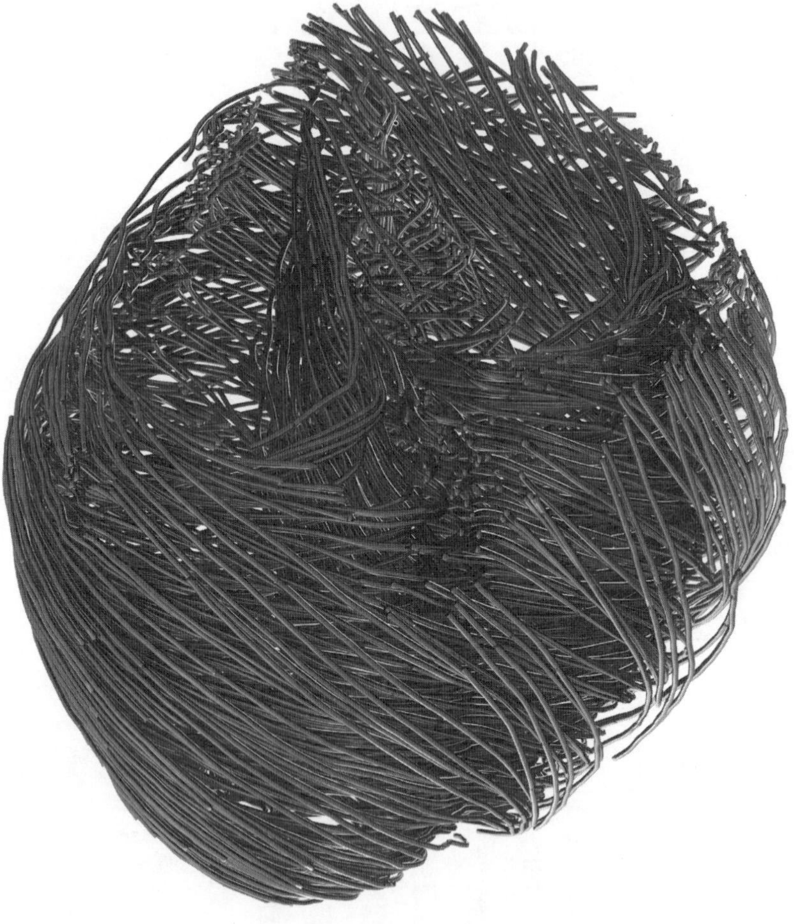

奧里亞・雷人工心臟模型的心臟範例。每條細線都是模擬真實心臟的心肌纖維。奧里亞・雷的心臟是世界上最好的「全人工心臟」，儘管整顆都是虛擬的。
（*Mariano Vázquez & Guillermo Marín, Barcelona Supercomputing Center*）

決定先不理會任何一項，只專心複製一顆普通、平靜的心臟細節。為了進一步簡化，他們連血液的流動都不考慮，至少在設計初期是如此。他們只想模擬一顆非興奮狀態、跳動著的無血液心臟。（這個決定很可能是對的，畢竟萊特兄弟也不是在暴風雨中打造他們的第一架飛機）為此，巴斯克斯和他的團隊，必須精確地了解訊號是如何在心臟中傳導的，也需要使用新工具，將心臟圖像化。他們和巴塞隆納自治大學的電腦圖像中心合作，為活心臟拍下高解析度的核磁共振造影，解析度達六十六微米，相當於十顆紅血球的寬度。這些影像可以讓團隊輸入數據到心肌纖維路徑的模組裡，他們將這些路徑轉化成某種數位骨架，接著模擬電子脈衝如何在這高解析骨架表面上數以千百萬計的心肌纖維間遊走。這個模組後來說明了，當受到鄰近纖維刺激時，每一條心肌纖維都會跟著收縮的定律。

藉由這些高解析影像的心臟架構細節，他們可以從無到有，模擬製造出一顆跳動中的心臟，並以幾項定律模擬出心肌的動作。這個模組不包含命令心臟跳動的指令，只有單一纖維的行為，但這已經足夠，就像一隻螞蟻的簡單行為，就可帶出整個蟻群的複雜性。更有甚者，這個方法很靈活，以至於只要有狗和兔子心臟的高解析影像，研究團隊就能模擬這些動物的心搏。如同在真實心臟裡，每一次心搏都與前一次稍有不同，這是個數百萬細胞收縮之間特定連續的函數。而每一次模擬的心搏，都是一個指示，讓學者漸漸弄懂了最重要的基礎，關於心肌如何排列，以及如何透過訊號產生心搏。然而，這也無意間暗示了一件事，面對心臟，科學家、工程師、物理學家、醫生都應該抱持著謙卑。當時（現在仍是）用來運算虛擬無血的、非興奮狀態的心臟的電腦，體積是如此龐大，占據八間房間、一萬個處理器。接下來，才是真正的奇蹟，證明我們的理解有限以及心臟的偉大。若要將這顆超級電腦的虛擬心臟最佳化，這些試圖創造或改良人工心臟的專家必須意識到，即使增加一間又一間房間的電腦，這顆虛擬心臟還是遠比真正的心臟粗糙得多。

巴斯克斯與他的團隊（超過三十位學者）希望有一天能模擬的不只是「一般」的心臟，而是特定的心臟，可能是你的或我的，如此一來，個別心臟的問題，或許能得到更好的理解和治療。巴斯克斯也打算加入一組血液流動的模型，甚至心臟反應的動力學，雖然這還有很長的一段路要走。

在巴斯克斯開始打造電腦心臟的幾十年前，內科醫生暨散文家路易士．湯瑪斯曾這樣形容打造人工心臟的企圖：「因為無法理解心臟為何生病，我們只好提供湊合著用的心臟。」但假使巴斯克斯和他的同事能夠模擬個別的心臟，不管是健康的或生病的，或許有一天也能利用這些湊合的數位裝置，來理解某些心臟故障的問題，或了解部分的原因。他們或許甚至能夠模擬特定的問題，例如我母親的心律不整，以了解該治療哪部分的肌肉纖維，以及如何治療。至少在理論上，他們能模擬冠狀動脈栓塞及其後果。但要做到那樣，他們得先了解血液，且即便做到了，這個方法也只能回答詳細細節及機制運作的一部分問題。更困難的是，為何這些問題會發生、為何發生，以及何時發生？一些相關的答案已經等著我們去挖掘多年了，遠早於超級電腦和外科劇場的出現之前，就在一位古埃及王后的體內。

第九章 輕如鴻毛的心臟

倘汝問切得一人之病灶在賁門，其臂、胸、一側賁門皆痛……此人有死亡之虞。

——《埃伯斯莎草文稿》

我第一次見到她，是在一張圖片裡，影像裡的她望向前方，美得無以形容。她的手臂和胸口布滿蜂巢圖樣，抱著兩樣無法辨識之物，黑瘦的頸子昂揚延伸至她平滑的臉，長辮子的假髮垂蓋雙耳，表情似笑非笑。她芳齡四十五，這是人們記得她的樣子，[1]在這張圖片裡的樣子。再來是她的身體，改變了我們理解人類心臟的身體。

生於約莫三千五百年前，她是古埃及法老王拉美西斯二世和妮菲塔莉王后的長女，住在王后谷。隨著一路被侍奉的王室父母在埃及境內旅行，她自己也備受款待。根據埃及南方阿布辛貝神殿裡的獻辭所言，她有一尊自己的雕像。因為隨時有人接送並悉心照料，她的飲食也不同於一般人。典型的埃及人食物主要是大量蔬菜，但缺乏肉類；她養尊處優，吃的可能盡是麵包、橄欖油、羊肉、豬肉、蜂蜜，或許還有啤酒，[2]再加上一點美味的葡萄。她的母親妮菲塔莉去世後，父親再娶，接著他的繼室也過世了，父親後來也駕崩了，梅里耶特阿蒙成了女王。她只當了短暫的年輕女王，接下來就消失了。有很長的一段時間，這就是人們對她的生平的理解。

無論她在統治期最後發生過什麼事，梅里耶特阿蒙離世後，可以想見她的帝王家族，是絕不會吝惜在保存她遺體以迎接來生的花費。徵召來的專家從胸骨下手，打開她小小的身體，將器官取出。每個部位都個別悉心處理後，放入陶罐，這些陶罐放在她身側，等待日後使用；只有心臟留在體內，這時她的身體就像一艘船艦、一艘身後之船。接著她被包裹起來封棺，棺上繪有她的畫像，這只內棺會被封入另一只外棺中，再整個放入巨型石棺裡。這個石棺就放在她的墓室裡。在石棺中，她的心臟埋在肉體和亞麻布底下，持續地守護著一個祕密，就如同最近才出土的深埋寶藏。

❤ ❤ ❤

她的「復活」，始於一九四〇年的埃及。紐約大都會博物館的探險家赫伯特．溫洛克，當時正在埃及沙地裡找尋女王哈特謝普蘇特的雕像，她在西元前一四七九年至一四五八年間統治埃及。溫洛克並非單槍匹馬，在底比斯的沙原上，有一整隊工人在他身邊。每一次揮鏟或使用其他儀器，都是在沙堆裡尋找線索。

當時他對這些文物的遺址位置知道得不多，因為哈特謝普蘇特的繼位者、她心懷不滿的兒子，抹去了她統治的所有證據，破壞她為數不少的雕像，一尊接著一尊。[3]溫洛克想找尋可能殘存的雕像，然而有時你所發現的，可能和原本想找的南轅北轍。

溫洛克的團隊辛苦了一整季，卻一無所獲。他們找到一些廢墟和遺骸（並不意外，這兩樣東西在埃及俯拾即是），但都不是重大發現。後來一名助手在他們勘查點附近小丘上的低吹沙裡，看到了像是不屬於那裡的頁岩石塊。[4]那些頁岩很可能什麼都不是，但在懷抱著希望的溫洛克眼裡，那看來可不尋常。有沒有可能是挖掘坑道時被拋上來的石頭？通往墓室的坑道？溫洛克已置身沙漠很長一段時間，任何線索都會讓他欣喜若狂。他心跳劇烈，好像要從喉頭跳出來，[5]集合了團隊，就開始快速開挖。他們小心進行，但從遠處看來，他們就像一群迫不及待的狗，在找著同一根骨頭。他們的底下是國王谷，再過去一點是尼羅河畔的農地，如翠綠的海市蜃樓般升起。他們挖了又挖、一挖再挖。他們挖了一整天，之後還繼續挖了四十八天，沒有任何發現，只憑著溫洛克的直覺，底下某處一定有什麼東西。二月二十三日，事情好像有點苗頭了。

監工瑞斯．吉倫向溫洛克報告，他們發現一個甬道！甬道是圓形的，形狀一如所有的甬道——無論是礦坑還是動脈。甬道一路通向一堵磚牆。這道磚牆看起來像是倉促蓋起的，恍若未完工，可以輕易敲開。工人想破牆而入，迫不及待想看看另一頭是什麼，而且要進去應該易如反掌。他們和溫洛克一樣，也想找到寶藏，不管是為了發現遺跡的興奮，還是對於之後怎麼處置，他們都已經打好算盤了。

溫洛克要他們再等等。假使牆後真的有什麼重要發現，他也還不想讓任何人知道。他把大家請回家，自己守在洞口。工人希望隔天就能得到答案。（但他們不知道，這個答案要花上超過八十年的時間）

幾天後的二月二十八日，溫洛克帶了一組規模小了許多的團隊，回到磚牆口。他們開始小心地向內推進，希望能在另一頭發現寶藏：雕像、黃金、藝術品，或許還有王室墓室。（雖然經過幾星期後，溫洛克的信心已然消失）然而他們只找到一堆廢棄物，例如罐子、籃子，以及一些天曉得是幹嘛的東西。那些都是古代的垃圾，照溫洛克的說法，是「一個破爛不堪的垃圾坑」。但留在那裡的不只有垃圾，還有一具屍體，被棄置在一只小棺材旁。這具屍體背後有段小故事，但不是他們所關心的。再往裡走，他們遇到一口井，跨不過去，就他們簡易的手電筒照明來看，井後面還有甬道。甬道一直往內延伸，另一頭可能、只是可能，有墓室的跡象，是一個中廳式的入口。溫洛克回頭，把工人又請回去了。他安排一位守衛留守。這麼長時間在沙漠裡一無所獲，或許，就要有個好兆頭了。

隔天，溫洛克要大家找來一些木板，但在將木板放入甬道前，所有已經找到的東西，都必須拍照和分類。考古學是一門乏味掃興的學問。多數的日子都無聊至極，與剛踏進這個領域的考古學家所冀求的背道而馳。如果你夠幸運或做好萬全準備，或兩者皆是，才能跳過這口井、看看另一頭會有什麼發現的日子。溫洛克知道這一天就要到來，但他也有預感，他和團隊即將發現的重要東西，不只同代人會評價他，歷史也將評價他，所以等待是必須的。

該拍照的都拍照了，該畫的都畫了，每樣垃圾也都做了標示。這時是三月十一日，這一天他們才能跨過這口井，當時距離發現甬道已整整兩周，距團隊發現頁岩石塊開始挖掘已過了將近八周。終於，木板被裁成適當的長度，好送進狹窄甬道並可繞過轉角，並鋪在井上。這很不容易。組員鋪上了二塊木板，都長度剛剛好。在二塊木板間，他們搭了一個小平台，讓溫洛克可以通過。溫洛克爬過平台，帶著猶豫進入井後的甬道，他的心豁然開朗了起來，無限的可能性支撐著他。依他的說法，當時他的身體「因好奇而顫抖著」。

在井的後方，甬道通向一個大空間，溫洛克和他的工人可以站直起來了，裡面有兩座巨棺，內棺裡有一具屍體。屍體被乾淨的綳帶層層包裹，且有詳細的標註。這是一大發現，後來也證明，這也是一系列謎團的開始。

溫洛克很想一探這具女屍的身分和生平，並且解開了部分謎團。在溫洛克離開石棺回到博物館前，他已經對裡面這具屍體的前生得到些許知識。她的墓室和棺材都是耗資建造的，且受到悉心照料，包括在井裡發現一小塊上面有她名字的布料；這具屍體，就是梅里耶特阿蒙女王。[6]真正的女王在此，那位曾經消失的女王就在此。她應是遠離眾人而居，備受呵護，直到去世。甚至去世後，她依然受到照顧，至少在溫洛克找到她、爾後將她棄置於博物館後面的小房間之前確實如此。

結果，最大的謎團是，她為何、如何死去？以及為何在歷史上消失？在那個時代，她雖不算年輕，但還是死於某種特定的原因。溫洛克無法判斷，也不特別在意，埋頭繼續研究自己領域裡的其他謎團，這具女王屍體基本上被他遺棄了。他們把她草率地移到了開羅博物館，在那裡放了九十年之久。不過她的屍體從西元前一五八〇年就等在那裡了，多等幾年又何妨呢？

❤ ❤ ❤

梅里耶特阿蒙女王死亡之謎，答案最終在她體內找到，而且她的石棺也提供了線索。在石棺上，溫洛克發現一段埃及文物裡常見的、精心製作的描述——表形的象形文字及具象圖形。後者指出她的心臟曾被拿來與羽毛對秤。

當年，人們普遍上相信，埃及國王死後到了冥界，他的心臟會放到天秤上和一根鳥羽對秤。[7] 較輕的心臟就允許通往來世，在那裡國王就能盡情飲食縱慾。據傳人一生的行徑會記錄在心臟上，因此心臟的重量可以用來測度國王的行徑。這種測量心臟重量的觀念，後來也出現在基督教中，他們相信心臟裡有罪衍與惡習的紀錄。埃及人是第一個——至少就字面上來說——以心臟重量評斷人的一生的民族。這種評量方法後來也漸漸往下延用於朝臣、貴族，甚至祭司身上。

而象形文字的部分則記載了，神會負責執行秤重，秤出來的結果則是由一隻狒狒在監看，牠扮演了是否批准死者進入來生的裁判角色。如果心臟較羽毛輕，死者就能前往來世。埃及人對人體的研究，多半是為了確保有個能享福的來世，而不是今世的長壽。眼下的生活只是預演，來世才是真實的。如果心臟過重，心臟和復活的機會都會被吞食怪阿米特吃掉。阿米特是嵌合獸奇美拉，由鱷魚的頭部與下顎、獅子身體，以及河馬的後腿和尾巴組成。回過頭來，將阿米特想像成心臟病，它就是心臟過重的後果，這想法頗引人入勝。[8]

然而，是否埃及人真的把心臟拿去秤重？無人知曉。假使有，那拿來對稱的是哪種鳥類的羽毛？大家應該都想選重一點的吧，好比用鉛做的羽毛。許多石棺上都有心臟秤重的圖案，但這類圖案當中最常被拿來討論的，就是梅里耶特阿蒙女王石棺上的。它特別優雅且明確，圖中女王的心臟這端稍微，只是稍微高於羽毛的另一端。換言之，埃及人記載這位女王死時的心臟，恰好能避過阿米特之口。但加州大學爾灣分校的格雷葛瑞．湯瑪斯醫生和他的同事，即將證明這恐怕是一廂情願的想法。

❤ ❤ ❤

二〇〇八年，格雷葛瑞．湯瑪斯前往埃及參加一場心血管醫學會議，在當地他順便參觀了開羅的埃及國家文物博物館，同行的還有他的埃及同事阿德爾．阿拉姆，一位專精於心臟造影的心臟科醫生。在博物館裡，兩人剛好看到法老王麥倫普塔（拉美西斯二世之子，生於西元前一二〇〇年）的木乃伊，上面的標示很奇怪，玻璃蓋內的介紹文字，寫著麥倫普塔有動脈粥狀硬化。依據湯瑪斯、阿拉姆及所有心臟科醫師在醫學院所學到的，動脈粥狀硬化是現代的文明病。[9]這段說明文字顯然不太對勁，至少這兩人第一次看到時的結論是如此。

湯瑪斯和阿拉姆兩人每天的工作，就是在處理現代人的動脈粥狀硬化。他們面對的是一場大災難。二〇一〇年，光在美國就有一千七百萬人死於心血管疾病，比起現在整個紐約的居住人口還多，其中多數人是死於和動脈粥狀硬化相關的症狀。所有預估都顯示，未來在美國死於相關疾病的人數還會增加，沒有其他理由，只是基於人口的成長。然而這問題並非美國獨有，現代埃及人的心臟也有相似的命運。隨著國家發展，埃及人避開了傳染病以及嬰兒和青少年疾病，但心血管疾病的出現，取而代之奪人性命。一般都認為，動脈粥狀硬化造成的心血管疾病似乎是文明病，與西化的飲食生活有關，多數醫生也都相信這種說法。然而真相卻複雜得多了。

在湯瑪斯和阿拉姆在國家博物館看到木乃伊的年代，人類已經知道心臟病通常是因為動脈內壁形成的斑塊所引起的。當膽固醇和特定的免疫細胞（巨噬細胞）開始在大動脈的內皮層形成時，就會導致發炎，而動脈內壁的斑塊就是因發炎而造成的。膽固醇的英文 cholesterol 來自希臘文，khole 意為「膽汁」，sterol 則為「堅硬」或「僵硬」之意。[10] 它看起來像是蠟或脂肪，但並不是脂肪。它是醇類的複合形式（一種固醇），化學式為 $C_{27}H_{46}OH$。如同所有醇類，它的結構只需要碳、氫、氧三種元素。膽固醇在人體裡是必須的，少了它人體會很慘，但有了它也可能很慘。在某些特定情況下，身體會對血液裡的膽固醇有負面反應。膽固醇並不會單純地由身體的一處移到另一處，而是會受到免疫系統、巨噬細胞和炎症細胞的攻擊。我們常認為斑塊就是脂肪（膽固醇混和其他脂質的黃色物質），但它其實大部分是我們自己的免疫細胞所製造出來的細胞。假使我們的免疫系統不去攻擊膽固醇，就不會產生斑塊。

為什麼關於這一點的研究那麼少？另一項簡單的問題也少有人研究，就是從歷史的角度，心臟這種疾病起源於何時？相較於心臟手術、心臟移植、人工心臟，心臟病的歷史一點也不熱門，始終乏人問津。執行第一例心臟移植手術的醫生克里斯帝安·巴納德，並沒有研究心臟何以致病，以及為何心臟有時會變形。他的老師沒研究，和他搶做第一例移植的各路競爭對手也沒研究。他們似乎不太在意自己所治療的疾病的歷史，只想越過它。他們甚至對這些疾病的成因，似乎都沒有清楚的主張。雖然他們比史上任何人都花了更長的時間在研究心臟內部，這些醫生就像技師到了車禍現場——很高興有東西可修，卻不去觀察胎痕或路面的其他線索。他們看到了細節和一些問題，但由於靠得太近，以致看不清整個大局面。

那麼，為什麼心臟會生病？是命運、神的旨意、糟糕的生活方式、運氣不佳？這些回答很常見。他們可能還會說，心臟疾病是文明的產物。這樣的判斷是基於直覺，而且佐證的數據少之又少。湯瑪斯和阿拉姆開始研究心臟疾病是在歷史上哪個時間點出現的，他們第一個發現就是，沒有人確切知道動脈粥狀硬化是在何時出現的。[11]

許多普及率遠低於心臟病的疾病，都有詳細的歷史記載，但這些疾病多數是由病菌所造成，可以透過研究病菌的基因來還原疾病的歷史。人們研究瘧疾的病菌——瘧原蟲，甚至研究傳播病菌的蚊子，以此了解該疾病的歷史，連帶也理解其成因。但心臟疾病卻不是由病菌引發的（至少不是直接）。為了理解心臟疾病的起源，其中一個管道就是尋找遠古的心臟疾病案例，為此，我們需要屍體。

儘管沒有研究古代屍體的經驗，湯瑪斯和阿拉姆卻無法克制自己投入其中。在拿破崙統治期間，羅塞塔石碑在埃及出土，才得以解讀象形文字的內容。湯瑪斯和阿拉姆認為古埃及屍體，能讓學者解開另一個謎團，即脆弱的心臟故事。一方面，博物館裡有很多古埃及屍體，二來，古埃及的社會文化，可合理地視為現代社會的前身。（其影響很直接，埃及文化強烈影響古希臘文化，而古希臘文化幾乎影響現代西方文化的各個面向）湯瑪斯和阿拉姆是心臟專家，尤其阿拉姆是電腦斷層掃描專家，能穿過皮膚進行心臟和血管造影。若非如此，要隔著木乃伊的層層包裹做這樣的研究，會困難許多。

很快地，湯瑪斯和阿拉姆就招募到大量同事加入，這些專家涵蓋了研究流程中各個必要步驟和細節（在二〇一〇年拍的研究團隊照片裡，共有十九位微笑的學者）。[12]但為了比較現代和古代心臟，他們還需要木乃伊。然而，研究木乃伊是一場磨難，其繁複程度不亞於製作出一具木乃伊。因為木乃伊不只是一件工藝品，他們也是人類的遺體，因此處理木乃伊需要經過層層嚴密的批准，過了一關，就像是獲准通往來生（但研究申請書常常好像被怪獸阿米特吃掉了，沒聲沒息）。溫洛克要做的，只是買幾把鏟子，就可以開挖了；但對湯瑪斯和阿拉姆而言，審核流程耗盡了他們寶貴的時間。終於，奇蹟似地，經由七十位埃及考古學家組成的委員會作證，雙方不斷通信，並且在看起來毫無希望時，加上一點哀求，湯瑪斯的申請終於獲准通過了。除了湯瑪斯的研究看起來似乎很重要外，另一方面，握有決定權的委員會成員，大多數也到了擔心自己心臟問題的年紀了。

二〇〇九年，研究團隊在開羅集合，一起前往埃及國家文物博物館。他們可以從大約一百二十具可用的木乃伊當中，挑選出想要拿來做研究的四十五具。然而，研究團隊成員對於木乃伊的背景了解非常有限。他們是研究人員、臨床醫生、外科醫生，而不是考古學家。但是他們一心想探索木乃伊的可能性（誰能不心動呢），以致於覺得任何一具都好、都可能有所斬獲。女王就是其中一具被挑中的木乃伊，研究團隊當時還不曉得她的故事，對溫洛克也一無所知。她只是館內堆積眾多、毫不起眼的屍體之一。

一旦選好了屍體，工人就將他們運到醫院，為他們重新秤重，至少象徵性地測量。這些工人看來像是亡者的護棺人，但卻是走在前往重生的路上。棺材非常重，一棺接一棺運上路，上了電梯，抵達全身電腦斷層掃描儀時，這些屍體（包括心臟，假使還在體內的話）就被送進機器裡，就像我們做電腦斷層掃描時一樣。毫無意外地，即便經過層層包裹，他們的動脈粥狀硬化在電腦斷層掃描中依舊可辨，在斑塊鈣化的地方呈現白點。這些掃描過的心臟影像，再次被拿來比較，只不過這次不是和羽毛相比，而是和現代人的心臟。讓人意外的是，古時候那些過好日子的心臟，和現代過苦日子的心臟竟然那麼相似。透過拍攝古老心臟和現代心臟的影像，研究團隊想要知道，當今的心臟問題是現代獨有的，或是歷史上所有人類共有的狀態。

這些木乃伊都是成人，有些死時相對年長，有些則年輕些。有的則像是雅赫摩斯・納菲爾泰麗王后的保母萊夫人（約西元前一五三〇年逝世），是埃及帝國早期的人，當時只有國王及其親近的人，才能製成木乃伊。其他則是晚些時期的木乃伊，到了那個時代，更多人有機會前往來生。最久遠的是西元前一九八一年，而最近代的是西元三六四年。這些屍體生前彼此沒有任何關聯，以他們來描繪「古埃及人」的狀況，就像只用十幾個你在白金漢宮前遇到的人，來描繪所有現代歐洲人一樣，然而這還是個絕佳的視角，以一探心臟古老的歷史。這些屍體沒有一具來自勞動階層。雖然木乃伊愈來愈普及，但大多數埃及人、砌磚工人和建築工人，仍在隱約的號角聲中，埋葬在低吹沙底下。

❤ ❤ ❤

然而，這群科學家和醫生不認為掃描出來的動脈粥狀硬化，能視為心臟病或中風的直接證據。在現代人體內，身體任何部位出現動脈粥狀硬化，都可推測出腦部動脈，或甚至更危險的地方——心臟動脈也會出現。但是，也很有可能檢查不出來，但動脈粥狀硬化就存在那裡。

假使發現古埃及人有動脈粥狀硬化，也很可能是因為他們和現代人的生活很相似。雖然古埃及人和我們相隔如此久遠，但富有的古埃及人在飲食和生活作息上，和現代埃及人或美國人相似，因而也有了惱人的心臟疾病。一般來說，埃及人都很瘦，如同阿拉姆和同事在一篇文章中所說的：「畢竟古埃及人在沒有任何現代機械的輔助下，徒手建造了金字塔，而當時也還沒有『速食』。」但那些可以被製成木乃伊的人，幾乎是吃得多且相對動得少的有錢人。當時最貪吃的埃及人所能取得的食物，和現代美國人很像：肉類、乳製品、蛋、精緻穀類、醃製肉品，以及啤酒。關於哈特謝普蘇特女王的研究中，就形容她是「胸部巨大且下垂」的大號女子。

但還有另一種更有趣的可能性：動脈粥狀硬化不僅和富裕、懶散的生活有關，它比我們猜想的來得普遍得多。單憑這些埃及人的數據，無法讓湯瑪斯、阿拉姆和研究團隊分辨出，到底動脈粥狀硬化是因為日子過得好，或是因為普遍性存在，然而這是個新研究方向的開始。姑且不論博物館裡的看板是怎麼介紹麥倫普塔法老王的，目前為止所能預測最有可能的結果，就是所有木乃伊都沒有動脈粥狀硬化。

研究團隊全體一起檢驗木乃伊、一起看電腦斷層掃描的結果，互相討論，就像治療活著的病人那樣。他們各個諮詢，以便對每一張掃描的結果達成共識。在四十三具木乃伊身上，都可清晰辨認出靜脈或動脈血管組織，而且至少有三十一具還看得到心臟。醫生先是在一具屍體裡看到斑塊，後來一具又一具也出現斑塊。近半數（百分之四十五）的木乃伊身上都可見到斑塊，且多半出現在年老的木乃伊身上，一如現在多半出現在老年人身上。[13]出現斑塊的木乃伊，分屬於不同時期，且涵蓋廣泛的社會階級（至少從法老到他的僕人都有）。

整體來看，這些木乃伊證明了，心臟病在古埃及人當中也相當普遍，至少對這些木乃伊古埃及人來說是如此，即便他們的壽命沒有長到死於這些疾病，雖然有些木乃伊可能死於血栓。其中一具木乃伊是哈特謝普蘇特女王的丈夫，就是因為他的駕崩（很可能是動脈粥狀硬化），哈特謝普蘇特才成為女王（他們最年長的子嗣還太小，無法治國）。但研究團隊一開始在木乃伊身上，並沒有看到他們所期待的、在年齡相仿的現代人身上可以看到的東西——冠狀動脈粥狀硬化。沒錯，雖然只有一些木乃伊還保有心臟，但若能確認冠狀動脈粥狀硬化至少偶爾會發生，也會是一項很不錯的發現。堵塞的冠狀動脈，就是最接近古代心臟病的證據。

只有少數心臟的冠狀動脈還能夠拿來研究。然而，當他們將梅里耶特阿蒙女王放進電腦斷層掃瞄時，檢查到的每一條動脈，包括冠狀動脈，都有粥狀硬化。她的動脈就像因為心臟病發作而入住醫院的病人。湯瑪斯日後談起她的狀況時說，如果梅里耶特阿蒙女王踏進他的診間，他會建議她做雙支冠狀動脈繞道手術。即使身著古代服飾，她的身體狀況可以說是現代人的。梅里耶特阿蒙女王的身體顯示，古埃及人不只和我們有點相似，他們的心臟和我們幾乎是一樣的。梅里耶特阿蒙女王甚至很可能死於心臟損壞，這或許也是她從權力中心消失的原因。如果我們思考她石棺上的圖案，就某方面來說，她的心臟絕對遠重於鳥羽，這心臟被「現代的斑塊」拖垮了。不僅古埃及人的身體如此，後來在今日義大利境內提洛爾區所發現的冰人，這名在五千三百年前因意外跌落山谷的四十五歲男子，他的冠狀動脈裡也有斑塊，包括主動脈和髂動脈。[14]堵塞的動脈似乎是個自古以來就存在的現象，但湯瑪斯和阿拉姆等人，還是有個懸念揮之不去：他們證明了動脈粥狀硬化自古有之，但卻無法解釋，到底是因為人類過著縱溺的生活導致動脈堵塞，還是動脈粥狀硬化本身有普遍性，凡是人類就會出現。也許，埃及的窮人（例如那些蓋金字塔的男女勞工）和狩獵採集時代的人沒有動脈粥狀硬化？也許動脈粥狀硬化只不過是人類古老的縱情享樂欲望的結果？

湯瑪斯、阿拉姆和他們的團隊，都認為可以找出答案。古埃及人不是唯一在死後製成木乃伊的民族。全世界都曾發現過木乃伊，在乾燥寒冷的地方，當地人埋葬自己的親人，不須太麻煩，就能確保他或她過了數千年看起來幾乎沒變化。在埃及和祕魯，木乃伊是刻意為之，但在其他地方，木乃伊只是自然現象，例如死者被放在乾冷的洞穴裡。因此，湯瑪斯、阿拉姆和他們的同事認為，理論上是可以研究世界各地的木乃伊，看看他們是否都有動脈粥狀硬化，而且，實際上也做得到。湯瑪斯和阿拉姆召集了比之前更龐大的團隊，對一百三十七具木乃伊進行研究：包括古羅馬時代、古祕魯時期（西元前九〇〇年至西元一五〇〇年）、美國西南方印第安族的普韋布洛人（西元前一五〇〇年至西元一五〇〇年），其中五具來自阿留申群島，過著狩獵採集生活的阿留申人（約莫西元一八〇〇年）。綜合這些木乃伊，再加上埃及的，組成了不同時期、文化、區域，從農夫到狩獵採集者的身體樣本。

❤ ❤ ❤

這裡我要岔題一下。在我開始寫這本書的時候，上述這項範圍廣泛的研究結果尚未發表。以我對狩獵採集、農夫、飲食、動脈粥狀硬化以及心臟的理解，我會預測狩獵採集者沒有動脈粥狀硬化，而那些在古埃及農業社會之外、生活較不富裕的人也是如此，例如在祕魯，他們的主食是魚，普韋布洛人也多以農產品為主，但和古埃及人的種類大不相同。因為事先知道這些人過著多麼不同的生活，我會押下不少賭注，賭他們的動脈粥狀硬化情況會有極大的差異。在研究開始進行之前，團隊的成員在訪談裡也可清楚看出，他們當中有許多人和我押同一邊。

結果我們都賭輸了。一如在富庶文明裡生活的現代人，這些木乃伊的動脈粥狀硬化程度隨著年齡增加。動脈粥狀硬化在每個地區、每個年代、每一組木乃伊樣本上都有出現。大概在百分之三十四的木乃伊體內，發現了動脈粥狀硬化，意即它不是文明病，而是人類古老的問題。有百分之六十以狩獵採集為生的因紐特人和阿留申人，受動脈粥狀硬化所苦，換言之，狩獵採集者的血管狀況，比農業生活者更差，和大家的預測恰恰相反。這項結果翻轉了我們原來的想法，認為動脈粥狀硬化是一種文明病，是不良生活方式的結果。不良的生活型態的確有影響，但就如研究報告的作者群指出：「現代化之前，人類即有動脈粥狀硬化的問題，顯示這種疾病是隨著人類老化而來的必然現象，與任何特殊的飲食或生活習慣無關。」[15]

如果一九六〇、七〇年代的外科醫生當時知道這項結果，把人類的歲月考慮進去，他們或許會把冠狀動脈粥狀硬化視為老化的自然現象，而非心臟出了問題。這也是達文西的想法。或是他們可以從演化的角度來研究，探索冠狀動脈疾病是否比古埃及、古祕魯、古南美還要更久遠。面對頌斯和其他研究者在冠狀動脈及其他動脈所發現的粥狀硬化，那些未曾嘗試做心臟移植或人工心臟的醫生，則開啟了另一條心臟治療之路，這條路倚重於科技、外力介入，且需要特定技巧，它也是格雷葛瑞．湯瑪斯醫生認為梅里耶特阿蒙女王應該接受的治療——冠狀動脈繞道手術。

第十章　修復受損的心臟

勒內・法瓦洛羅的生平，始於一段典型白手起家的故事。法瓦洛羅生於一九二三年拉普拉塔的一個勞動階層社區，那裡是布宜諾斯艾利斯以南約五十公里的一個小鎮。他的雙親來自西西里島，母親是裁縫師，父親是手巧的木匠。他還住在家裡的時候，經常跟在父親身邊打造實用的家具。他原本可以承接父親的衣缽，但不知為何，即使還在念中小學，他就覺得自己會成為一名醫生。所以他力爭上游，念了大學，最後進了醫學院（雖然他每年仍會在放假時，回家幫忙木工工作）。當他一九四九年拿到醫學學位時，他的導師肯定他會是一位優秀的年輕醫生。但他的一項技能真的是傲視群倫——就是他的巧手。他承襲了父母的手藝，有木匠的力道和裁縫師的細膩。[1]他訓練自己慣用的右手和不常用左手，雙手並用地又切又縫，將人體就像未曾分離一樣完美縫合起來。一切都十分順利，法瓦洛羅正朝著大城市外科醫生的成功生涯邁進，他的高中女友，也是後來的妻子瑪莉亞・安東尼亞陪在他身邊。然而，後來事與願違。

一九四六年，法瓦洛羅完成醫學院的訓練時，胡安．多明戈．裴隆被選為阿根廷總統。裴隆很快地集中權力，包括掌握許多醫生和學者的合約，以剷除異己。至少有一千五百位不認同他的教職員自動請辭或遭到開除。法瓦洛羅眼睜睜看著自己的同事和老師離開，他們的離開也代表了壓迫，在他心裡沸騰。他是個理想主義者，在這個困境重重的國家，他在畢業時就面臨了第一關考驗。他被延攬到一個聲望很高的職位，前提是他必須公開向裴隆的正義黨輸誠。他拒絕了，因而從大醫院被流放到遠離裴隆勢力的地方。一九五〇年，這個才華難掩的男人離開了城市，前往西南方灰乾大草原上的一個小鎮。他找到一間能改建成診所的房子，舉目可見只有風聲呼嘯、牛隻低頭吃草。如同他在日後經常提到的，他從一個都市孩子，搖身一變成了鄉村醫生。

法瓦洛羅費盡心力，將那幢房子改建成診所，還想辦法弄出幾間手術室，以及一間勉強算是實驗室的房間，甚至還有X光設備。不忙的時候，他還會照顧因車禍失去一條腿的弟弟胡安．何塞。兩年後，同為醫生的弟弟，已經康復到可以加入他一起看診了。十二年來，兩兄弟肩並肩在事業上取得極大的成功。他們奇蹟似地降低了該地區的嬰兒死亡率。與此同時，法瓦洛羅從不間斷地閱讀和學習世界各地的新知。世界各地的科學、醫學及一切事物，特別是在外科上，早已將阿根廷遠遠拋在後頭。一天飯後，藉著酒意，法瓦洛羅告訴弟弟和妻子，他們現在做的，都是已經為人接受的醫學，而不是亟待發現的尖端治療技術。但阿根廷應該要更好！勒內．法瓦洛羅希望自己的國家進步，但只要裴隆掌權，他就沒有辦法帶領國家脫離過往，因而感到痛苦不堪。他必須離開，遠走他方。他有一位在國立拉普拉塔大學的老師何塞・瑪麗亞・馬因內蒂，建議他去美國俄亥俄州的克里夫蘭醫學中心，那裡一直有新的進展。馬因內蒂說，他會寫封信給該中心的友人喬治・克萊爾醫生，為法瓦洛羅美言幾句。

儘管法瓦洛羅是一位成功的外科醫生，也是樂觀的理想主義者，但卻不是個務實的人。凡是不務實的人，成功的就叫做夢想家，不成功的就成了失敗者。法瓦洛羅屬於何者，當時還不知道。於是，即使不確定克里夫蘭能否給他一份工作，甚至不知道究竟有沒有人收到馬因內蒂的信，他仍決定在四十多歲的年齡，帶著太太離鄉背井，要到能讓最好的外科手術成真的地方。他要到那裡努力工作，也許有天能帶著成就回到阿根廷，只要裴隆及其遺害不再。他就是要這麼做，於是，在一九六二年，他買了自己和妻子的機票。

兩人一抵達俄亥俄州克里夫蘭，法瓦洛羅就把太太和行李留在旅館，獨自出現在醫學中心外科主任喬治・克萊爾的辦公室。法瓦洛羅已經習慣當個領導者，那是他親手打造並經營一家成功的診所培養出來的。但是在克里夫蘭，他得解釋自己來自阿根廷，才剛下飛機，而且需要一份工作。在任何地方，這麼做看起來都太冒昧了，而且他想要的工作還是外科醫生。法瓦洛羅表明自己隔天就能上班，並詢問主任，他該先做什麼？克萊爾強忍笑意。他從沒收到法瓦洛羅的老師的信件，這是他第一次知道有法瓦洛羅這個人。他用一種打發他走的方式，禮貌性地送法瓦洛羅到走廊。

法瓦洛羅像足球般在辦公室間被踢來踢去，直到他遇見一個人，弄懂這一切是怎麼一回事，他遇到了唐納德・埃弗勒，即頌斯要好的同事兼對手。埃弗勒是位有修養的外科醫生，雖然他覺得法瓦洛羅想做的事非常荒謬，還是花時間向法瓦洛羅解釋一件克萊爾連提都懶得提的事——必須要有美國醫學院的學位，才能在美國當外科醫生。法瓦洛羅顯然完全不知道這點（關於這片土地的其他事也一樣）。他回到旅館，回到太太身邊，沮喪不已。他到底做了什麼啊？

隔天他回到醫學中心告訴埃弗勒，他會「馬上為考試準備，而且……願意不支薪工作」，無論埃弗勒要他做什麼都可以。不可思議地，埃弗勒竟然同意了這項提案，讓法瓦洛羅從最低階的工作做起。法瓦洛羅努力工作，那些任務讓他快速竄升，轉眼就贏得了美國醫學認證。幾乎是迅雷不及掩耳地，法瓦洛羅再度成為外科醫生，一位懷抱偉大志向的外科醫生，也是唯一能夠同時和埃弗勒及頌斯一起工作的人。

❤ ❤ ❤

法瓦洛羅在克里夫蘭剛起步時，當時大多數的心臟疾病都還未有直接的療法，包括頌斯所觀察到的、也是最常見的因冠狀動脈堵塞。在一九〇〇年代早期，暫時性冠狀動脈堵塞的主要症狀是心絞痛，治療的方法是處理疼痛。[2]當時有數以千計的病人，移除了傳導心臟疼痛的神經，這種治療就像拔掉車上的無線電以掩飾靜電干擾的聲音；又或者破壞甲狀腺，以便減緩新陳代謝和血流速度，降低心臟堵塞的機率。[3]還有其他的方法，像是用放射線照射心臟，或是在脊柱裡注射酒精。

這些方法都很粗糙，然而在一九六〇年代裡卻被廣泛使用，雖然當時已有大膽的外科醫生正在思索心臟移植的可能性了。

有些外科醫生則持不同的想法。他們思考如何將身體其他部位較寬闊的動脈，移植或轉向到心臟。這種概念類似心臟移植，但卻具有最重要的優勢：這項手術不需要捐贈者，外科醫生也不用想方設法避開免疫系統對外來組織的反應。

其實在當時，動脈移植已經討論了數十年。一九一〇年，亞歷克西．卡雷爾寫道：「動脈管壁能接上一小段動脈或靜脈……這樣的手術危險性很低，且術後經過數月的觀察，結果好極了。」[4] 帶著一絲絲的遲疑，有些醫生繼續發展卡雷爾的成果。有幾位外科醫生則試圖將動脈或靜脈轉向，以便讓血液流到心包和心臟之間的縫隙，他們認為這樣或許心臟可以吸收這些血液。一九四六年，加拿大麥基爾大學的亞瑟．凡伯醫生想出了另一種方法。他切斷乳內動脈，重新縫在心室壁上。有一組團隊針對一千一百個接受「凡伯治療法」的病例提出報告。在近半數的病例裡，手術是成功的。[5] 然而除了這些算是成功的病例外，其他手術無效的病例通常都會死亡，所以算不上是真正的成功。

法瓦洛羅認為他能夠改良這些方法，他照著卡雷爾的建議移植動脈或靜脈，而非只是轉向。一九五四年，多倫多大學的高登．莫瑞醫生提出報告，他成功移植了三種不同的動脈（鎖骨下動脈、頸動脈、乳內動脈）到狗的心臟上，得到了可喜的結果。[6] 其他實驗室以狗來執行的手術，也有類似的正面結果。讀了這些研究的細節，以及頌斯所做的許多血管造影影像後，法瓦洛羅認為自己已經可以嘗試移植隱靜脈（位於大腿的一條靜脈）到心臟上了。[7]

法瓦洛羅認自己已經把該看的資料都看了，且這不是一項人人都能駕馭的手術；這是他何以獨樹一格的原因：一雙巧手的天賦。法瓦洛羅從病人大腿裡剪下一段隱靜脈，然後將一端縫到主動脈上，另一端則越過阻塞的區段，縫到冠狀動脈上，藉此建立一支旁路。曾經有醫生也做過這項手術，但他們是基於情況危急，而不是作為冠狀動脈阻塞的可靠解決方案。其中一次是在一九六四年，德州休士頓衛理公會醫院的三位外科醫生成功動過類似的手術，但他們直到一九七三年才提出報告。[8]法瓦洛羅將以自己的天賦來執行這項手術，加上頌斯對於可重複、普及的解決手法的預感，假使這樣的方法（就是後來所謂的繞道手術）能夠成功，意味著其他的手術也有可能成功。

法瓦洛羅和頌斯討論手術程序，兩人一致認為這種手術只能用在右冠狀動脈某一區段完全阻塞、而其他區段則通暢無阻的病人。[9]某天，法瓦洛羅遇到一位無法以任何標準手法治療心臟的病人。她是一名四十一歲的婦女，右冠狀動脈幾乎完全阻塞，如果檢查後直接縫合回去，她的血管將會完全堵塞，心臟會因而停止，血液也將無法到達腦部，幾乎必死無疑。法瓦洛羅認為自己的巧手可以為這位病人做點什麼，於是在猶豫之下，他著手進行手術。

法瓦洛羅為她開胸，手邊沒有心肺機（雖然當時醫院裡有一台），所以他動作得快。他從婦人的腹股溝剪下一段隱靜脈，接著剪掉她的右冠狀動脈，如他所想見的，完全堵塞了，這根狹窄的管子裡塞滿斑塊。法瓦洛羅開始接縫，只有他才辦得到，像一位肉體裁縫師般謹慎、細膩，靈活的手指在組織上進進出出，做到天衣無縫。只要一個沒縫好，血液就會傾洩到體腔裡；只要缺個一針，一切就都枉然。接縫時，法瓦洛羅屏住呼吸，好讓雙手更加穩定——心手合一。終於完成了，他鬆了一口氣。血液可以流回心臟了。婦人縫合後被送往病房，並在她的血管內放入導管，一路穿行至心臟，注入顯影劑並照射X光。法瓦洛羅期待看到黑色區塊，這表示血液有從心臟流往新接上的動脈。他的同事並沒有抱著太大的期望，因為難以預測會否成功，若不成功，這婦人就要迎接死亡了。

法瓦洛羅和同事盯著X光機，看見血液流過心臟，再通過動脈。看到了！身為法瓦洛羅的顧問，頌斯跑到走廊上大聲宣布：「我們締造了醫學史！」他之前也這麼大喊過，現在還要再大叫一次。這一刻對法瓦洛羅來說，一切都值得了：被流放到南美大草原、移民到克里夫蘭、過著不支薪打雜的日子、超時工作，一切的一切，都值得了。

後來他們還做了一些改良。[10]法瓦洛羅發現他不需要將舊動脈剪掉，留在原處也無妨，只要讓新的動脈繞道通過就可以了。因此賦予這項手術一個現代的名字——冠狀動脈繞道手術（coronary artery bypass graft，簡稱CABG，又稱冠狀動脈旁路手術或冠狀動脈搭橋手術。嫁接的血管可多於一條，依數量於「繞道手術」前加上雙支、三支、四支……依此類推）。法瓦洛羅也嘗試將這項手術用在左冠狀動脈上。後來他甚至更大膽，在病人心臟病發（急性心肌梗塞）的當下、甚至過後執行繞道手術。一九六八年十二月，第一例手術剛過一年，法瓦洛羅已經發表一百七十一位病人執行繞道手術的結果報告。當中過半的病人接受以乳內動脈進行移植的雙支繞道手術。僅僅兩年內，法瓦洛羅和其他受他啟發的醫生，一共執行了一千零八十六例的繞道手術。單看繞道手術的成長率，有人可能會擔心法瓦洛羅是否野心太大了，但他的手術病人死亡率只有百分之四．二。

法瓦洛羅達到多數人夢想的成就。法瓦洛羅這位阿根廷裁縫師之子，與頌斯和埃弗勒一起受邀上電視談話性節目。[11]他幾乎每天都在拯救生命（至少沒上電視時是如此）。這位出身拉普拉塔貧窮社區的男人，修補了一顆顆真實跳動的心臟，然而這對他而言還不夠，他還不滿足。第一例冠狀動脈繞道手術過後四年，法瓦洛羅決定搬回阿根廷。這四年當中，他為美國帶來偉大的成就，現在，他想將這份成就帶回祖國阿根廷。他要在阿根廷建立自己的克里夫蘭醫學中心。

在法瓦洛羅決定搬回阿根廷的當下，另一則故事正悄然展開，將徹底改變法瓦洛羅在心臟史的地位。更有甚者，這將種下一顆種子，讓心臟手術大幅減少。

❤ ❤ ❤

阿道夫．巴赫曼來到瑞士蘇黎世醫學門診醫院就診。他命在旦夕，但他卻不知情。這位三十七歲的病人到院時，抱怨自己胸痛和心絞痛，經過血管造影後發現，他其中一條冠狀動脈有三公分幾乎完全堵塞。大部分動脈看來都沒問題，血管造影上看得到一條代表血液的黑色河流出現在該出現的地方，但接下來河道變窄，因斑塊造成的河岸崩塌而模糊不可辨。看了血管造影後，巴赫曼是應該擔心的，但那群醫生看起來一點也不沮喪，反而微笑地看著他，如同一群禿鷹。

一開始時，這群醫生告訴巴赫曼，他需要做法瓦洛羅新創的繞道手術，但在最後一刻，另一項替代方案出現了。巴赫曼的醫生群中有一位叫安德魯・格林齊希的，他有一項新發明一直很想試試看。他花了十年敲敲打打和實驗的時光，在原本用來釋放顯影劑的血管造影導管，將其末端改造成像一顆堅固的氣球。

格林齊希在任何地方都能打造這新發明，然而關鍵性調整，卻是偶然在他的公寓裡完成的。他和助理瑪麗亞・施魯普夫當時在廚房餐桌上工作，至今仍看得到記錄著那一幕的照片。他們身邊散落著製作導管所需的各式零件——塑膠、快乾膠、酒瓶、氣球。一端固定氣球的導管，看起來就像是高中科展的發明，但要把這東西做到位，得經過千百次的測試，可是其基礎技術卻簡單得荒唐：這顆氣球會被推進動脈裡，而後充氣，膨脹的氣球會將狹窄的血管撐大，然後將氣球放氣，並抽出導管，就可以讓更多血液通過血管。然而，在廚房測試是一回事，把它放進人體內最深處充氣，又是另一回事。巴赫曼即將成為那個人，至少格林齊希能說服他嘗試這項新發明的話，那就是他了。

即使格林齊希已經花了那麼長的時間研究並改良，但他只在繞道手術進行時，順便在那些不需要強力血流、且將執行繞道或被剪掉的動脈上測試這項技術。巴赫曼正是真正嘗試這項手術的絕佳候選人。格林齊希向他解釋這個裝置的原理，並說出心臟科醫生老愛對病人說的話：「這方法簡單得多了，復原的時間比較短。我們甚至不需要打開你的胸腔。」

巴赫曼被說服了，簽了必要的文件。巴赫曼的筆幾乎還沒離開文件，格林齊希就已將心導管插入，往他的右冠狀動脈前進，一路推至心臟，到了堵塞的血管，將氣球充氣，充氣時他屏住了呼吸。每個人都看得到氣球將動脈撐大了。這時還看不出手術是否會成功，那條動脈可能破裂，或是在氣球移開後又恢復原狀，和原來一樣窄。

手術奇蹟似地成功了。氣球將動脈撐大後，血液再度順暢流過，簡單得像通水管一樣。除了工具設計需要巧思外，手術操作並不困難。手術的專利很快讓格林齊希成了百萬富翁，且格林齊希證實了可以在動脈內操作這樣的手術後，一些能接上導管末端的裝置和工具便應運而生，衍生出幾百種相關的發明。在這些新玩意裡，最重要的發明要算是支架了，它伴隨血管擴張術使用。支架是一種篩網狀的小金屬管，在氣球漏氣抽出後，它還留在血管內，用來撐住動脈以確保血流更暢通，有點類似永久型的血管擴張術。在格林齊希的帶領下，一項全新的心血管醫學誕生了，專家不需要打開心臟，只需像個洞穴探勘愛好者一般，探索心血管這個洞穴。

除了手術本身奏效之外，血管擴張術還包含隨之而來的支架置入，以及其他吸引人的地方。這項手術很合理，氣球和支架屬於生物物理學裡的直觀醫學。就像你拿到一支堵塞的水管，直覺上就是把堵塞物清掉；拿到一支無法保持暢通的水管，就撐大一點並強化它的支撐力。這些就像水管工用的方法，所以運用在手術上很容易。這種方法快速傳播開來，最終奪走了繞道手術的光芒。冠狀動脈繞道手術在一九七〇年代很普及，但之後出現的血管擴張術及心臟支架，卻更加普及。然而，之所以普及，是因為在當時，並沒有人考量哪種解決方式較好，沒有任何研究比較接受繞道手術和心臟支架病人的命運。雖然日後有相關的研究出現，但是是相當久之後的事了。

格林齊希的方法不斷改進，現已有各款式的支架出現，有些除了能撐開大動脈外，還能釋放（以醫生的說法是溶析）藥物。換言之，不需要開胸，醫生就能撐開動脈、強化支撐，還能在看似最堵塞的動脈區段，植入一個可以釋放藥物的裝置。

就在格林齊希的方法發光發熱之際，法瓦洛羅回到了阿根廷。當時他四十七歲，是研究能力和醫術正值顛峰的時期。他也可以選擇繼續留在美國，名利雙收。這決定很困難，但他行醫的初衷就是為了要幫助阿根廷人民，所以他必須回去。他向克里夫蘭醫學中心遞交了離職信，在上司的桌上留了一張紙條：「如你所知，在布宜諾斯艾利斯還沒有真正的心臟外科……相信我，假使我能在未來的日子裡，看到阿根廷新世代的醫生在全國不同的醫學中心工作，能用高品質的醫療知識和技術為大眾解決問題，我將是世界上最快樂的人。」

回到阿根廷之後，法瓦洛羅建立了一間重要的診所。一九八〇年，他成立法瓦洛羅基金會（即日後的法瓦洛羅大學）。他在那裡指導超過四百位阿根廷和拉丁美洲慕名而來的住院醫師。他們在那裡接受心臟手術的訓練，例如法瓦洛羅的心臟繞道手術，以及其他技術，後來也包括血管擴張術和支架置入，還有治療肝、腎等其他器官的方法。法瓦洛羅再次獲得成就感，並得到崇高的地位。

這個出生卑微但有遠大目標的男人，在拉丁美洲將一顆顆的心臟縫合回去，並且啟蒙許多後進繼續為更多的心臟解決問題。此時，悲劇突然來襲。

一九九八年，俄羅斯和巴西經濟解體，促使阿根廷的經濟快速崩盤。突然之間，法瓦洛羅基金會負債七千五百萬美元。法瓦洛羅奮力爭來的一切，似乎全部停擺。他鬱悶不已，曾在身邊陪他經歷一切的妻子，也在不久前離世。法瓦洛羅當時已經七十七歲，目睹過各種死亡。他寫了一封信，上面列出他已實現以及未能實現的事項，最後他寫道，自己已厭倦為了他人損壞的心臟「像個乞丐一樣地求人」。他舉起了槍，向自己那顆跳動而淌血的心臟扣了扳機。

❤ ❤ ❤

法瓦洛羅回到阿根廷幫助他的人民，格林齊希則選擇了一條完全不同的道路，他過著冒險的生活型態，絲毫無意回到德國。一九八〇年，他以「國寶」之名獲頒美國公民身分。他在世的期間，越來越多人進行了支架植入。一九八五年十月二十七日，格林齊希和妻子決定在暴風雨中，從聖西蒙斯島飛回亞特蘭大，然而，他們的飛機在喬治亞州的福賽斯郡附近失事。當時格林齊希才四十六歲，妻子是住院醫生瑪格麗特．安．格林齊希，才二十九歲。格林齊希和法瓦洛羅的心臟，都不曾面臨他們努力對抗的動脈粥狀硬化。

但是第一位做血管擴張術的病人巴赫曼活下來了。伯恩哈德．邁爾醫生在格林齊希搬到亞特蘭大之後，在瑞士接手照顧巴赫曼，二〇〇七年他檢查了當年格林齊希經手的那條冠狀動脈，是比先前稍微堵塞了一些，但還不到非得治療的程度。巴赫曼終於在二〇〇七年戒菸，並嘗試降低生活壓力。他的醫生並不建議裝入支架，但巴赫曼堅持，也如願以償。我在撰寫這本書時，巴赫曼還在世，世界各地也還在使用法瓦洛羅和格林齊希發明的技術。

一九七〇年，冠狀動脈繞道手術已成為全世界最常見的外科手術之一。到了一九九〇年，血管擴張術[12]比繞道手術還要普及。在某些地方，比如美國，只單純從醫學方面的成功來衡量這兩項手術：病人多活了幾年？他或她是否健康或平安無事？然而，一項手術技術的成功，也可以以病人待在醫院的時間或醫院的獲利來衡量。就醫學的角度來看，格林齊希的支架成功率和繞道手術差不多，但不會比繞道手術更好，然而，支架手術能縮短病人待在醫院的時間，且讓醫院賺到更多錢，因而很快成為動脈堵塞的標準療法。雖然外科醫生的手指頭仍持續在大腿和腹股溝裡的靜脈移來移去，但已經逐年減少了。整體來說，心臟手術變得比較少見。

支架和繞道手術都能讓血液再度暢通，但卻不能改變動脈粥狀硬化的肇因。動脈粥狀硬化就像忙碌的海狸，一發現水流就想堵住它。我童年時常常在疏通我家池塘的排水渠。海狸會用糞便、唾液、樹枝、泥土把排水渠堵起來，只有清掉那些東西，水才能繼續流動。只要海狸還在，水渠就會再次堵塞。

當你有動脈粥狀硬化，表示體內的海狸永遠不會罷手。這是格林齊希、法瓦洛羅，或任何外科頂尖醫生都沒辦法解決的。他們能把碎片清乾淨，但那些繞道血管也可能再度堵塞。約有百分之十五的繞道血管，會在第一年就堵塞，十年後則約有百分之四十。[13]疏通的動脈也可能再度堵塞。雖然這些手術完美無瑕、不可思議，但仍只是權宜之計。

一定得有人找出並防止造成堵塞的原因。

第十一章　戰爭與真菌

二〇〇四年某一天，遠藤章去找他的醫生。他沒生病，只是去做健康檢查。醫生在診間幫他做了一些例行的檢驗，抽血、量脈搏，然後請他回家等結果。遠藤已經到了身體可能會無預警垮掉的年紀。他感覺身體無大恙，但也很可能並非如此。

幾天後，電話響了，醫生帶來了一些壞消息。遠藤的膽固醇指數太高，高達每分升兩百四十毫克，當中低密度脂蛋白高達每分升一百五十五毫克。[1]但也有好消息，有些「很好的藥物」能用來降低膽固醇，叫做「他汀類藥物」。

遠藤露出了微笑。

遠藤從醫生那裡得到的處方，是最常見的現代藥物。今日的美國，每十個成人就有一人服用他汀類藥物，年過六十五的人，則每三人就有一人服用。有些研究甚至建議，每個成人都應該服用他汀類藥物，認為它可以有效預防心臟病和中風。遠藤拿到的處方很普通。不尋常的是，遠藤與這些藥物以及製造它們的真菌之間有段淵源。

一九四五年七月，遠藤十一歲的時候，兩顆原子彈落在廣島和長崎。蕈狀雲在這兩個地方升起，成了科學威力與人類恐懼的證據。二戰雖然結束了，但在日本已經奪走了成千上萬人的性命。遠藤住在日本東北一座農場裡，離廣島和長崎很遠，但仍受到戰後的經濟苦果影響。原子彈落下之後，日本被占領，糧食短缺，所以遠藤和所有人一樣，得自己學會採集食材，供應家人和鄰里所需。[2]遠藤和朋友花了很多時間在農場附近的森林裡，採集野菇和植物；這段經歷不但對他有用，而且造成決定性的影響。

有些蕈菇不小心吃到是會致命的；有些則極為珍稀，味道細緻，每磅要價數千美元。遠藤學著辨別可食用與會致命的菇類，以便採集食物。不同品種的菇類之間，辨別之處非常細微（不同的孢子顏色、蕈褶構造、蕈柄形狀和大小，都得做足功課才行），但這些區別很重要，決定了它是食物、藥物或是毒物。

真菌本身無法移動，從數千萬年前在這塊土地生根開始，真菌就處於任人擺布的狀態，於是演化出令人驚歎的自我防衛武器。遠藤當年還只是個小男孩，沒學過那些化學武器的名字，雖然他知道它們的殺傷力。多年之後，他回想起某一天，祖父帶他去採集一種叫做毒蠅傘（Amanita muscaria）

的蕈菇。[3]祖父在這簇蕈菇附近釋放了一把家蠅。家蠅深受蕈菇所散發的土味吸引，飛撲過去，狼吞虎嚥地吃起來，隨後一隻接一隻死去。祖父採收這些蕈菇後，煮熟了吃掉。看來無害的東西可能會致命，而看來致命的東西也可能可以食用，甚至很美味。（然而值得一提的是，遠藤的祖父當時很可能弄錯了。日本的菇類指南指出，即使煮熟的毒蠅傘，還是有毒）這種轉變背後的大自然奧祕，吸引著遠藤，如同真菌召喚著蒼蠅。

即使才十一歲，遠藤就已經意識到，他所成長的地方無法提供他想要的。他想念高中，上大學；他想做番大事，為人治病。然而遠藤越是堅持，就面臨越多新的限制。祖父是村子裡最像醫生的人，然而他還是無力治療大多數的疾病。村裡許多人得了病就只能等死，而且死因沒人說得準。遠藤在四年級的時候，祖母得了癌症，祖父用盡了所有當地療法，還是治癒不了。遠藤站在祖母的床邊，摸著她胃部一團球狀的腫瘤硬塊。祖母臨終前，他握住她的雙手，就是這一刻，他需要魔法。但他沒有，至少當時還沒有。

十七歲時，遠藤離開了村子，前往秋田市一個稍大的城鎮念高中。在那裡，他對醫藥和真菌的興趣益發強烈，近乎癡迷，牽引著他再訪殺蠅蕈菇。遠藤想更了解的是，煮沸就可以除去毒性，那是否是沸水沖走了毒物呢？這是個過於單純的想法，畢竟他還只是個高中生。遠藤將一些毒蠅傘煮沸，然後將蕈體撈出來放在盤子上，再把湯盛到另一個盤內。蒼蠅往兩個盤子飛來，但只有喝了湯的蒼蠅會死掉。顯然毒素是被沸騰的水沖刷掉了。這就是一個與眾不同的男孩全神貫注的事，[4]然而正是這種全神貫注，令他的成就得以發酵。

到了申請大學的時候，遠藤的父母負擔不起學費，所以要遠藤的哥哥勸他放棄申請。遠藤沒被說服，學費他自己會想辦法。他離開村子前往位於仙台的東北大學農學院就讀，那是七所帝國大學中的一間。上了大學後，他總是飢腸轆轆。他日後回想時，說自己「總是隨時準備好筷子」，鈴聲一響起，像遠藤這樣的窮學生，就可以去撿富裕學生留在盤裡的食物。有時即便吃了剩菜，遠藤仍然「餓到無法專心聽課」，幾乎快要昏倒。

一九五七年遠藤畢業時，照理來說，經濟拮据的他，在資金充裕的領域找工作應該是再正常不過的事了。而且，假如遠藤聽從父母的意見，依照一般的經濟觀念，他可能就會選擇一條比較舒適有保障的道路。但是，遠藤想要接觸新事物，似乎在很年輕時他就知道，每一次面對選擇時，他都會挑選比較困難的選項。他給自己的困難任務是關注大自然，尤其是探索真菌這種極具生物多樣性的野生藥局，找尋像是可以毒死蒼蠅這種有潛在用途的化合物。全世界只有少數人研究這個領域，但身為日本科學家，遠藤的優勢即童年時就與這些野生物種為伍，特別是所有鄉村地區都共有的蕈菇類，同時也能反映出日本蕈菇科學知識的經驗。

他的第一份工作是在東京的三共會社。東京是個大城市，很快就成為世界上最大、最繁華的城市之一，但當時她尚未完全從戰火的灰燼中站起來。遠藤當時研究野生蕈菇的酶，企圖讓它分解水果裡的果膠。葡萄的果膠會使紅白酒或蘋果酒變得苦澀。如果有某種物質能夠分解它，這種物質就極具價值。

遠藤以演化生物學家的方式思考，決定研究一種生長在野生葡萄上的真菌。他推測這種真菌若要吸收葡萄所有的養分，那它勢必得發展出能分解葡萄果膠的化合物。不到一年，他就發現了葡萄白腐菌（Pilidiella diplodiella），三共很快就從該真菌取得活性化合物，發展出商業用途。向大自然學習的努力有了回報，遠藤也嘗到成就感的滋味，但他想要的更多。他會持續關注真菌，但不是在食物這一領域。他想在醫藥領域研究真菌，拯救人類（而非奢侈的飲料），他知道該怎麼做——治療血液中膽固醇過高而引起的問題，並想辦法降低膽固醇。

❤ ❤ ❤

膽固醇是一種天然的類固醇，與睪固酮與皮質醇同一家族。膽固醇存在於細胞壁，在動物體內則存在於血液裡，隨著血液移動。從細菌到狗，幾乎所有生物都需要膽固醇。它對腦部功能尤其重要；你的每一縷思緒，都需要一點膽固醇。然而，一九九〇年代初期，俄羅斯的兔子實驗指出，膽固醇雖然必要，但過多的膽固醇會導致動脈粥狀硬化。在遠藤進行研究的時候，高膽固醇已被視為動脈粥狀硬化的主要特徵，即便大家對此還不甚了解。假使能降低膽固醇，那麼或許就能預防動脈粥狀硬化。諷刺的是，遠藤開始他的研究時，日本是全世界血液裡膽固醇指數最低的地方之一。但遠藤明白日本的生活型態會逐漸西化，日本人也會有風險。

當遠藤還在研究水果並尋找新品種的真菌時，膽固醇的研究出現一個重大的進展，為遠藤的新想法做好了準備。哈佛大學德裔生化學家康拉德．布洛赫研究出人體如何製造膽固醇，他發現，血液和細胞裡的膽固醇只有一部分是來自飲食，大多數膽固醇是人體自己製造的。在肝臟裡製造膽固醇的三十個步驟裡，羥甲基戊二酸單醯輔酶A（以下稱HMG-CoA）這種還原酶，是負責執行速度最慢的一個環節，所有步驟都得等這一步完成才能繼續下去。只要加快這個步驟，就能製造出更多膽固醇；而拖慢這個步驟，則製造的膽固醇就會減少。一個人吃進太多膽固醇時，系統會自動平衡，意即過量的膽固醇（低密度脂蛋白的形式）會阻止HMG-CoA還原酶工作，身體會減少製造膽固醇。因為這樣的平衡機制，減少攝取膽固醇時，對體內膽固醇的水平沒有太大影響；只有當攝取極大量膽固醇時，身體調節血液膽固醇的能力才會不堪負荷。

維持血液膽固醇水平，每個人的身體都有極大差異，此差異很大程度純粹是取決於基因。在患有基因失調的家族性高膽固醇血症（familial hypercholesterolemia）人身上，如果擁有兩套（父母各一套）高膽固醇基因變體，其膽固醇指數會趨向高達每分升（即一百毫升）八百毫克；若只有一套基因變體，則為分升三百至四百毫克。高膽固醇指數是由於HMG-CoA還原酶的行動不受管束所致。血液膽固醇過高的人常被當成病人治療，但實際上他們只是普遍現象裡的極端例子，每個人膽固醇水平的差異（不計飲食）都是基於他們從父母身上遺傳到的基因。遠藤當時還不理解飲食與生活習慣對膽固醇的相對影響，但已經夠讓他明白，即便計入這些影響，以化學的方式改變體內膽固醇的水平，非常有用，甚至可以救人一命。

一讀完布洛赫的研究，遠藤馬上寫信給他。他向布洛赫說明自己打算發明能降低膽固醇的藥物，並細述他的計畫。遠藤從小就想像著要去美國工作，他的童年偶像日本科學家野口英世，就是在那裡進行他偉大的研究，發現並記錄梅毒螺旋體（Treponema pallidum）。但是剛得到諾貝爾獎的布洛赫沒有回信，他是個大忙人，不難想見遠藤並非唯一寫信給他的有潛力的年輕科學家。於是，遠藤轉往紐約愛因斯坦醫學院，和伯納德·荷瑞克教授工作，在那裡他花了兩年研究細菌細胞壁裡的脂多糖（lipopolysaccharides），然後才再度回到日本三共會社的研究單位工作。遠藤在紐約所做的研究並不是他所想要的，雖然學會了新技術，但他還是在等待，等待如何找出以真菌降低膽固醇的方法。若要說在美國那段期間有任何意義，就是看到那麼多人死於動脈粥狀硬化，更強化了他的決心。所以他一回到三共，便著手研究，可是卻遭遇障礙。他花了三年時間，才說服主管接受他的膽固醇計畫。[5]

❤ ❤ ❤

在布洛赫之後的研究，多半致力於理解體內膽固醇的運作，或是飲食對膽固醇的影響。雖然飲食和生活習慣很重要，但對遠藤來說，基因（和文化）似乎更重要。膽固醇水平或許能經由適當的飲食和改變生活型態來降低，但對於那些天生就屬於高膽固醇和心臟病高危險群的人，似乎還需要其他能重新平衡膽固醇調節能力的東西。這就是遠藤想研究的。

要對付高膽固醇，飲食節制和運動受到普遍的認可，但用藥物控制的方式多年來相對被忽視。為了專注在降低膽固醇的藥物研發，遠藤又選擇了一條不尋常的道路。他想做一點激進的東西，一如面對果膠，他再度採用演化的觀點。按照他的回憶所述，總共經過了五年，才得以實現他的想法。

他決定把焦點放在減緩肝臟製造膽固醇的速度，因此他得找到某種能阻止關鍵的 HMG-CoA 還原酶的天然化合物。遠藤的啟蒙理論，就來自於他年輕時期對真菌的測試，以及在大學讀到蘇格蘭生物學家亞歷山大．弗萊明的研究。亞歷山大．弗萊明是位科學家，也算得上是藝術家。他很愛搞東搞西，還曾以細菌來創作藝術。他在培養皿上應用不同的菌株，準確掌握它們的成長速度（產生特定的顏色），在某個時刻，它們就形成了一幅圖案，看來像是一個嬰兒、一名警察，或其他的東西。為了形成這樣的藝術作品，弗萊明必須精確地掌握不同菌株的生長速度、型態、顏色。要發現各種罕見的細菌，其中一種方法就是要讓培養皿擱置得夠久。一九二八年，某種微生物在他久置不動的培養皿裡長成一圈，圈圈的外環卻是一片死寂。在那道環裡，似乎什麼都長不出來，而環內的微生物，就是製造盤尼西林的真菌，是一種青黴菌（Penicillium）。而圍繞著青黴菌的圓環，就是它所分泌的抗生素，會消滅與之爭食的葡萄球菌（Staphylococcus）。青黴菌的殺戮法是釋放一種叫 β—內醯胺（beta-lactams）的化合物，能阻止細菌製造細胞壁黏合物的肽聚醣（peptidoglycan）。

弗萊明發現了青黴素，在這過程中也發現了細菌和真菌之間自古以來的戰爭。至今被詳細研究過的真菌中，幾乎都能產生某些物質來殺死細菌（真菌抗生素目前市占率仍有百分之六十五）。假使有一百萬種真菌（大概有多少種沒人確定，但這數字聽起來很合理），它們自己和其基因，就是一百萬種抗生素、抗真菌素，以及其他更多有用的藥品。我們需要抗生素，多虧了它們，人類社會才能欣欣向榮。但遠藤有個更遠大的想法，只有他有，其他人似乎都沒意識到——人類可以將真菌所生產的抗生素，運用在和殺菌完全無關的目的上。一開始，就只是先觀察真菌如何攻擊細菌，然後再思考如何能加以利用。

在真菌破壞細菌的方法中，最簡單的是攻擊它們的細胞壁（像是用青黴素），以及細胞壁裡的細胞膜。細胞壁能保持細菌的完整，不讓它們潰散消失。細胞膜則像是有滲透性的過濾器。不同於真菌，遠藤知道許多細菌的細胞膜是建立在膽固醇的鷹架上。他以或許合理的演化基礎推論，會不會有哪些真菌，已經演化出能阻止細菌製造細胞膜所需的膽固醇的方法呢？

遠藤就是要找出這種真菌。這個想法很合理（至少以後見之明來看），但找到它的機會卻很渺茫。遠藤在尋找一種可能存在的化合物，但卻沒有任何頭緒。他決定研究幾千種真菌，若有必要，他還可以研究更多。他願意花上數年的時間，必要的話，數十年他都願意。唯一的限制，就是他的雇主願意讓他研究多久、讓他測試多少種真菌。這項任務需要許多步驟。每種真菌都得從自然界中找到，然後在大燒瓶裡的培養液裡培養（因此還得先知道該餵它什麼）。接著再攪拌倒入（從老鼠）肝臟製造膽固醇所需的酶，[6]而可以阻礙這些酶的真菌，就是繼續研究的對象。沒有通過安全測試的真菌會被捨棄，昂貴的真菌、繁殖過慢的真菌、加熱時會遭到破壞的真菌，也都被捨棄。接著，有了一份通過所有測試的真菌名單後，遠藤還有更多測試要做，弄清楚為何這些真菌有效果；然後還得再次確認動物用來製造膽固醇的限速酶，即 HMG-CoA 還原酶，是否會受其抑制。他甚至嘗試分離或純化出這些具有抑制效果的活性化合物。

這項研究既乏味又磨人，不像科學實驗，反而更像是工廠作業，很像工業微生物學。如同遠藤在一次訪問中所說：「和樂透不同，樂透一定有獎金……（在藥物的研究領域裡）沒有人知道獎金到底存不存在。」在每個滿懷希望的日子裡，隨之而來都是一整打叫人絕望的日子。好不容易，篩選了三千八百種真菌之後，他終於在一種叫做終極腐黴（Pythium ultimum）的真菌上，發現了一種可能有用的抗生素橘黴素（citrinin）。將橘黴素注射到老鼠的血液裡，它會抑制 HMG-CoA 還原酶，更重要的是，還降低了膽固醇指數。這是令人欣喜若狂的一刻，但後來卻證實了，橘黴素對老鼠的腎臟有毒性。一切得從頭再來。

一九七二年初夏的某一天，經過測試了另外兩千三百種化合物後，研究人員又發現了另一種化合物，能降低 HMG-CoA 還原酶的作用，連帶降低膽固醇的產生。遠藤和實驗室成員興奮不已，但也再度面臨挑戰：他們無法將那種化合物從真菌中分離出來。終於，在一九七三年七月，有了新的突破——他們找到一種日後被命名為康百汀（Compactin）的化合物。康百汀的活性機制很簡單，它和 HMG-CoA 還原酶的基質相似，能將 HMG-CoA 還原酶黏住，阻礙膽固醇的生成。在大自然中，真菌就以這種化合物阻撓細菌形成細胞壁。遠藤希望它也能對抗心臟病，防止血液裡過剩的膽固醇形成斑塊。

這種可以分離出康百汀的真菌，是遠藤從京都一家糧行的米上發現的；它也生長在水果上，包括柑橘和檸檬。一開始研究時，他們就發現康百汀似乎比橘黴素安全。更讓遠藤驚奇的是，這個化合物是由桔青黴（Penicillium citrinum）產生的，與弗萊明發現抗生素的那種真菌是近親。這本身就是個好兆頭，但關鍵測試還是這種化合物能否降低老鼠的膽固醇指數。遠藤將化合物送去三共的中央研究實驗室檢測，只能等待結果了。檢測結果出來了，老鼠的膽固醇指數沒有下降。遠藤滿腦子的絕望和咒罵。他再試了一次，這次他親自測試，同時在成年鼠和小鼠身上進行。再次天不從人願，如同他日後的形容：「感覺就像是兩年的研究、超過六千次的測試，都毫無進展。」

這種時候，大多數人都會放棄，而且放棄是可以諒解和合理的。有些實驗只要持續下去，就必然會有發現，但遠藤這項最終證實是值得研究、康百汀為其中一種形式的他汀類藥物實驗，不屬於這類的實驗。他沒有放棄，雖然筋疲力盡，但他重新讓自己振作起來，這次轉向試圖找出是否老鼠本身哪裡出了問題。研究漸漸有了進展，兩年後（距離他的研究計畫構思有七年之久），他想起了那些雞。牠們或許是希望之雞。他有個朋友叫北野憲俊，是養雞的。遠藤認為，或許是他用的老鼠不尋常。他知道比起人類，老鼠血液裡的膽固醇比較低，也許是他的老鼠不太正常呢。雖然這種可能性非常低——畢竟老鼠在全世界的實驗室都是作為人類的模型，選牠們當模型，就是基於和人類的相似性。人類和雞當然不一樣，但可能也有相似之處。在這局或許沒有贏家的樂透裡，這是最後一張還沒兌獎的彩券。

北野原本打算把他的雞殺了，但在酒吧裡黃湯下肚後，遠藤要他別殺。遠藤懂得照顧雞，就把朋友的雞帶走了，接下來的數星期裡，他就是在餵雞、鏟雞屎，也在牠們身上測試他的化合物。第三十天，他替這些雞抽血，邊抽邊想著自己到底在幹嘛啊？如果這化合物在老鼠身上沒效，沒有理由在雞身上就會有效啊。但也許，只是也許……雞的血液裡有較高的膽固醇指數，至少在母雞身上是如此，最後流向雞蛋裡。（而老鼠剛好相反，雖然遠藤當時還不知道，老鼠體內能抑制 HMG-CoA 還原酶的低密度脂蛋白含量極低。）那些體內沒有新型化合物的雞，如同預期，膽固醇指數和實驗前一樣。但那些有注射化合物的雞呢？牠們究竟如何？這些實驗組的雞，膽固醇指數降到了一半！一半！遠藤用這十來隻肉質老到不能吃的雞，解決了膽固醇的問題。他繼續在猴子身上重複這項實驗，猴子與人類的相似度高於老鼠或雞。在猴子身上，這種化合物仍然奏效。

❤　❤　❤

接下來的實驗（包含在更多的狗或猴子身上測試康百汀）也是挑戰重重，最後，遠藤達成了他的夢想：用化學之鑰，關閉並鎖上體內的膽固醇之門。剩下的，就是如何商業化了。或許有人會以為，經歷了這一切後，商業化的挑戰似乎就顯得微不足道了，然而並非如此。首先，他們要解決一個問題：這藥安全嗎？有一份以老鼠測試的研究指出，這種藥（在老鼠身上甚至無效）會造成腎臟出現結晶。雖然遠藤花了一年的時間證實不會產生結晶，但遠藤的公司卻堅持會。接著，他們（以從未公開的數據）又陷入康百汀是否會在狗身上造成腫瘤的爭論。遠藤的計畫被終止了，他提出異議，並嘗試其他路徑，但都行不通。結束了，所有的研究轉眼間成空，至少對遠藤來說是如此。

遠藤的康百汀研究，也鼓舞了其他研究人員對他汀類藥物的投入，有些是暗中進行的。美商默克藥廠曾在一九七六年取得一份美伐他汀（mevastatin，美伐他汀即康百汀製藥後的商業藥名）的樣品及相關未公開的數據，作為公開協議的一部分。默克藥廠還不至於大膽到直接銷售美伐他汀這出自三共的藥物、遠藤發現的藥物，但他們勇敢地投入研究，尋找類似的藥物。洛伐他汀（Lovastatin，製藥後名為美乏脂錠〔Mevacor〕）就是從紅麴菌（Monascus ruber）以及另一種叫土麴菌（Aspergillus terreus）的真菌裡分離出來的。一九八七年秋天，美國食品藥品管理局核准了洛伐他汀，成為第一種在美國上市的他汀類藥物。之後，合成的他汀類藥物以生物製造或自然萃取兩種化學方法製成，其中立普妥（Lipitor）和冠脂妥（Crestor）是現在市場上最有商機的他汀類藥物。至於遠藤，則從未因他的發現而在財務上有所幫助。一九七八年，遠藤突然離開三共公司，接受了東京農工大學的職位，一到那裡便繼續他的研究，即便資金不多，而且他的他汀類研究也未曾為他帶來任何直接的好處。至於他自己的膽固醇問題，他服用過默克的美乏脂錠一陣子，後來停藥，選擇多做運動。與此同時，他汀類藥物通過了隨後的測試。今日，他汀類藥物每年共有高達數百億美元的銷售額。有超過三千萬人服用他汀類藥物，總計共延續了數億萬年的壽命。

他汀類藥物可以拯救性命是很確定的，特別是對動脈已經開始阻塞的年長者而言。但還有一個議題，即這藥物可運用在多廣泛的範圍？（例如年輕人或進行其他治療的病人應該服用嗎？）此外，最近的研究指出，他汀類藥物還可以降低膽固醇指數，以及抗發炎甚至抗氧化。然而，在關於治療心臟疾病的脈絡裡，他汀類藥物可說是最接近人類所能得到最明確且具實質效益的治療方式了。而這類藥物的出現，都要歸功於遠藤花了三十年的人生，從真菌和演化的角度探索而來。弗萊明、遠藤，以及他們的研究，對人類生存的貢獻，可說已經超越了所有醫藥科技的總和。還有另外三百多種青黴菌，它們又會有多少貢獻呢？沒人好好測試過，甚至沒人為大多數的青黴菌一一命名，相關的研究報告更是少之又少。單是在我的實驗室，就發現幾十種新的青黴菌菌種生長在室內和戶外，以及數千種常見但尚未命名的真菌。這些數以千百萬計未被命名、未被研究的真菌菌種，到底還擁有多少魔法？這是個不為人知的驚人祕密。自一九七一年起，那些新開發出來且具有醫藥用途的化合物中，其來自於野生動植物、特別是真菌和細菌的研究，就占了所有發現的百分之七十。當中包含了抗生素、抗真菌劑（真菌也得對抗其他真菌），甚至癌症治療處方，外加他汀類藥物。但地球上還有千百萬的物種，它們還沒被命名，更遑論研究了。一小把的土壤、發霉的麵包、腐爛的葉子或木頭，古老的物種正在以化學方式互相作戰，或和平共生，這些生命存在的地方，正潛藏著醫藥的新發現。[7]

第十二章　愛護心臟的完美飲食

遠藤章從演化化學的角度出發，尋求降低體內膽固醇指數的方法。患者是否該長期服用遠藤所發現的藥物，其實備受爭議，但很明顯地，他的研究產生巨大的效應，讓許多人活得更久。還有另一種方法也能降低膽固醇，也是很多人認為比較自然的方式——控制飲食。心臟疾病和飲食之間的關聯，深深受到一個人的影響，他的故事有點複雜，在今日的餐桌上，他不是英雄就是壞蛋，端看你怎麼想。這個人就是安瑟爾．凱斯。

凱斯出生於一九〇四年科羅拉多州的科羅拉多泉市。年幼時，全家搬到較為繁華的舊金山找工作，結果大地震劈開了地表，他們只好再度搬家，這次沿著海灣搬到了加州柏克萊市。即便還是個孩子，似乎已經能夠看出凱斯將會成功的跡象。一份測試報告將他歸類於高智商兒童，或許是太聰明的緣故，他很不安於現狀。他想用自己的方式探索世界，高中畢業前就離家出外闖蕩。他曾在伐木場工作，清理蝙蝠糞便；也曾在船上當過技工，隨船遠行到亞洲。他流浪的靈魂，不時因需要完成重要的人生里程碑而打斷。他的大學學位是在旅行期間完成的。從一九二七年開始，他的旅行次數變少了，並且註冊了位於加州聖地牙哥的斯克里普斯海洋研究所博士學程。在那裡凱斯開始研究魚類，在魚鰓和不斷張開嘴巴之間，綻放他的天才之花，探索多項宏大科學計畫，展開一場未知世界的冒險。這已臻成熟的天分，最終轉向了人體、飲食與心臟之間的研究。

他先從了解魚類開始。在斯克里普斯，凱斯致力於研究生理學以及魚類（特別是鰍魚）如何適應缺氧狀態，牠們活動中的心肌，會首先感應到缺氧。就是在研究魚類缺氧的問題時，他開始對身體如何以強大的自我調節能力，達到體內平衡的議題感到興趣。完成博士學位後，他待在哥本哈根，跟著諾貝爾生理學獎得主奧古斯特．克羅教授作短期的研究，他以鰍魚研究為基礎，試著了解鰻魚如何在鹹水到淡水、再回到鹹水的過程中，讓血液裡的鹽分濃度維持恆定。凱斯很輕鬆也很常找到新發現，使得他（對於未知的廣大事物）既謙虛又大膽。即使他的研究僅止於此，也足以為後人留下偉大的貢獻；但他並沒因此而停下來。

一九三三年凱斯回到美國，決定加入哈佛疲勞實驗室，開始研究人體。說到底，人類和魚類能有多大的不同？當時有越來越多科學家，投入人體在困難條件下，如何維持正常功能的研究（就像魚類能在不同水質中的自我調適），凱斯也是其中之一。凱斯特別感興趣的是人體在高海拔地區的反應。為了這項研究，他帶了一群遠征隊到高海拔地區，以便觀察人體（包含他自己）的適應情況，這是一趟讓他的流浪魂和科學進展都得到滿足的遠征。這次遠征的成員是一大票科學家，也是一場集體的自體實驗，這對運動生理學家來說——特別是哈佛的——是很普遍的。這些科學家會測量自己身體對高海拔的反應。一如預期，這趟旅程並不輕鬆（還發生過一次在高海拔上鬥毆事件），但在科學上卻是一項成就。[1]回來後，凱斯寫了許多篇文章，運動員心臟大小（比一般人大很多）、胰島素的屬性、血液裡的化學作用、母山羊和胎兒之間的二氧化碳交換、微血管的滲透性、氧氣如何從血液移動到組織裡、體內睪固酮和雌激素的影響等等，不一而足。這些論文有見地、大膽、創意，且文如其人，四處留下足跡。他因為這些研究受到讚揚，在離開他與妻子瑪格麗特相識的梅奧醫院之後，最大的獎賞是一九三七年得以在明尼蘇達大學建立自己的實驗室，他籠統將之命名為生理保健實驗室。

凱斯在自己的實驗室或其他地方所做的發現，都為他研究人類心臟和心血管疾病帶來貢獻。好比說，之前的高海拔研究，教會了他如何帶領一群實驗室科學家，進入新的領域。然而，對凱斯最有幫助（而且是預言式的）的經驗，或許是開發出完美的軍糧這項挑戰。軍方對於傘兵配給的糧食很不滿意。凱斯當時主持一間生理學實驗室，他認為自己夠聰明且經歷豐富，足以負責這項改良工作，所以前往位於芝加哥且為武裝部隊所設立的軍需膳食暨包裝研究學會，向負責人自薦可以解決他們的問題。但他遭到拒絕。幸運的是，他得到好傢伙爆米花公司贊助的好傢伙紙盒，以及箭牌總公司的一小筆經費（就是那個以薄荷口香糖聞名的箭牌），他用這筆經費在當地超市買了一些東西，根據自己之前關於維他命及人體能量需求的研究，製造出一份餐點，既足以維生（依當時的知識）又不讓人倒胃口，在營養和口味之間取得平衡。當時，他只是想把口糧做得更營養，也還沒考慮到心臟的健康問題，但他已經意識到，新的食品若要被大眾接受，口味、市場、科學必須占相同的比重。他開發的口糧奏效了，後來被稱為K口糧的組合，讓傘兵可以應付緊急狀況的食物補給。因為軍中許多將領也很喜歡這新的口糧，（巴頓將軍將之視為軍事上的一大突破）它便成為所有前線士兵的標準配給口糧。K口糧後來也成為軍方的常態配備。

❤　❤　❤

只要下定決心，幾乎沒有凱斯做不到的事。他的研究不只有所發現，還能說服旁人追隨他前進。然而，這些人願意跟他走到多遠呢？這點即將面臨考驗。凱斯決定研究「從預設的生活模式、個人嗜好、活動、飲食，來預測短期和長期的人體生理結果。」[2]這項實驗必須以人出發，而且相當極端。

因當時正處於二戰最糟的時刻，迫切的需求，就是要了解飲食對身體的影響。和平民一樣，各國士兵都在挨餓，但當時對於身體在挨餓的狀況下會發生什麼事，以及如何治療飢餓的人體，所知甚少。凱斯決定招募可信賴的受試者，參與飢餓的研究，來報名的多是基督新教貴格會的教友。（貴格會主張和平，在二戰期間拒絕以參戰報效國家，因此教徒們都渴望找到其他貢獻國家的方式）凱斯把他們安置在明尼蘇達大學足球場的地下室。（那裡的空間夠寬敞，但是每次觸地得分時，球場還是會因歡呼聲而震動）他們依「低卡路里飲食」和「飢餓飲食」分為兩組。受試者因飢餓而開始感到絕望，但是，中途放棄實驗，就像放棄自己所愛的祖國一樣讓人感到羞恥，因此無人離開。從個人角度來說，凱斯對這項實驗感到十分掙扎，因為他得在這些人身上施加痛苦。然而整體來說，即便是在最難捱的時刻，這些人還是相信他們的任務具有重大意義。實驗後的幾年，除了極少數的人，這些飢餓受試者都說，如果重來一次，他們還是會參與研究。他們所經歷的飢餓是非常極端的（其中一人還用斧頭剁下自己的手指，只為了讓自己送醫，以便脫離實驗又不顯得軟弱），但他們對社會的貢獻是極大的。[3]這場研究催生了一篇人體飢餓狀態最全面的論文。二戰結束時，集中營那批被囚禁而忍受飢餓的人獲釋需要進食時，醫界就是參考了這份研究的結果，即使是今日，這份研究結果也適用於治療患有極端進食障礙的病人。凱斯想做一項能被長久運用的研究，他做到了。

經過從魚類到K口糧，再到飢餓問題的研究，凱斯開始思考一件人類更核心的事情，他想知道人類——不只是士兵或是飢餓的人——應該吃什麼，不只是士兵或飢餓的人。在凱斯的所有研究中，即便是研究鰻魚或鰷魚，飲食和生活習慣都是他研究的基本要素。至少對人類而言，似乎飲食、生活習慣都深深影響了膽固醇的狀況。他知道膽固醇與動脈粥狀硬化和心臟疾病有某種關聯，早在一九四八年，凱斯就研究過牛奶中的膽固醇對人體的負面影響。起初，凱斯並不知道膽固醇有很多種類，[4]也不知道人類攝取的膽固醇，對血液裡的膽固醇指數影響不大，但是他夠聰明，用自己的方法發現這一切。

隨著凱斯的檢視，他越來越意識到了解膽固醇、粥狀動脈硬化、心臟疾病的重要性。戰後幾年，心臟疾病似乎在商業界高層主管之間流行了起來，凱斯很清楚知道，這些高層人士一般攝取太多高膽固醇、濃稠滑順的油膩飲食——蛋類、奶油、牛奶，以及奶油。在所有專家當中，只有凱斯認為這個現象既新穎又棘手，他也觀察訃聞，發現有權有勢的富人，很多是因為心臟病發逝世的。5一九○○年代，肺炎是頭號殺手，到了凱斯觀察訃聞的一九五○年代早期，心臟疾病似乎已經取而代之。

當時，凱斯推測，攝取過多動物油脂會導致人體製造更多膽固醇，再加上攝取的膽固醇本身，會導致動脈粥狀硬化的機率提高。這樣的關聯性，在當時還沒有研究文獻，但他以自己的假說，安排一項非正式的測試。他向明尼亞波里斯市的商人發出訊息，因而成功邀請到他們其中二百八十六位參與研究。他們都要做身體檢查，包含血液的膽固醇指數，一年數次，為期二十五年。他也會追蹤他們死亡的原因。凱斯是個很有說服力的人，這些商人也都同意了。他曾以對抗德軍之名，說服可信賴的受試者把自己餓個半死。現在，他只要以對抗心臟疾病之名，說服這些人提供血液、接受測試。這些同意者當中，包含明尼蘇達大學知名足球教練伯尼．比爾曼，以及政治人物愛德華．約翰．戴和州長，他們都很興奮能參與凱斯這項極具遠景的研究。

凱斯預期會在這些飲食中富含動物油脂和膽固醇的人身上，得到更高的血液膽固醇指數，確實也是如此。由於高油脂、高膽固醇和黏稠斑塊之間的關聯，凱斯想了解，改變飲食能否降低膽固醇和斑塊的形成，進而預防心臟疾病。

凱斯的數據指出，單純只是改變飲食，例如降低飽和脂肪的攝取，或許能降低心臟疾病的風險，但他需要更多直接的證據。雖然飲食中的油脂和血液中的膽固醇，似乎存在著某種關聯性，但也可能是其他因素的影響。此外，那些較常心臟病發的商人，他們的膽固醇指數並沒有高於一般人。於是，凱斯決定做個實驗，將脂肪的真正變因獨立出來。他獲得批准，可以調整海斯汀精神病院裡三十名病人的飲食，其中十五名病人以澱粉取代動物性油脂，另十五人的膳食則與實驗外的病人差不多，含有豐富的動物性油脂。「動物脂肪組」的病人經測試後，膽固醇指數提升了，而「澱粉組」的病人，指數則降低了。現今回頭看那些數據，二者的差距其實非常有限，然而當時的凱斯，卻對自己的推測更有信心——在統計學是有差距，但在現實中或許並非如此。較多地攝取動物脂肪，血液的膽固醇指數之所以會提升，是因為膽固醇要護送不溶於水的動物性油脂更輕易在血液中流動，體內的膽固醇指數自然就會增加，本質上不能算是疾病，而是人體對於「移動不易」的物質的正常反應。然而，凱斯就是覺得，血液的膽固醇指數必然與高膽固醇導致動脈粥狀硬化的程度有所關聯。

♥ ♥ ♥

大大小小的研究和實驗，有助於凱斯確認他的直覺，讓他深信自己走在正確的方向上。但他需要更龐大的計畫，以說服大眾和他的同事。最理想的做法，就是進行一項全球性的實驗，他指派世界各地的研究人員，分別實行數種飲食和生活型態。這樣的實驗可說空前絕後，對凱斯來說也是如此。[6]正在此時，凱斯已經構思下一個絕佳計畫，一組「自然實驗」（natural experiments）。

凱斯的第一個方法，是研究各國那些移居到不同文化的新區域——以這個案例來說，是夏威夷——的居民，搬遷後他們會發生什麼事。這有點像是演化生物學家和生態學家所做的自然實驗。英國生態學家查爾斯·艾爾頓是這種實驗方法的其中一位先驅。他意識到，把某一物種從一個地方換到另一處時，儘管是無意的，也是對一種生態理論的測試。科學家可以觀察特定地方哪個物種可以順利生長，以及牠們演變的速度有多快。凱斯再度從生態學家或生理學家的角度思考，以同樣的脈絡來看待移民。無論來自哪裡，新移民都要遵循當地的飲食，雖然他們來自不同的基因、文化以及飲食背景。理論上來說，凱斯可以觀察的不只是夏威夷美式生活的影響，也包括這種影響是否對不同的人會產生不同的效果。

移居夏威夷的日本人，是很有趣的測試對象。和其他美國人一樣，夏威夷人攝取的動物脂肪，比世界上其他地區的人——包括日本人——還多。很明顯地，平均膽固醇指數為一百二十的日本人，移居到夏威夷後，他們的膽固醇指數提升到一百八十三，罹患心臟疾病的風險也隨之增加。相似的結果，日本人移居到洛杉磯這個飲食更加美式的地方後，膽固醇指數大大提升到兩百二十，和夏威夷的日本人相比，罹患心臟疾病的風險也增加了。這項證據十分引人注目，但仍有幾個問題有待確認，尤其是成為夏威夷人或洛杉磯人，除了高動物脂肪飲食外，生活上還有許多其他的改變。例如，花更多時間待在室內、抽更多的菸、缺乏維他命D、鹽和糖的攝取增加、接觸的寄生蟲改變、更常暴露於汙染中等等，不一而足。

一九五〇年代末開始，凱斯決定執行另一項自然實驗。他要比較不同國家居民的飲食，以及他們的動脈粥狀硬化和心臟疾病的罹患率。他前兩個實驗的國家，一個是以魚類和米食為主、動物油脂較少的日本，另一個是芬蘭，照凱斯的說法，芬蘭人有時會以奶油和起司當作一餐。凱斯比較了這兩個國家（他訓練兩國醫生，在病人身上執行一套標準的重複測量方式；凱斯再次說服人們和他一起為共同的目標努力，其實這是他個人的目標），他發現攝取較多油脂的地區，也就是芬蘭，心臟疾病罹患率較高。凱斯接著與更多人會晤，招募更多國家參與他的研究。到了一九五六年，參與這項計畫的國家已有希臘、南斯拉夫（現在的克羅埃西亞）、義大利、荷蘭，逐漸發展成一個被稱為「七國研究」的計畫；除了這七個國家，其實還有很多個別地區的研究。

因這項七國計畫，凱斯在全世界飛來飛去，整合所有事務。這不是件容易的工作，每個據點都是一場硬仗，更何況有那麼多的據點。和凱斯一起工作的團隊非常龐大，超過一萬人（如他日後所形容的，從班圖部落居民到義大利農民都有）。研究的結果，甚至這項研究本身，都極具爭議性，但一如以往，凱斯仍然備受矚目。他開始廣泛收集權威人士的背書（找不到更恰當的形容了），找來了像是美國心臟協會創辦人保羅・杜德利・懷特，以及艾森豪總統的私人醫生等等。有了這些要人的加持，這項研究在醫學和科學界有了原來根本不可能具有的吸引力，也得到了贊助資金。這項研究持續至今日（除了少數幾個籌措不到經費以持續研究的國家），但對凱斯來說，最大的成果早在前五年就取得了。他在圖表上畫了一條數據線，顯示飲食中攝取最多動物脂肪的國家，也是最多心臟疾病案例的國家，尤其是心臟病。芬蘭的心臟病死亡發生率最高，一萬例當中占九百九十二例，而那裡的人攝取最多飽和脂肪，也就是動物脂肪。而希臘克里特島的居民，過著日照充足、放鬆悠閒的生活，飲食富含蔬菜和橄欖油，血液裡膽固醇較低，一萬例死亡中只有九例死於心臟病。這些圖表多年來被各界廣泛使用，如今這項研究持續二十五年了，一個地區的心臟病死亡人數，仍然和飽和脂肪（特別是奶油）的攝取成強烈正相關。此外，死亡率卻和橄欖油、魚類、葡萄酒的攝取趨向負相關。因此，最簡單的結論就是：少吃飽和脂肪、多吃橄欖油和魚，以及適量飲用葡萄酒。

以這些研究結果為基礎，其實凱斯和妻子瑪格麗特已經可以著手撰寫一篇科學論文，這也是一般研究的下一步，但凱斯不是個遵守標準程序的人，他們夫妻倆也不是典型的團隊。凱斯和妻子的野心更大，他們以為已經找到預防動脈粥狀硬化的方法：改變飲食，降低膽固醇。然而，七國研究的原始數據，並不是和動脈粥狀硬化直接相關的數據，甚至不是膽固醇的數據，而是心臟病與脂肪攝取的數據，但對凱斯來說，兩者這樣的關聯已經足以吸引他提倡大家改變飲食。大多數科學家面

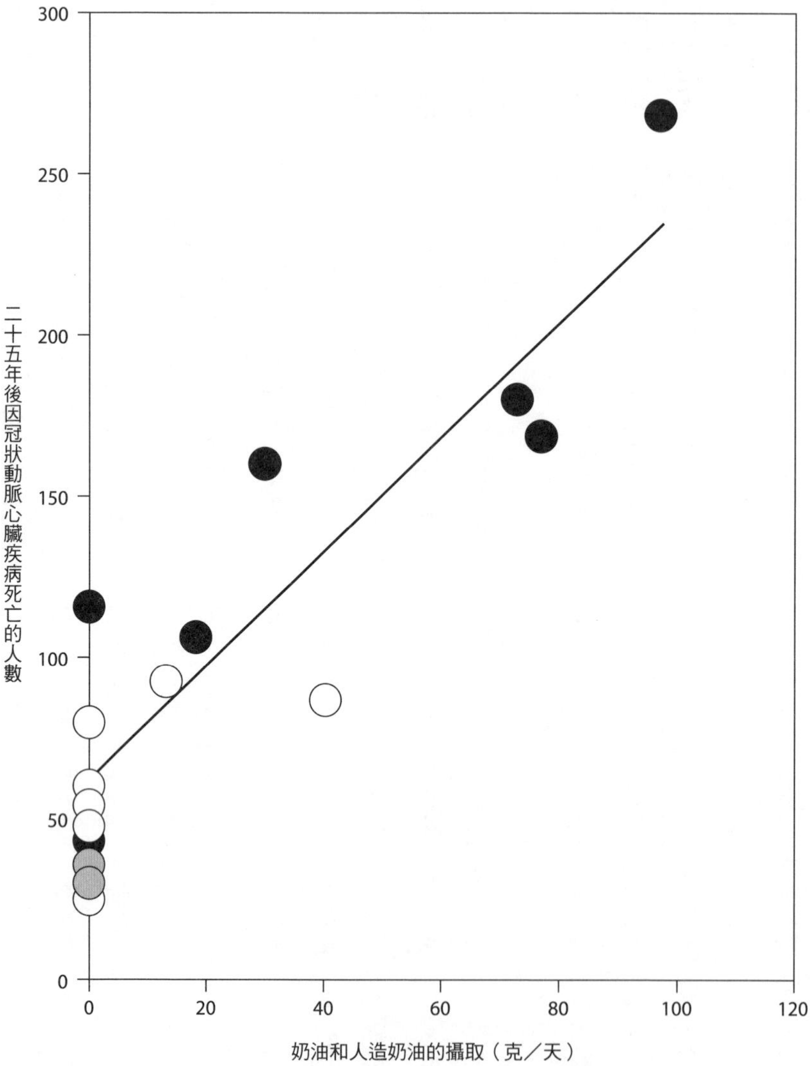

七國研究中，因冠狀動脈心臟疾病死亡的人數，與每個地區奶油及人造奶油（飽和脂肪的兩大來源）平均攝取量的關係圖。單就飽和脂肪來看，個人攝取較多橄欖油（白圈）或魚類（灰圈，日本）的國家，出現了低於預期的冠狀動脈心臟疾病死亡率。

臨這種數據時，會因為擔心自己所知不足，並不會提倡任何的事，也不做任何建議。但凱斯不是這樣的科學家，他會更進一步提出建議。

❤ ❤ ❤

凱斯所倡導的，本質上就是提供給美國人的K口糧——不是為了讓美國人挺過戰爭、而是能在日常生活中實踐的飲食法。凱斯致力於提倡地中海飲食，即義大利南部的飲食法。用蔬菜油取代橄欖油，並採取其他簡化的方法，執行起來會比較容易。這不是凱斯唯一認為有效的飲食法（在研究中，日本人似乎是膽固醇最低且最長壽的一群），但他們認為，這套飲食法既能降低膽固醇，又能被普遍接受，此外，也為凱斯夫婦帶來豐富的財政收支。凱斯夫婦版的地中海飲食，事實上並非地中海人真正的飲食，而且絕對無法代表整個地中海的生活型態。凱斯夫婦認為，他們保留在飲食中的元素，就是影響了該地區的核心特色：低膽固醇以及較少的心臟疾病。他們在一九五九年出版了《吃得對，活得好》（*Eat Well and Stay Well*），這本書空前絕後，先是兩百頁的引言，介紹凱斯夫婦所完成的研究，並延伸到飲食與心臟疾病的科學，後面則是能夠降低膽固醇指數和心臟疾病死亡風險的餐點介紹。書內的飲食方式引人注目，並極為盛行，成為美國人典型飲食的一部分，或至少是美國人企圖嘗試的飲食方式。這本書某種程度上也決定了醫生對心臟疾病的看法。一九五九年，這本書尚未出版，美國心臟協會對於飽和脂肪、膽固醇、動脈粥狀硬化這三者的關聯性，看法還不是很明確。一九六一年此書出版後，加上凱斯當時任職於美國心臟協會，協會開始建議美國人少碰飽和脂肪和膽固醇。凱斯和該協會的用詞是「避開」：避開奶油、肉類、蛋黃、全脂牛奶。美國心臟協會開始建議民眾依遁和凱斯夫婦書中極為相似的飲食法。同年，凱斯登上《時代》雜誌封面，並稱他為現代化、有科學根據的飲食法創造的天才。[7]

凱斯夫婦的書，改變了美國人與食物的關係；如果你現在生活在美國，你的食物觀念就是由凱斯夫婦所形塑的。凱斯夫婦說服了美國人（包括科學家和醫生），飽和脂肪是不好的，動物脂肪尤其糟，所有脂肪一時間都變得很可疑。這種想法在當時可是個新觀念。過去人們對食物當然也有分健康和不健康的，但如何分辨，則是由上一代傳承給下一代的知識。當時的晚餐桌上沒有所謂的專家，新聞也不會報導太多關於吃什麼會害死你或讓你長壽的資訊。凱斯夫婦促成了現代健康飲食的文化，告訴我們該怎麼吃的專家也因而出現了。

現在回顧這段過去，當時的人就像狼吞虎嚥下K口糧一樣，完全認同了凱斯夫婦的建議，卻忽略了其他複雜的因素。最先受到影響的是科學。起初，凱斯對於飲食中飽和脂肪和膽固醇含量、血液膽固醇含量、動脈粥狀硬化、心臟疾病之間的關聯性，相當有自信，七國研究的數據也支持了凱斯之前的觀察和實驗。但是後續其他人的研究則顯示，凱斯的推測只是大幅拼圖的一部分。凱斯夫婦找到的那幾片拼圖，似乎很合理，而且經過時間的檢驗後，也還站得住腳，但依然只是拼圖裡很邊緣的一小部分。

在這幅拼圖裡，有一區塊是關於膽固醇的知識。凱斯夫婦開始做研究時，他們只知道一種膽固醇，雖然現在還是只知道一種膽固醇，但我們已經了解到，這種膽固醇會以不同的形式在體內移動。最初鑑別出這些形式的人是約翰．葛夫曼，他是曾和格倫．喜柏格共同研究鈽原子彈的物理學家，後來取得醫學文憑。葛夫曼發現膽固醇最常見的移動形式，是低密度脂蛋白（low-density lipoproteins，簡稱ＬＤＬ）和高密度脂蛋白（high-density lipoproteins，簡稱ＨＤＬ）兩種，它們的縮寫很相似，很多人都把它們搞混了。它們並非不同種類的膽固醇，而像是膽固醇上路時會組成不同型態的小船。膽固醇和三酸甘油脂不溶於水（或血液），因而無法在血管內順暢運行。高密度脂蛋白的膽固醇和三酸甘油脂含量相對較少，因此密度較高，是體積相對較大的蛋白質，以特定體積來說，也比較重。低密度脂蛋白則相反，相較於沉重的蛋白質，它含有更多的膽固醇和三酸甘油脂，因此密度較低，以特定體積來說，是比較輕的。

人體以不同的方式使用這兩種小船。高密度脂蛋白裡的膽固醇，會被運送至肝臟並且分解，從膽汁排出。低密度脂蛋白則多半被運送給器官使用。體內若有較多的高密度脂蛋白小船，就可以收拾器官裡或動脈壁上殘餘的膽固醇，把它們拖至肝臟裡分解掉，因而減少低密度脂蛋白。但還有更複雜的，膽固醇在體內至少以三種不同的形式移動，每一種都扮演著特定且我們仍一知半解的角色。再則，真正的問題不在低密度脂蛋白本身，而是因為在體內到處遊走的低密度蛋白會受損（氧化），就像堅實新鮮的西洋梨放久了會轉褐色一樣。低密度脂蛋白一旦氧化，就會引來白血球的掃蕩，而就是這些前來的白血球，形成了斑塊。因為白血球會製造一種自我氧化的泡沫，這樣反而吸引更多白血球前來。高密度脂蛋白或多或少可以減緩這個過程，因為它們能夠收拾那些低密度脂蛋白裡的膽固醇，拖到肝臟去，就不會引來白血球，斑塊也就不會形成了。

飲食和用藥，都會改變這個複雜的拼圖系統。減少飽和脂肪的攝取，就能降低血液中低密度脂蛋白的指數。增加體內高密度脂蛋白形式的膽固醇，就能減少低密度脂蛋白形式的膽固醇。減少發炎反應，就能減少你的身體去攻擊氧化低密度脂蛋白的頻率。或者提高抗氧化力，就能減少低密度脂蛋白一開始受損的機率。還有其他許許多多、已知的和未知的拼圖區塊，也參與其中。凱斯夫婦研究的當時，有一點還未能充分理解，就是當一個人攝取太多精製糖（葡萄糖或果糖，特別是玉米糖漿形式的高果糖），這些糖分會在肝臟裡轉化成三酸甘油脂，搭上低密度脂蛋白或高密度脂蛋白的便車，所以糖分攝取會影響膽固醇指數及其動力型態。此外，由已陣亡的免疫細胞、三酸甘油脂、低密度脂蛋白膽固醇所組成的斑塊，其依附在動脈壁而碎裂的機率，會受到血壓的影響（血壓又受到壓力、飲酒、鹽分、吸菸等等因素影響）。而碎裂的斑塊是否會造成冠狀動脈阻塞，則視血管的情況而定。除了這些之外，還存在著許多我們尚未弄清楚、或才正在學習的複雜因素。結論就是，某些特定人士的飲食與心臟健康狀況或許有關聯，但不表示每個人只要轉換成同樣的飲食內容，就能獲得一樣的好處。糖分攝取、發炎反應、基因都會影響心臟的健康，人體眾多複雜的因素都參與其中，甚至生活在義大利這一項因素，其影響就可能大過吃義大利麵或麵包蘸橄欖油。

此外，凱斯夫婦想傳達的訊息，在媒體上甚至在醫療圈都被過度簡化了，以致於大眾得知的部分知識，反而有害健康。其中因為簡化而造成危害健康的例子，就是飽和脂肪。凱斯將血液膽固醇指數、動脈粥狀硬化、心臟病的產生歸因於人類在食物中攝取動物脂肪。動物脂肪也被稱為飽和脂肪，以和植物油裡的不飽和脂肪做區隔。（在凱斯的研究裡，與動物脂肪相反，植物脂肪可避免高膽固醇、動脈粥狀硬化、心臟病）為了迎合大眾對不飽和脂肪的需求，食品加工業開始製造既不飽和又便宜的新式脂肪。脂肪的分子是由碳、氫原子所構成的長鏈，而不同的脂肪形式，其差異就在於長鏈的排列方式。氫原子較少的脂肪，就被稱為不飽和脂肪，通常在室溫下是液態的（例如橄欖油）。飽和脂肪則有較多氫原子，室溫時傾向為固態（看豬油就知道）。新式的脂肪則是反式脂肪，亦即將不飽和脂肪（液態）加入一些氫原子（將它們部分氫化，並改變某些分子的結構）。美國公共利益科學中心和全國心臟救護者協會在很大程度上受到凱斯研究的影響，倡導用反式脂肪取代飽和的動物脂肪。反式脂肪主要是被部分氫化的植物油（特別是大豆油）。部分氫化能讓油脂呈現固態、更不易腐敗，然而卻也更容易造成動脈堵塞（同時也提高了有害的低密度脂蛋白，降低了有益的高密度脂蛋白），然而當時的美國公共利益科學中心並不知道這一點。近來，當時這種被號稱為救星的反式脂肪，已禁止在美國十幾個地區使用，數千種食品中也不再含有反式脂肪。在我提筆撰寫這本書時，美國食品藥物管理局正採取行動，大規模禁用反式脂肪。

凱斯夫婦當然不必為所有的結果或誤解負責。但你也可以這麼說，他們在整個過程中，難辭其咎。凱斯夫婦，尤其凱斯本人，對於行銷和大眾需求有一種敏銳的直覺，這也是K口糧得以成功的原因。凱斯善於以遠大的目標說服他人，甚至說服自己。就是這項能力，讓人民願意為了祖國（也為了凱斯）挨餓；就某種面向來說，他甚至說服了數以百萬計的人，讓他們閱讀並依循他的飲食建議，就能改善他們的健康和生活。為了普及這種飲食方式，凱斯意識到，食物必須美味可口，且相關的資訊也必須有所簡化。

即使凱斯和瑪格麗特提出了健康飲食的呼籲，但大部分人還是沒有達到預期的效果。因為大家只是一般的美國公民，並不是背負使命的貴格會反戰者或士兵，他們控制飲食的能力差太遠了，無法徹底執行這套飲食建議，即便他們相信那對自己是有好處的。平均來說，現在美國人的體重比起凱斯夫婦出書的那個時候，還高出了百分之五十，而且膽固醇指數更高（在未經治療的情況下）。雖然不是凱斯夫婦提議的飲食造成他們的肥胖或不健康，但若要分析的話，可以說是美國人只遵循了凱斯式飲食裡最容易達成的一部分。他們在飲食上降低熱量和避開脂肪。為了降低熱量，他們轉而攝取更多的碳水化合物和最便宜的熱量，亦即人工糖分（會促成心臟疾病）；為了避開動物脂肪，他們反而攝取最便宜的脂肪，特別是氫化油（就心臟疾病來說這更糟）。此外，美國人也不理會凱斯的指示，吃得比以前更多，當一個人攝取超過燃燒掉的熱量（特別是來自糖分），自然就會變胖。隨著體重增加，動脈內可能充滿了膽固醇，可以確定的是，會罹患一種或多種和肥胖相關的疾病（或是更可怕的代謝症候群）。

人類吃錯食物的歷史相當悠久。你可以比較凱斯夫婦出現之前，當時一個人吃的份量和現代人的不同。例如最早描繪「最後的晚餐」場景的那幅畫作裡，當時畫中人物的食物，份量只有幾百年後達文西畫版本裡的一半。而達文西版的「最後的晚餐」裡，食物的熱量幾乎又遠低於現代所有畫作裡的食物（而且缺乏魚以外的肉類）。食物的份量與取得的容易程度成正比，當然食物的組成也改變了，這取決於食物的便宜和美味程度。現在三分之二的美國人（英國、澳洲和其他地區的人，比例也差不多）面臨體重過重或肥胖的問題，肥胖的比例是凱斯夫婦出書時的兩倍。

換言之，自從依循凱斯的飲食方法後，美國人反而變得更不健康了，尤其是心臟，整體健康也一樣，因此，很多人指責凱斯一開始就不該提倡錯誤的飲食法。在今日的飲食書區，你會找到各種如何降低膽固醇或活得更健康的書籍，說法五花八門：應該少吃紅肉、多吃白肉、少吃糖、少吃碳水化合物、吃生食、吃全熟食物、吃得像原始人、除了水果什麼都不吃……[8]然而所有的方法，都沒抓到一個重點：我們所攝取的食物已經改變了。在凱斯之後數以千計的科學家，傾盡一生研究人類該如何吃得更健康，也有許多營養學家奉勸我們遵循某些經過實驗的飲食法。然而，我們所攝取的食物已經一天比一天糟：熱量更高、關鍵營養素更少、更容易導致死亡，若不是心臟病，也可能是糖尿病。沒有人會認為這些是好的食物。

西班牙近期的一項研究，就清楚指出了這一點。[9]這項研究針對兩種版本的地中海飲食，測試它們對人體的影響。地中海飲食基本上就是簡化版的傳統西班牙飲食，通常熱量高、碳水化合物高、營養也不足，且搭配大量紅肉。而西班牙人的飲食，則深受全球各地飲食的影響，因此研究人員可以西班牙進行這項研究。基本上來說，這兩種飲食法，就相等於西班牙人以前和現在的飲食法。科學家說服受試者在不改變其日常生活的情況下，改變飲食。對照組的人只吃一般的西方食物，基本上就是他們平常所吃的那些。另一組人則吃含有橄欖油的食物，每天四湯匙。最後，還有第三組人，他們則攝取橄欖油、高脂魚類、堅果等。參與這個計畫的受試者，都能夠維持這樣的飲食配方達兩年之久，或許是因為對照組的飲食和平常吃的相似，而實驗組的飲食又比對照組的來得美味，而由研究單位免費提供的高品質魚類、堅果、橄欖油，想必也有所貢獻。

這份研究涵蓋七千五百人，聚焦在不同的飲食對心臟疾病和中風的影響。整體來看，這份研究回報了大約一百五十例心臟病發，中風人數也差不多，死於心臟其他相關問題的人數也相近。儘管研究的時間相對較短，對於飲食的干預程度也較少，仍然發現對照組在心臟病、中風、心臟疾病相關死亡的風險上，高於那些攝取橄欖油飲食和橄欖油、多堅果飲食的人，特別是中風，那些攝取堅果和橄欖油的人機率最低。

這項研究讓我們學到了一件事，實驗中幾種版本的地中海食物，似乎真的有益於心臟健康，至少對西班牙人來說，他們的基因、生活型態、體內微生物的條件，都是有利的。如果把這項實驗搬到美國，可能也有相似的結果（但也可能沒有，因為美國人的基因、生活型態、體內微生物等方面，和西班牙人很不一樣）。但我們從中還學到另一件事，即便是住在西班牙和義大利的人，也不再吃這種地中海飲食了。

至於凱斯夫婦，他們後來似乎知道事情遠比他們當初闡述的複雜得多了。隨著年紀增長，他們也和他們的讀者面臨了一樣的抉擇：要如何過健康的生活。他們大可以在明尼蘇達採用自己提倡的飲食法，或至少嘗試一下，過過地中海式的生活。然而他們卻決定搬到當年的研究地點之一，即最具長壽潛力（且冬天遠比明尼蘇達舒適）的南義大利。他們在那裡住到九十多歲（之後即搬回美國度過最後的幾年），以真正的地中海飲食，實踐他們關於長壽而平衡的生活狀態。[10]

第十三章　甲蟲與香菸

飲食控制、他汀類藥物、血管擴張術、心臟移植，這些都是心臟故事裡涇渭分明、互不交纏的主軸。然而若你因胸痛入院檢查，醫療人員用福斯曼和頌斯發明的血管造影術檢查你的冠狀動脈，發現其中一條動脈變窄、硬化且部分堵塞，那下一步該怎麼做呢？上述提到的各種治療方式，哪一項適合你？或可延長你的生命？或只是提高你的生活品質？在人類的歷史中，有超過一半的時間，發生胸痛時你是無計可施的，只能像玩俄羅斯輪盤一樣，靠運氣；那段時期，無法檢查你體內是否有條動脈快堵塞了，即使發現了，能做的事也極為有限，只能惋惜你不幸的命運。

時至今日，假使你因為胸痛而在美國就醫，若診斷出是冠狀動脈狹窄，醫生會開他汀類藥物的處方給你，而且會勸你往後「吃得健康一點」，此外也會視你心臟疾病的嚴重程度，可能會做血管擴張手術並裝上支架。在美國，因心絞痛就醫且診斷出冠狀動脈疾病的病人，超過半數會安裝支架。（通常也會開藥，並給予飲食和生活方式的指導）過去一年在美國就執行了超過一百萬例的支架手術，每兩百四十個成人中就有一支新支架。這是醫生最常使用也最熟練的解決方法。安裝支架後，就可以在你的血管內執行各種可配合的附加程序，有點像結合了科幻冒險小說《海底兩萬里》中的探險，以及水電工清理堵塞的排水管所做的事一樣。

其他的國家治療心臟疾病的方式，或許不同，或至少各種方式的比例不同。以加拿大為例，他們使用血管擴張術和支架的程度遠低於美國。為什麼如此呢？是不是加拿大醫界選擇較便宜而效果次之的替代方案，而捨棄支架這種昂貴卻是最佳的解決方案？然而我們知道，加拿大人和美國人的平均壽命差不多。另一種可能是，不知為什麼，美國醫界就是決定選擇較昂貴的解決方法，即使便宜的方式效果也差不多。

到底什麼方式最好，還是得看病人之後的狀況才能做出評斷，在我們做出評斷前，先來設想兩種情境。第一種情境，病人因為心臟病發而到醫院就醫，以這樣病例來說，各地區的治療方法相當類似，幾乎都會採取血管繞道手術或安裝支架。然而更常見的是第二種情境，病人因為心絞痛前來就醫，發現冠狀動脈有嚴重的動脈粥狀硬化，甚至很可能完全堵塞了，血液必須通過其他較細的血管流通，因此還是有足夠的血液維持心肌運作。因此，當病人是第二種情境，也就是因心絞痛和近乎（或完全）堵塞的冠狀動脈前來就醫時，醫生會有哪些選項呢？醫生可以進行血管繞道手術，這項手術仍有數以千計的病例，但現今只傾向在最嚴重的病例上執行（例如當場心臟病發），或是病人處於高度危險的狀態時。（例如有糖尿病，或堵塞的冠狀動脈超過一條的病人，相較於藥物治療或安裝支架，繞道手術更有保障）血管繞道手術需要心臟外科醫生，但現在這種醫生越來越少。在一九五〇和一九六〇年代後，那些偉大的外科醫生的接班人，都面臨了心臟病學家的強勢競爭。[1]

當然，第二情境下，醫生也可以選擇做血管擴張術，安裝支架。支架種類繁多，但醫生不一定會選擇「最好的」支架，而是選擇自己偏好的。身為病人，一般情況下你是無法選擇使用哪種支架的；你只能決定**要不要裝支架**。

最後，醫生也可以選擇非侵入性的療法，依靠他汀類藥物、乙型阻隔劑、阿斯匹靈、硝酸鹽（像是硝化甘油）、鈣離子通道阻滯劑等，外加運動和飲食的指導，再觀察病人的狀況。還有其他選項，比如心臟移植，但現在少做這項手術了，一年只有幾千例，且花費昂貴。心臟移植和其他較具侵入性的心臟手術，現在只有在狀況變得很糟時，像是心臟正在衰竭或全然失靈時，才會執行。因此，我們在這裡就聚焦探討那些較為普及的醫療方案。

有了這些選項後，先了解每個罹患動脈粥狀硬化和輕微心絞痛的病例，再決定選用什麼治療方式，就顯得很重要了。但是因為心絞痛是心臟發生危機的金絲雀，因此比較了所有可能的療法後，美國醫生還是選擇支架作為最佳的解決方案。其實，影響醫生選擇療法的因素很複雜，很可能在無意中，就強烈受到獎勵動機、可取得的技術、醫學院的教育、醫療業界文化所灌輸的疾病概念等等的影響。我們都期望醫生能花大把的時間閱讀科學論文，吸收最新的資訊，並持續追蹤病人治療後的狀況。但多半的醫生沒辦法這麼做，他們的工作壓力很大，而且太忙碌，可以思考的時間越來越少，可是新療法的研究文獻卻越來越多。從歷史的角度來看，醫生多半接受實務家式的訓練，[2]傾向於從一樁樁的案例、遠勝於從長期的研究結果中學習。新一代的醫生都被迫重視證據和科學的依據，而最容易接觸到新科學知識的地方，往往還是在大型醫學會議上，在那裡聲音最大、最老練的，並非科學家，而是設計例如支架那類裝置的公司業務代表。

❤ ❤ ❤

許多研究比較了裝設支架和冠狀動脈繞道術的效果，以冠狀動脈堵塞或近乎堵塞的情況下來說，兩者差不多（不包含那些當場心臟病發且病況不穩定、有三條以上冠狀動脈堵塞，[3]或是患有糖尿病的病人）。因此，如果單純從效果來說，兩種療法擇一，醫生會傾向選擇支架，這種療法幾乎任何醫院都有能力執行，而繞道手術則需要心臟外科醫生（因支架越來越受歡迎，他們就越來越稀有）。此外，心臟病學家也直言：「裝設支架不需要把你的胸骨鋸成兩半。」結果支架越來越普遍，繞道手術越來越少見，心臟病學家與外科醫生人數的比例亦呈現相同的趨勢。

然而，為支架和繞道手術進行比較研究，即是假設這兩者中有一個是最好的解決方式。二〇一二年《內科醫學紀要》（*Archives of Internal Medicine*）中的一篇文章，比較了裝設支架（如前文所提，治療效果與繞道手術病人相近）和採用非侵入性藥物治療（即服用藥物和改變生活方式）的病人後續狀況，整合了兩種療法（支架與非支架）的所有隨機研究。[4]這些研究總共涵蓋了七千二百二十九位病人，大約有半數採支架配合藥物治療，半數採單純藥物治療。這是這類分析中至今規模最龐大的一次，平均追蹤病人超過四年之久。以安裝支架的花費和純熟度來說，大概可以預期這些病人比較不需要其他介入式的治療、較不易心臟病發，也較不容易死亡。單純接受他汀類和其他藥物治療者，則需要按時服藥；支架治療只需要把一個裝置，從你的血管一路送到冠狀動脈，長期放在那裡就可以了。當然，裝設支架的優點遠大於單純只有服藥的效果，支架能

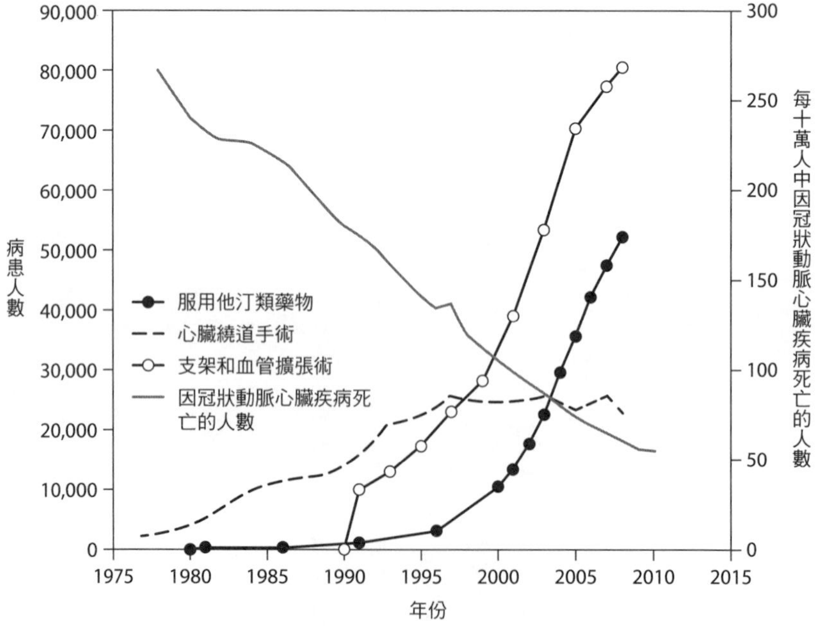

此圖顯示不同時間，接受心臟繞道手術、支架及其他相關手術、降血壓藥（他汀類藥物）病例的增加。數據來自英國，但相似的曲線也出現在美國及世界上其他富裕國家。圖中也可看出，由於處方藥改變、使用新手術療程，以及相關程度較小的飲食改變，因心臟疾病而死亡的人數隨時間呈現遞減。

將動脈撐開並維持其通暢，毫無疑問是比較進步的做法。

然而，我們還是應該抱持懷疑的態度。若是冠狀動脈粥狀硬化持續下去，一般來說，裝設支架並不會比藥物治療和改變生活的方式更能降低心臟病發或死亡的風險。整體來說，藥物治療和裝設支架的結果是一樣的，但單純使用藥物治療（藥物和飲食），其進展更好。比起裝設支架，單用藥物治療的病人較不需要後續的醫療介入或手術，也較不易死亡或出現凝塊。兩種療法唯一的差異在於症狀有無消失。單用藥物治療，病人的症狀，包括胸痛等，較不易消失。換言之，加拿大人明顯是對的（取決於我們是否認為消除症狀就是成功的治療方式）。撇開支架長遠的歷史、發明它的聰明醫生、數十億美元的獲利不談，在治療長期心絞痛方面，並沒有證據顯示，裝設支架的效果會比服用正確的藥物、過著符合凱斯所提倡的運動生活要來得更好。

一九八〇和九〇年代完成的兩份研究，結果卻和這項新發現衝突。但這兩項研究都太過表面，也以意料中的方式進行。這兩項研究比較了血管擴張術和以阿斯匹林及血管張力素轉化酶抑制劑（ACE inhibitor，簡稱ACEI）治療的差異（但不包含他汀類藥物），結果為血管擴張術勝出。但若是和他汀類藥物的治療相比，支架的表現並沒有較理想，且支架每個要價超過三萬美元，但兩者的結果卻很相似，死亡率大約都在百分之九；若以還活著的病人來比較的話，裝設支架的病人發生非致死性心臟病的機率，還稍高於服藥的病人。

❤ ❤ ❤

選擇哪種療法，除了成功的機率外，在不同地區也深深受到費用和當地文化的影響。在美國，大多數醫院採計量計酬制，手術做得越多，醫院和醫生賺得越多，因此相對簡單的手術尤其具有經濟效益，支架恰好符合這種類型。現今許多醫生都會安裝支架，和冠狀動脈繞道手術相比之下，他們做得多麼輕鬆。這些支架為醫院賺進大筆財富，光在美國一年就總共花了病人和保險公司數十億美元，這些錢大部分進了醫生、醫院以及支架製造公司的口袋。部分醫院有一半的收入都來自安裝支架，如同一位醫生在《紐約時報》訪談中所言：「當你裝了支架，大家都高興——醫院賺到更多的錢，醫生也賺到更多的錢。」

但事情怎會變成這樣呢？支架確實撐開了堵塞的動脈，繞道手術則創造了新的動脈，兩者都符合清理水管的直覺。然而，有一項關於動脈粥狀硬化生物學重要且微妙之處，最近開始浮現了，它提醒我們動脈遠非只是簡單的水管。一九八〇年代，醫生和研究人員認為動脈堵塞是漸進式的，膽固醇和免疫細胞在動脈壁堆積，直到變厚的血管壁碰在一起。這和達文西以及幾百年來幾乎每位心臟研究者的想法相符。但到了一九九〇年代，大家漸漸意識到，這個模式很可能不是那麼正確。

一九九〇年代，有一系列研究顯示，動脈堵塞不單只是漸進式的窄化所造成，而是血管窄化以及斑塊造成動脈粥狀硬化後，斑塊破裂的加乘結果。斑塊一旦破裂（裂開），其組成成分就會掉落在動脈裡，這些成分（整坨由膽固醇、免疫細胞、三酸甘油脂組成的混和物）會造成血液凝結而堵塞動脈，是心臟病發的最後一擊。支架和繞道手術都能讓血液順暢通過動脈，但卻沒有清除動脈壁上的斑塊，一旦任一處的斑塊破裂，就可能造成冠狀動脈堵塞。另外值得一提的是，繞道手術和裝設支架經常都用在有大型斑塊的血管上，但近期研究指出，最容易破裂的其實是中型斑塊。

基於這種動脈堵塞及血栓形成的模式，繞道手術和裝設支架的成功率有限，就能說得通了。動脈不只是會堵塞的水管，它們是活生生的管道，且受到許多複雜及我們所知不多的現象所影響。動脈堵塞和血栓形成的模式，也解釋了為何阿斯匹林和乙型阻斷劑（甚至他汀類藥物）之所以有效的部分原因。他汀類藥物之所以有效，如同遠藤所設想的，它們可以降低血液膽固醇指數，更特別的是，它們可以消除斑塊內的膽固醇。阿斯匹林之所以有效果，是因為它能減少血液的凝結，降低血栓形成的機率（換句話說，如果你的動脈堵塞，你得服用阿斯匹靈，因為它能在某一斑塊破裂時，預防你心臟病發）。最後，乙型阻斷劑能降低血壓，減輕血液對斑塊施加的壓力，降低它們破裂的機率。這些藥物和支架的不同之處，就在於它們能減少動脈粥狀硬化、降低血栓的威脅，或同時兼顧這兩點，藉此降低嚴重的動脈堵塞而造成心臟病發的風險。不可思議的是，經過了一個世紀的心臟治療競賽，從嘗試修復甚至替換這顆重要的幫浦，到現在我們才要開始在已達成的各種成就中，探索究竟哪些才是真正能成功治療心臟病的要素。

❤ ❤ ❤

關於預防心臟疾病，也有許多新發現，雖然不同預防方式的有效性當時還難以評斷。多數的研究發現和《內科醫學紀要》的研究結果相似，都指出了降血壓藥物（例如乙型阻斷劑）、減少血液凝固藥物（像阿斯匹靈）、降低膽固醇指數和發炎反應藥物（例如他汀類藥物）的重要性。然而在心臟疾病的預防上，還有另一項重要的因素：少抽菸。

抽菸和心臟疾病之間的淵源，並不是安瑟爾．凱斯或其他人發現了什麼。在一九七〇年代，我們才開始注意到，癮君子罹患心臟疾病的風險要比一般不抽菸的人高出許多，以至於沒人質疑兩者的關聯是否存在，反而是大家一直圍繞在它們有何關聯。解釋的原因很多，抽菸之所以會提高心臟疾病的風險，是因為抽菸會使動脈收縮，增加血液中凝塊形成的機率。抽菸也會促進發炎反應，因為吸進肺部的細微顆粒，會被免疫系統視為具有威脅性的外來活體。無論是一手或二手菸，都會導致所有這些人體反應。

抽菸對身體的影響這麼大，但還是有人願意吸，而觀察反菸宣傳活動，也一樣讓人有新的發現。如同凱斯宣揚脂肪的害處，公家機關這時也公開宣揚抽菸的害處，但影響力不大，真正具有效力的還是透過法律、規範、稅制等手段。這些政策讓抽菸變得更為困難、花費更大，也不再那麼讓人愉悅。大部分的州政府現在都會禁止人民在餐廳或其他公眾場合抽菸，想抽一定得擠在後門的台階上，冒著雨或是忍受寒風、熱氣吹襲，然後將煙吐到另一張不悅的臉上。曾經風靡一時的行為，現在卻遭受社會、法律、財務上的排擠，但換來的結果是，心臟疾病（和肺癌）的發生率隨著抽菸人口及抽菸量的減少而下降了。

改變和抽菸相關的政策，提升的不光是抽菸者的、也包括不抽菸者的健康。美國國家學院醫學研究所最近的一份報告指出，在義大利、加拿大、美國這類生活多元化的國家，減少抽菸量能降低罹患心臟疾病的風險，且其下降程度高於百分之六，在部分地區甚至高達百分之四十五；即便是最低的百分之六，也高於改變成地中海飲食所下降的比例。

稅制和法律能成功勸阻癮君子，這點讓我們也學到了幾件事。其一是，你若想減少民眾生活中的負面元素，不能只靠勸導。要大規模改變社會整體的健康狀況，不能只寄望於個人的選擇，而是得仰賴願景社會工程師的努力，無論是透過法律面、政治面，或物質面下手。這種改變所帶來最有力、最立即的例子，以二手菸來說，它是一種都市汙染，任何人都很難避免它對心臟的不良影響。

如同抽菸，空氣汙染也會增加心臟疾病和心臟病發的機率。最小的汙染懸浮微粒（小於二．五微米）[5]會使健康出問題，它們會影響肺部，對心臟產生的衝擊更大。如同香菸，懸浮微粒會造成動脈收縮（進而導致血壓升高），也會促使凝血形成，還會觸發身體的發炎反應。

近期的研究指出，降低懸浮微粒的濃度，能降低百分之十二由於心臟病而死亡的機率。北京奧運之前，中國官員下令清淨空氣長達數月之久，限制市區內的車輛行駛、降低城市外大型工廠的運作等。如此一來，心臟疾病相關的死亡率也下降了。奧運過後，那些大工廠又恢復了運作，車子也再度滿街跑，心臟病致死的比例又再度上升。除了戒菸，減少空氣汙染對於降低心臟疾病發生率的貢獻，可能大於所有上面討論過的預防方法。至少理論上而言，空氣汙染和抽菸都是可以控制的，而且都是一種公眾現象。除非搬到空氣乾淨的地區或待在室內不出門，否則沒人能改變空氣汙染的命運，只有法律和城市的決策可以降低空氣汙染。都市植樹有助於降低空氣汙染，結果卻意外發現，原來甲蟲也能降低空氣汙染。

❤ ❤ ❤

二〇〇二年，第一隻光蠟瘦吉丁蟲（Agrilus planipennis）——一種小小的、綠色的、珠寶一般的甲蟲——在密西根州的底特律被發現，接著第二隻，然後有兩千隻，最後是數百兆隻。你沒看錯，是數百兆隻。這種蛀蟲原生長於亞洲和東俄羅斯，但在密西根州則是外來種，牠們隨著船運的木頭而來。在亞洲牠們原是無害的昆蟲，但是到了北美洲，這種蟲一碰到梣樹就會害死它們，這是緩慢卻必然的結果。為什麼這些蟲到了北美洲，就變得比原生地還要致命，這點尚屬未知，但部分原因可能跟牠們所攻擊的樹木免疫反應有關。北美的樹木對這種甲蟲反應過度，導致樹木死亡。

在密西根州落地生根之後，這些甲蟲一發不可收拾繁衍到鄰近各州，殺害了所到之處的每一棵梣樹。當地的行道樹主要是梣樹，所以對住宅區的影響最大，曾經蔭涼的郊區，因日曬而升溫。至今已有超過上億棵樹死亡（大約是美國成人的人數），隨著這些甲蟲的擴散，注定將有更多樹木死亡。

如此大量的樹木死亡，是很悲慘的事，影響到鳥類、蜜蜂，以及所有仰賴樹木生存的物種。但是任職於奧勒岡州波特蘭市美國林務局的科學家傑佛瑞．唐納文想到這些樹木時，他憂心的是人類。唐納文大半的職業生涯都在評估樹木的好處和成本。樹木會影響房地產的價值、有助於降低犯罪、增加大人和小孩待在戶外的時間。樹木也對人類的健康安樂有好處，特別是心血管健康。例如東京的一份研究報告顯示，居住在綠意盎然地區的老人，有較為長壽的傾向。[6]這可能和樹木能降低空氣汙染有關，也可能是因為綠意帶來的其他優點。[7]

有一份研究非常引人注目：在其他生活條件不變下，經常接觸樹木的人會產生什麼變化。唐納文發現，光蠟瘦吉丁蟲的入侵正好重現了這份研究的正確性。唐納文推測，這種甲蟲在殺死樹木之際，因為增加了城市裡的汙染物（從而增加心臟疾病及其他心血管問題的風險）可能也會害死人類。理論上，這是可受接的推測，但這世上還是有很多理論預測的事都沒有成真。然而唐納文有個絕佳的仲裁者：實證測試。

唐納文和同事比較許多區域梣樹數量的變化，並觀察這些區域的居民健康上的轉變。理論預測，那些較多樹木死亡的地區，健康指標應該都會變糟，特別是心血管相關疾病。這樣的研究需要時間，居民健康和樹木死亡數據也必須整合，才能做出有效的分析，還得將不明確的分析數據橋接起來。最後，唐納文得到了結果，這結果有力印證了理論的預測。大量樹木死亡的地區，心血管疾病及因此而死亡的案例更加普遍。唐納文和同事估計，在二〇〇二年至二〇〇七年間，密西根州及中西部另外十八州計有一萬五千多人死於心臟疾病，若非樹木大量死亡，或許不致於如此。在被稱為「鏽帶」的重工業區，光蠟瘦吉丁蟲比任何其他動物（除了人類以外）具有更大的危害力。

因樹木減少而造成的人類死亡，也不單單和降低空氣汙染有關。樹木還提供其他健康上的好處。樹木能降低心理壓力，還能夠降溫（城市樹木覆蓋的區域，比起水泥覆蓋的區域，溫度降低達六度之多），而降低空氣汙染還是其中最重要的功能。在富裕地區樹木數量的影響最顯著，那些地區種植密度最高，失去大量樹木會帶來很糟的結果。甲蟲橫跨整個美洲大陸，持續擴散到任何有梣樹的地方。估計這些小甲蟲可以殺死七十五億棵樹，幾乎是地球的總人口數，直到趕盡殺絕。少了這些樹，如果唐納文和他同事的假設是正確的（即不管發生在哪裡，失去一棵樹的效應都是一樣的），那麼一隻小甲蟲就可能害死一百萬人。

然而這則故事還是有正面的價值，那就是倘若樹木的死亡會間接取人性命，那麼反過來，多種樹應該就能拯救人類的性命。我們已經證明很難改變那些會影響他們心血管系統的飲食和行為，可是種樹就簡單多了。想像一個新面貌的城市，這些城市設定了一套讓我們比較不想抽菸的政策，也為了我們的健康而栽種更多的樹木。

透過種樹促進人類健康的構想，是最簡單且原始的方法，特別是和人工心臟或移植手術這類耀眼的創新技術相比。根本上來說，這是公共衛生的政策方法，即便好的政策對我們的健康和安樂的貢獻程度，遠大過於先進的醫藥技術，但卻不容易吸引人們的目光。公共衛生為我們帶來環境衛生、疫苗接種、監測病源傳播並拯救生命，而且是數以億萬計的生命。公共衛生給了我們另一種想像，即思考如何增進一個地區、一個國家，甚至是地球上所有人類的生活品質。

在治療個別病患時，大家都期待醫生（至少美國的醫生）應盡其所能地延長病患的壽命，即便延長壽命不見得會帶來有品質或是更好的生活，就只是單純活著。但是從整個社會、從公共衛生的角度來看，目標必然是不同的。醫療的目標應該是促進長壽或平均壽命的品質。很自然地，我們最關心的還是自己的、家人的，以及這一帶居民的健康。請你想像一下，如果我們的目標不在於延長自己的壽命，而將目標訂在延長平均壽命。我們會怎麼做呢？

因此我們必須將全世界考慮進來。第一步要應付的不會是心臟疾病，而是治療瘧疾、愛滋病，和其他帶原疾病，好讓各地的小孩都能夠活得夠久，久到需要擔心心臟疾病的年歲。這樣的話，就得確保每個人都有乾淨的飲水，以預防腹瀉引發的死亡。對世界上多數的人來說，心臟疾病仍是種富裕病，影響的是相對年長的人。願你的孩子活得夠久，久到需要擔心罹患心臟疾病。

上述是全球性的視角。若我們只談美國，或是特定的城市呢？今日，有一部分美國人正在體驗過去五十年來心臟研究的成果，他們的平均壽命確實是提高了，但仍有許多人民無法享受這些成果。對大部分美國民眾來說，平均壽命還停留在一九五〇年代，心臟疾病的死亡率亦然。在美國，基因可以預測心臟疾病，但如同其他事情一樣，更好的預測因子是金錢和教育。面對心血管問題，低收入戶與低教育程度者，基本上沒有機會受惠於過去五十年來的醫藥科學成果。低社經階層者出現心臟疾病的風險，較高社經階層者高出百分之五十之多，這是事實，即便將飲食、肥胖、吸菸等風險因子都納入計算，主要是因為健康照護的取得能力差異所造成的結果。

這種差異似乎持續增加而非降低。假使想讓美國人的平均壽命取得重要進展，我們可以發明新的技術，使人體勉力多維持幾年。或者我們也可以制定相關政策、種樹、公平分配保健資源，而且不一定要用多偉大的創新手法執行，只要做到更大程度的公平，這樣每個人或許都能活得更久、活得更好。如果你是那群幸運得到良好健康照護的人，這些並不會改變你的命運，但卻會大大影響一般民眾的命運、人類的普遍狀態，以及那群沒這麼幸運的人。今日無法幸運得到心臟照護的人，大半——無論在富裕或貧窮國家——都是窮人。那些沒這麼幸運的族群、那些不曾領受過去數十年心臟醫學進步成果的人，除了成年人，還包括小孩，那些生來就帶有先天性心臟缺陷、未能得到醫療就被遺棄的小孩。

第十四章　先天受損心臟之書

一九四四年十一月二十九日，十五個月大的女嬰艾琳．薩克森躺在約翰霍普金斯醫院的手術檯上。在她小小的身體裡，心臟不太對勁，到底怎麼了，沒人說得準。她的皮膚缺氧呈藍紫色，但還活著。圍繞在她身旁的人包括一位外科主任和一位心臟病學家，他們判斷她有紫紺嬰兒綜合症（blue-baby syndrome），就是心臟打到全身的血液含氧量過低。這是種先天疾病，通常因為統稱為法洛氏四聯症（tetralogy of Fallot）的缺陷所造成，以法國內科醫生艾提安—路易．亞塞．法洛命名。這四項缺陷自古有之，其歷史可能比人類甚至靈長類的起源更早，在每一種哺乳動物身上都有發現，也因此被詳細研究過。這種缺陷已經出現過數百萬次，但是在一九四四年之前，這種疾病還無法治療。每一個患有此疾病的初生寶寶（無論是大猩猩、松鼠，或小女孩）最終都會死於窒息。如今，這裡又有一名紫紺嬰兒，但她的情況可能有所不同。十來個穿白袍、戴口罩的人聚集在她身邊，裡面至少有三位相信她能得救。

一七八四年，倫敦大學聖喬治醫學院的威廉．杭特，首次精確而詳細地描述紫紺嬰兒綜合症的成因：一、從右心室進入肺動脈的血管通常像手指般寬，然而此症患者的卻不夠寬，細如鵝毛筆。二、兩個心室間的分隔有個洞（心室中膈缺損），大到足於讓一根拇指穿過。三、右心室大量的血液會併入左心室的血液，一起進入主動脈或大動脈，因而喪失呼吸交換氧氣的功能。四、右心室肥大，因為它得更加努力運作，才能讓血液通過狹窄的肺動脈進入肺臟。這是該綜合症的四大問題，四者總是並存，因而導致體內的氧氣少於身體實際所需。這種疾病在人類當中也不時出現，全世界每三千六百位新生兒當中就有一例，但對艾琳的父母來說，這個病例卻是他們最在意的。

外科主任是阿爾弗雷德．布萊洛克，他是約翰霍普金斯醫院兒童心臟臨床外科醫生。布萊洛克曾就讀范德比大學醫學院（是該校第一位學生），他會執行開胸和縫合。在他身旁站在一張凳子上對他耳語的是威維恩．湯瑪斯。湯瑪斯是他們當中具有外科技術、雙手靈巧的天才。湯瑪斯已執行過所有為艾琳開刀所需準備的練習手術，只差在人身上執行。他在狗的心臟製造出法洛氏四聯症會出現的問題，然後再進行修復。他有把握能救活那些狗。單憑他的技術，湯瑪斯應該是執行手術的人，然而湯瑪斯出身貧困、又是黑人。在那個年代，這雙重條件使得他連上高中都困難重重，更遑論是大學。他雖然上了大學，卻休學了，因為付不出學費。他是走後門進入外科的。布萊洛克雇用他為技術員，但他證實了自己在外科方面的天才，即使他並非合法的外科醫生。[1]湯瑪斯指導他的合作夥伴布萊洛克，指導的程度如同日後有些人所說的：布萊洛克是木偶，湯瑪斯則是木偶師。

這是最靠近病人的兩個人，在他們身後還有心臟病學家海倫·布魯克·陶希格。陶希格發明了待會即將進行的手術方法，雖然她也不是外科醫生。身為女性阻礙她接受外科訓練。其實這是一支很不尋常的團隊。即使是裡面最正統的成員布萊洛克，也有點邊緣。他信心不足，覺得自己很失敗，因為他曾經無法順利取得外科住院醫師的資格，范德比醫院是唯一錄取他的地方，他也是該院其中一位最早的住院醫生。

布萊洛克告知艾琳的父母，手術有危險性，但他們知道，這是唯一的選擇：紫紺嬰兒綜合症的孩子從沒活超過四歲的。或許，艾琳患的並不是紫紺嬰兒綜合症，但在看到心臟之前，沒人可以確定。布萊洛克沒有告訴這對父母的是，團隊中這些人複雜的背景，也沒有提到長久以來折磨著他的壓力：這項手術是一億三千萬年以來，第一次心臟受損的哺乳類寶寶——這個寶寶、這對父母的寶寶——有可能從法洛氏四聯症中康復。假使手術成功，艾琳的皮膚將由藍紫轉為粉紅，她的手指頭將湧入活血，那時，艾琳就會得到第二次活下來的機會。

♥ ♥ ♥

這件事能發展到這一刻，始於莫德·亞培醫生，朋友都叫她莫蒂。亞培出生於魁北克的聖安德魯斯市，逆境是她與生俱來的基調。她的父親拋棄家庭，母親死於肺結核，她和妹妹由祖母扶養長大。亞培是從艱苦中鍛鍊過來的。

亞培於一八八六年進入麥基爾大學，並成為他們班上的畢業生代表，但麥基爾大學並不接受女性進入醫學院，所以她得另覓他處。（美加的學制與台灣不同，醫學院是拿到學士學位後再申請的，錄取後一般還要再讀四年）最後她去了位於魁北克省社布魯克的主教大學，成為班上唯一的女性醫學生，但她也承認，在醫學院時，她從未被真正接納。由於醫界持續阻撓女性加入，儘管她動力驚人，卻無法筆直前進，所以必要時，她就得繞道而行，以便持續向前。她取得醫學學位後（再度以最高榮譽畢業），開了一間婦幼診所。但是據她的說法，她並不具備與孩子及病痛中的人打交道該有的同情心。她對屍檢比較在行，死人只需要她鍥而不捨的精神。她因為從一具屍體鑑定出血鐵沉著症（hemochromatosis，一種因血液中鐵質過多而引起的疾病），發表了一篇論文，而得到一些聲望。也因為這篇論文，麥基爾大學病理學主任喬治．阿達米，於一八九八年推薦她擔任麥基爾醫學博物館副館長，她接受了。在那裡，她開始了將為布萊洛克、陶希格、湯瑪斯三人打下必要基礎的研究。

基爾醫學博物館賦予亞培的任務，是整理前任館長威廉．奧斯勒留下的人體部位收藏，包括器官和其他組織。奧斯勒是位傑出的病理學家，非常投入研究人體失靈的原因，他可以為了觀察一具剛死去的屍體，開上幾百公里的車。[2]他關心的不是醫學技術，或是治療病人，他的興趣和天分在於弄清死因，一例接一例。奧斯勒在蒙特婁執行超過千次屍檢得來的人體部位，陳列在超過一千只罐子裡，展示著人體出差錯的原因——這些東西極具價值，卻還未得到重視。亞培思以分

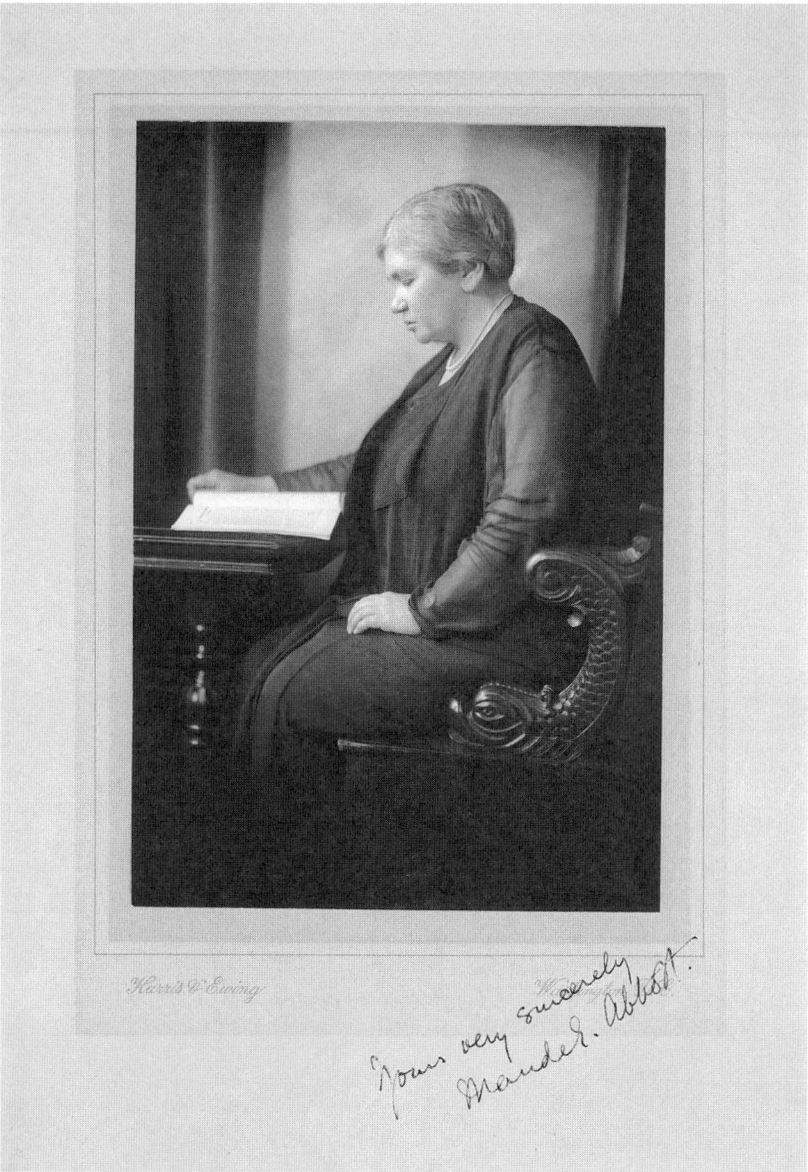

閱讀中的莫德·亞培。

(*Harris & Ewing/McGill University Archives, PR023284*)

類學家為鳥兒分類的方法來整理這些人體部位，按照它們相同和相異之處區分基本類別。根據部位，亞培編排出全世界最全面的先天性心臟疾病列表，包含造成紫紺嬰兒綜合症的法洛氏四聯症。分類編排後，也舉辦了一系列陰森森的損壞心臟巡迴展，第一次展出是在一九三一年紐約醫學會心臟病學的畢業雙周（Graduate Fortnight，約莫一九二〇到一九六〇年代間紐約醫界的傳統，定期舉辦為期兩周的學習交流研討課程），後來一次又一次展出，最終成為麥基爾醫學院課程的固定專題。一九三六年她正式退休，同年出版了《先天性心臟病圖集》（*The Atlas of Congenital Heart Disease*），有助後人理解心臟的各種問題，至今仍由美國心臟協會持續發行。這本圖集中，展示了各種人類心臟失能的原因，記錄了一千種先天性缺陷。亞培希望未來能有一天人類可以治療這些缺陷。[3]在這本書成功的基礎上，亞培希望再寫下一本書，一本關於心臟的教科書。一九四〇年這項寫作計畫得到卡內基基金會的補助，但她在七十一歲時因中風過世，未能完成此書。

❤ ❤ ❤

許多書籍都編列過人體的毛病，談的盡是奇人秀式的先天或嚴重缺陷：「這女人心臟上有個洞！快來看！這男人多了一顆睪丸！」亞培的書不是這樣。這本書權威且全面地闡述先天缺陷在屍檢中看到的樣子，反而對於那些缺陷生前的跡象和症狀談得不多，遑論如何治療。隨之而來的進展，不是增加新的心臟問題案例，就是增加了架上的新罐子。直到海倫・布魯克・陶希格的出現。

如同亞培，陶希格似乎也能把不尋常的逆境，轉變成通往成功的道路。如同亞培的母親，陶希格的母親在她年輕時就過世了。她在閱讀障礙下勉強讀完高中。再來是她的聽力，這個她用來診斷病灶的感官，在三十出頭時就無端喪失了功能。還有是她的性別，因為身為女性，她無法取得外科的實習資格，所以她接受了小兒科部門提供的機會。後來機會出現了。一九二八年，她的導師愛德華・帕克，在約翰霍普金斯醫院成立了兒童心臟中心，這是第一個、也是其後數十年唯一一個。帕克認為兒童，特別是有慢性病的兒童，應得到更好的照顧，因為他們飽受痛苦且常遭忽視。[4]他找來陶希格帶領這個願景，一個不幸孩童或許能因此被救活的激進願景。在那裡，陶希格看到數以千計絕望的孩子，為心臟疾病所苦。

當時人們已經了解到，因免疫系統對鏈球菌（*Streptococcus*，鏈球菌性喉炎的傳染源）反應過度造成的風濕熱（Rheumatic fever），是造成孩童心臟衰竭的頭號原因。免疫系統對特定型的鏈球菌（A群鏈球菌）的反應，會導致心臟瓣膜增厚，特別是二尖瓣，使得瓣膜的活動受限。當瓣膜活動完全或大幅受限制，心臟就會衰竭。風濕熱及隨之而來的風濕性心臟疾病，是個明確的研究目標，因為已有治療病菌（長久以來，治療細菌最有效的是磺胺類藥物〔sulfonamide〕）的藥物，但未必能對付免疫反應。新抗生素問世的機會似乎很縹緲。陶希格在研究風濕熱上找到熱情和成就感（風濕熱當時是美國孩童的頭號殺手，今日在很多地方仍然是），然而醫院裡其他醫生反對她治療這些孩子，認為她是在「偷走他們的病例」。她只好專注於其他心臟問題，那些較棘手的、先天

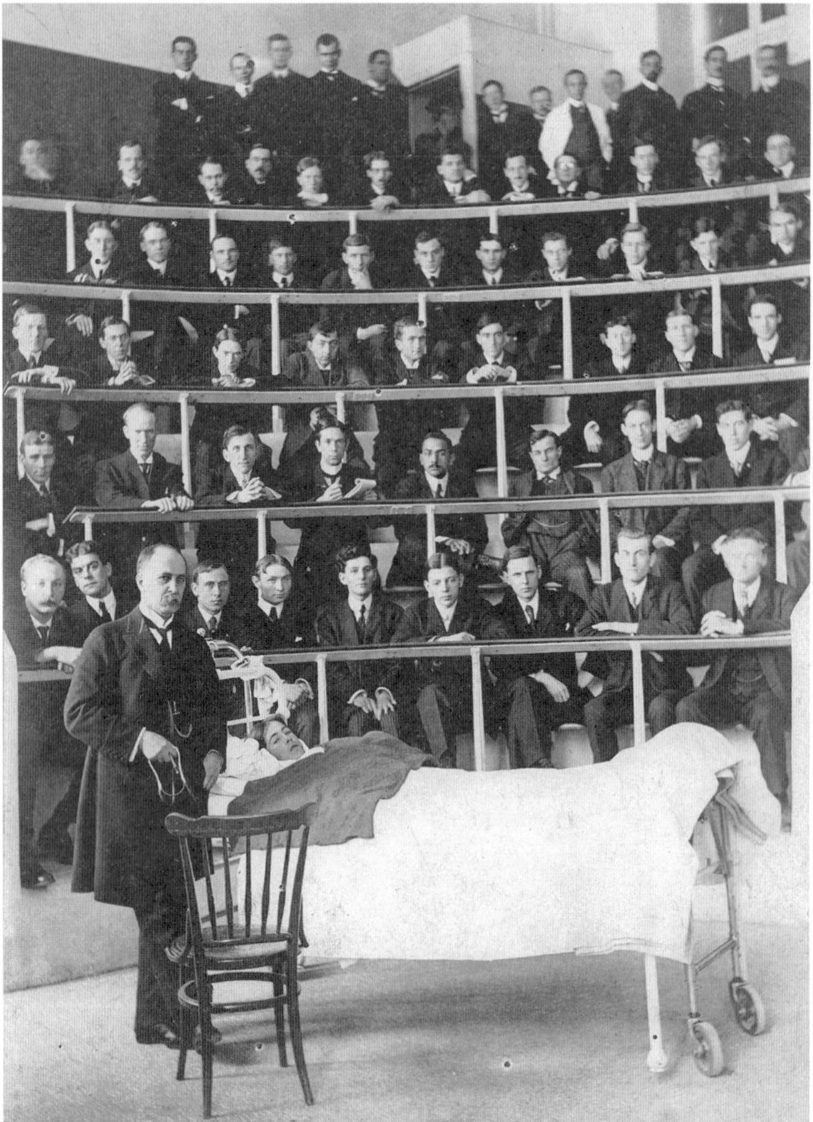

威廉．奧斯勒站在病人身旁，室內坐滿了著迷的觀眾。
這種外科手術劇場，可說是現代版的角鬥士競技場及蓋倫表演手術的舞台。
（*Osler Library of the History of Medicine, McGill University*）

的、毫無希望可言的問題。她在挑戰死亡。

為了面對如此巨大的挑戰，陶希格變得「積極、自我防衛、好鬥，有時得意，但也經常挫敗。她很痛苦。」[5]陶希格的朋友認為，她選擇了（應該說是不得不）錯誤的領域。就像歷史學家蘿拉．瑪洛琳所說的：「當時盛行的觀點是，即使那些先天的缺陷能被準確診斷出來，我們也束手無策。」[6]但是陶希格卻相信療法指日可待。和亞培不同，她同情這些孩子。她認為自己必須透過研究協助那些分配給她的、沒有得到治療、沒人願意伸出援手的孩子——像艾琳這樣的孩子。[7]

陶希格開始研究兒童心臟時，詳讀了亞培的書，甚至去看她的展覽，並且與她會晤。如果這兩名女子的意志都沒那麼強烈的話，可以說她們之間形成了一種類似師徒的關係。她們之間的關係，一如她們各自的人生，無法一言以蔽之。讀了亞培編纂的內容，加上與她本人討論後，陶希格被人類疾病的多樣性與發生率給迷倒了。大約每一百二十五名孩童，就有一名生來帶有先天性心臟缺陷，這比例還沒算上那些心臟尚未發育完全的死產嬰兒；心臟缺陷是最常見的先天疾病。還有另一件事令她著迷。陶希格留意到，先天性心臟問題的種類雖然不多，但它們卻一再出現。你可以想像，有那麼多種可能性的基因組合、在那麼長的發展階段，心臟可能會先天上出現無數種問題，突變細胞的每一種組合，都會形成一種病變。然而陶希格察覺事有蹊蹺，亞培的研究成果正暗示了這種蹊蹺。在陶希格看來，同樣的問題一再出現，就像被某種可預測的基因驅動，而非隨機發生，是演化上的結果。當時普遍認為，先天性缺陷完全是因為暴露於危險的環境或物質當中，因而影響、

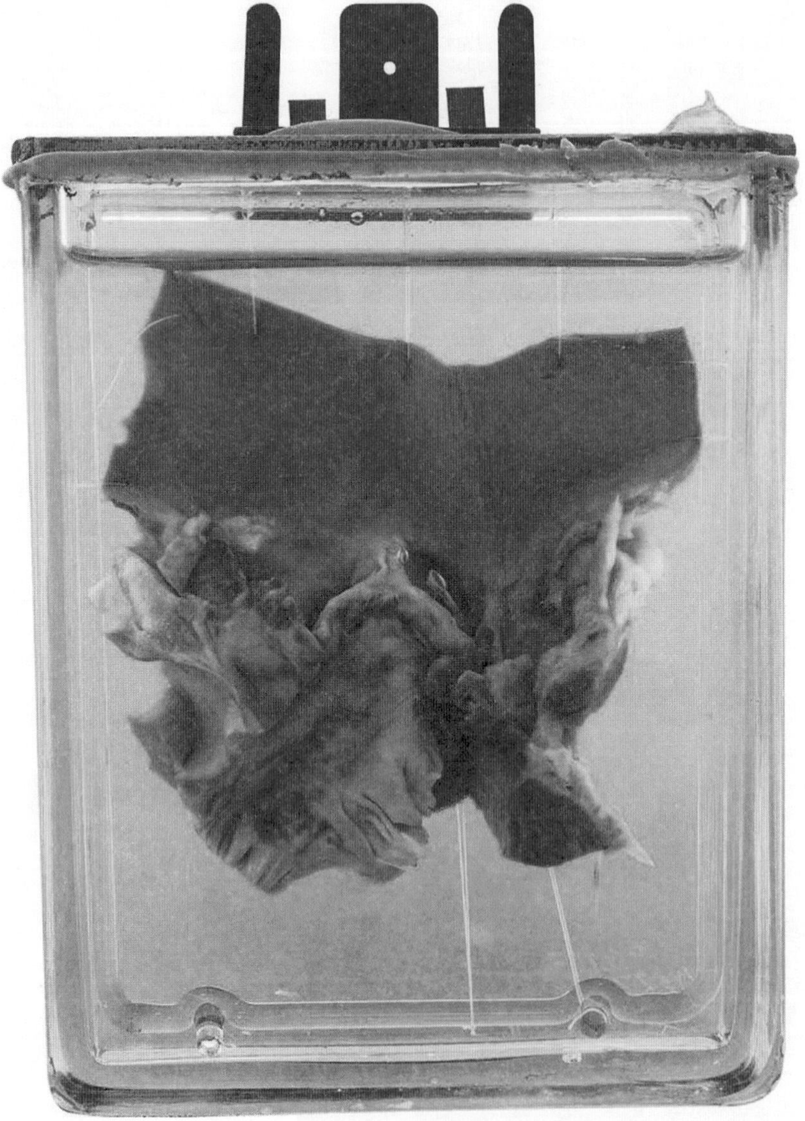

由奧斯勒收集、莫德．亞培展示的一顆風濕性心臟，她展示了許多讓我們能清楚看到各種功能障礙的心臟，這是其中一個。（*Maude Abbott Medical Museum*）

破壞了基因。對亞培來說，這種觀點一開始似乎就錯了，或至少只有部分正確。這些病例都不是多樣且獨特的不同案例，反而種類稀少且重複出現。亞培期待這些先天疾病會有治癒的方法；陶希格則決心要超越期待，她要為最常見的先天疾病找到治癒的方法。

為此，她得先找出如何在這些小孩身上診斷出問題的方法。核磁共振造影、導管插入術、血管造影術在當時都尚未發明，福斯曼還沒探測自己的心臟。人體內部的狀況在打開之前是看不到的。陶希格在一九三〇年開始這份工作，當時她能用來探測心臟的設備，只有心電圖，以追蹤心臟的脈衝節奏。如果想知道任何心電圖沒透露的東西，只能靠她自己的敏銳度，所以她必須觀察和聽診。她形容這種努力就像填字遊戲，推測出是什麼疾病；到了她職業生涯的後段，則可以在螢光鏡上模糊的影像看出端倪。螢光鏡是一種即時觀測的簡易X光機，能捕捉身體內部的活動。然而每一題字謎悲傷的答案，都只能在她的病人死亡後，看著那小小身軀的內部，才能確知自己的判斷是否正確。這是件糟糕、壓碎靈魂的工作，幾乎沒有快樂的結局可言，只有能讓她逐步學習的小小悲劇。

陶希格覺得自己有責任記錄這些心臟疾病，以便未來假使有人能找到治癒某一種疾病的方法，就能在診斷出來後治療。到了一九四四年，奠基在亞培的成果上，陶希格已經編纂出相對完整的先天性心臟疾病目錄，包括該疾病對心臟的影響、留在體內的跡象等等。她的書成了小兒心臟學科的第一本標準書籍。如同她同事卡爾頓・查普門日後所說的：「這本書改變了一切。它將先天性心臟疾病帶離了仙境」，進入了治療的王國。她在書中提到，有些缺陷可以依據症狀預測出來，有些則不行。例如藍紫皮膚的紫紺嬰兒綜合症就可以預測，幾乎都是法洛氏四聯症的四種缺陷所造成的。一九四四年書出版後，陶希格已能確實從其他導致皮膚變藍紫色的疾病中，區辨出法洛氏四聯症。但即便做出診斷，她仍無計可施，只能給父母打氣，等待小孩的死亡。然而，也就在這段期間，她聽到透過外科手術封住心臟孔洞的討論。她思索著，是否可能反過來執行：在心臟開更多的洞，然後以類似「幹道」的概念連結心臟和肺臟。那是心臟外科百花齊放的幾年（心肺機即將問世），陶希格嗅到那股可能性，新的外科技術，或許能拯救她身邊不斷死去的小孩。

多數心臟外科技術的發展，都著重在成人。成人心臟較大，手術容易得多，即便普遍上只能爭取到幾年的生命，可是，治癒孩童卻能為他們爭取到完整的一生。只有少數例外，例如恰好有新的技術適用於病危的孩子，他們才有機會進行手術。陶希格不想等待巧合。她要為四聯症病人動手術，因此只要找到可實際執行的人，一個有手術技巧、且能想出手術方法的人。

陶希格前往哈佛諮詢一位外科醫生，他曾幫一名年輕病人動過手術，封住心臟動脈導管。動脈導管是一條小通道，從通往肺臟的肺動脈岔出，連到從左心往全身的主動脈。這條導管在胎兒時期是開啟的，讓分流的血液遠離在胎兒期毫無功能的肺臟。（胎兒時期氧氣由母體胎盤供應，動脈導管的功能即是讓血液繞過肺臟）但在一些兒童身上，這條導管未能成功閉合，使得從肺臟送來的攜氧血又回灌肺動脈（再度回到肺臟）。一九三八年，波士頓兒童醫院的住院醫生羅伯特・葛羅斯，執行了閉合導管的外科手術。[8]然而葛羅斯拒絕協助陶希格，甚至覺得她的要求很愚蠢（這更強化了她進行下去的決心）。陶希格回到約翰霍普金斯醫院，依然堅持她的想法，甚至其他同事都將她的執著歸因於她耳聾：也許她真的聽不到「不」這個字。她又花了兩年時間，才找到願意嘗試她的新手術的人。

這個願意嘗試的人，正是阿爾弗雷德·布萊洛克。他受聘於約翰霍普金斯醫院，就像是命運的安排。他具備手術技巧，且受到陶希格的啟發，對於該怎麼動手術有了想法。他認為可以將其中一條從心臟通往全身的動脈，改道使之進入肺臟。在人體手術之前，他想先在動物身上練習所有步驟。為此他找來了以前的助手威維恩·湯瑪斯。湯瑪斯是發展出這套手術步驟的人，接下來他花了三年的時間，不斷在狗身上測試，直到一切看來都到位了。經過陶希格兩年的求助無門，經過許多狗隻的手術練習，然後又等待三年讓湯瑪斯完善一切步驟，陶希格、湯瑪斯、布萊洛克三人終於踏進了這間手術室，裡頭躺著小女孩艾琳。

艾琳的父母希望女兒能活下來，手術團隊也希望成千上萬身體呈現藍紫色的孩子未來都能存活下來。然而狗的心臟不是人類心臟，所以這支團隊對於新手術能否成功，也沒有十足把握。

❤ ❤ ❤

手術台上的艾琳·薩克森年紀還太小，雖然她很痛苦，卻無法真正理解她即將要進行手術。燈光照射著她，在乙醚的作用下，她睡著了。俯身站在艾琳身旁，從她的右腋窩下方到她的胸口，布萊洛克畫下了一道弧形切口，再往上到她第三、第四節肋骨之間，以便將肋骨旁推。單是這個階段，就已經是項挑戰。因為她體型太小了，湯瑪斯必須設計不只一種、而是好幾種新工具和新方法，才能適用於她的體型和身體狀況。終於可以看到她的心臟了，布萊洛克可以清楚看到這顆小心臟各方面都有問題。幸運的是，多虧了陶希格的研究，所有的問題都正如他們的預測。布萊洛克箝住肺動脈的兩端，然後對通往全身的鎖骨下動脈如法炮製。他在前者切出一個小洞，將後者塞進去，並以珠絲將兩條血管縫在一起，一時之間兩條河流就匯合了，於是有了雙倍的血量流往艾琳的肺臟，希望能夠攜帶更多氧氣流經她藍紫色的身體。布萊洛克接著用絲線接回肋骨，在體腔內施以磺胺類藥物，然後一層又一層地將組織縫回原狀。手術完成後，三位醫生後退一步觀察，艾琳的心臟持續跳動，此時她的身體開始由藍紫轉為粉紅。如同艾琳的母親日後所說：「我第一眼見到艾琳的時候，那簡直是奇蹟……我快樂到不能自已。」陶希格、布萊洛克、湯瑪斯也是同樣的心情。手術成功了。

然而悲傷的是，艾琳在三個月後死於其他心臟缺損的併發症。這場手術延長了她的壽命，可惜遠遠不夠。但就技術面來說，這場手術達到了它預期的目標，所以再度運用在治療上。第二次手術也很順利，但又一次證明了只能相對短效修復心臟問題。到了第三次嘗試，才真正獲得成功。這位病人，依陶希格的形容，「是個悲慘至極的六歲小男孩……連走路都走不了。」布萊洛克在他身上執行同樣的手術，和第一次同樣的劇碼——一樣焦慮的父母、一樣顫抖的孩子。男孩轉為可愛的膚色，「可愛的粉嫩雙唇」。[9]他醒來看著布萊洛克，眨眼問：「手術做完了嗎？我現在可以起來嗎？」他可以的。隔天他就能起身了，持續數周後，他變成了一個快樂活潑的孩子；他度過了完整的人生——這是由陶希格的想法、布萊洛克的巧手、湯瑪斯的演練，以及艾琳的悲劇共同賦予的人生。

手術成功的消息快速傳開。短短兩年間，這項手術已經執行了數百次。[10]英國心臟外科醫生羅素爵士如此讚揚這項手術：「如此傑出，徹底改變了整個心臟病學的方法。」[11]布萊洛克有了名氣，然而在美國有段時期，名氣對內科醫生來說，仍被視為有違道德，一如在德國的福斯曼，或是稍後程度較輕微的約翰・吉本。這名氣讓布萊洛克喜憂參半，嚴重到他想要辭職。謝天謝地，他的同事說服他繼續工作，也因此拯救了數千條生命。父母帶著孩子到約翰霍普金斯醫院，好讓他們能具有一顆修復的心臟重生。數以百計的父母寫信到醫院來，懇求為他們的孩子動手術，這項手術已證實大約每十例就有八例成功。今日患有法洛氏四聯症的嬰兒，有百分之九十都能過上正常的生活。我們當中千百位活著的成人，都要感謝約翰霍普金斯的這支團隊。

陶希格、布萊洛克、湯瑪斯都因四聯症手術而出了名。所有關於這新興手術事件的描述，以及對這三位的貢獻，都有不同的強調重點（這個方法經常被稱做「布萊洛克—陶希格分流術」，可悲地略掉了湯瑪斯）。其他醫生試著改良這項手術（並將「改良後」的版本，以自己的名字命名），但是由陶希格、布萊洛克、湯瑪斯三個人引領的版本沿用了多年，直到吉本的心肺機出現後，才被更細緻的手術（特別是心室中膈缺損修補和人工分流手術）取代。

對陶希格個人而言，這項手術只是她打下許多基本功而得來的其中一項成就。她在其他人都忽視兒童心臟問題的時候，選擇研究它。她傾聽孩童，必要時得看懂唇語。她重視診斷，即便其他人都覺得無用。她願意做乏味的工作，因而她很熟悉兒童的死亡，但也因為如此，這項心臟外科手術最偉大的成就（四聯症手術）才成為可能。不僅如此，這一系列的介入治療如此成功，以至於今天如果有個孩子帶著先天性心臟缺陷出生，他或她有百分之八十的機率能有個正常的人生。陶希格的成功，激發了全國其他兒童心臟病房的成立。她向美國國立衛生研究院和兒童局提出呼籲，以資助這些中心。她也培訓近百名下一代小兒心臟學家和外科醫生，當中許多是女性。[12]陶希格作為一位科學家、[13]領導者（她後來成為美國心臟協會第一位女性主席）、導師，都努力不懈，當然她留給後人最顯著的遺產，都是有生命的，就是那些在孩童時受她幫助而痊癒的成人。

多數的心臟手術能為病人多爭取幾年生命，有些可達幾十年；而陶希格所留下的遺產，卻能賦予他們整個人生。假使心臟的故事有高潮點，那就是這裡了：成千上萬帶著心臟缺陷出生的人，現在卻奇蹟般每天在我們四周走動，看來毫無異樣，就像正常人。

❤ ❤ ❤

但這不是陶希格故事的尾聲。如同一位傳記作家的形容，她並沒有因為進入遲暮之年而變得柔和，這不是她的個性。就像一九六八年詹姆士．魏斯的一幅畫像，七十歲的她一頭白髮，隱身在深色服裝中，前方的亮光就像她正要進入另一個新發現的灼熱光線。即便在她住進退休安養機構後，她仍然持續在德拉瓦大學擔任湯瑪斯．彌爾頓．瑞爾斯計畫的院士。在那時候，心臟先天疾病的治療已經進步到先天性心臟疾病的孩子幾乎都能存活下來。她出門時就能看見他們在身邊走動，如果不是因為她當初的決心，這些小孩就無法活下來。有了這樣的人生成就，陶希格大可享受她辛勞的果實。然而，她還是投入研究那些小時候因先天性心臟問題而接受過治療的成人，她想了解他們長期的狀況。她也開始對那些她窮盡一生研究的問題之源頭感興趣，深信先天性心臟問題，可以從演化的脈絡來了解。

第十五章　從演化探索心臟的缺陷

在生物學裡，除非能用演化解釋，否則沒什麼是合理的。

——遺傳學家費奧多西．杜布然斯基

一九八四年，海倫．陶希格搬進了退休安養之家。晚上她睡在這棟建築裡，裡面住滿其他正在度過人生最後階段的退休人士。白天她則開車到德拉瓦自然歷史博物館，研究那些送來給她的鳥兒：拔掉牠們身上的羽毛，切開牠們的小胸膛。鳥兒可能是鶯，也可能是椋鳥。她在鳥兒體內搜尋心臟，心臟有四個腔室，完美又迷人。她每次會解剖個十來隻，記錄她的發現，然後再開車返家。一路上她會注意飛過的鳥，甚至是在她自家門廊前的鳥。牠們的心臟多半完美地按著節奏搏動，將血液輸往內臟、喙、翅膀。然而，偶爾會遇到牠們心跳不對拍的，這正是海倫．陶希格想要觀察的。

退休之後，海倫．陶希格展開了一項全新的職業。在一九七〇年代晚期，她認為如果去研究非人類的心臟（哺乳類，再來是鳥類），或許就能理解為什麼很多嬰兒生來就有一顆壞掉的心臟。當時普遍認為，先天性心臟缺損是因母親懷胎時處於危險的環境，或是因誘變劑（也稱為畸胎劑）引起的突變造成。父母因孩子的受苦甚至死亡而受到眾人責怪，但陶希格卻不認同。她想理解心臟疾病的成因，希望藉此能免除父母的負疚感。她的方法很不尋常——從演化生物學來研究心臟缺陷。對一個內科醫生來說，這是個全新的方向。她必須將十多年來研究病例的偵探手法，應用到更大的脈絡上：數十億年的演化而非九月懷胎的過程。陶希格開始閱讀人類和其他動物的心臟演化生物學，這些知識令她著迷，並激發出她更遠大也更大膽的想法。

陶希格以兩大原則研究心臟的演化學：第一，脊椎動物心臟演化的知識，將會啟發她（及其他人）了解人類心臟的問題。對演化生物學家來說，這是個舊想法，但對臨床醫生來說，卻是全新甚至很激進的想法。第二，如果你能知道哪種動物會受到哪種先天缺陷所苦，就有可能判斷是否為基因所造成的，如果是，那是從何時開始出現的。舉例來說，在鳥類和人類身上都共有的先天性缺陷，其基因問題必定早於任一者的。反之，若只出現在哺乳類或只出現在鳥類身上的缺陷，一定是比較晚近的現象。

某些方面來說，外科醫生，以及如陶希格一生擔任的內科醫生，還有她現在涉入的演化生物學家這三個領域，雙邊的文化差異可說大得不能再大，從最單純的從業人員人數即可看出。在美國，每次心臟病學大會，比如心血管導管療法研討會，可能吸引上萬名心臟病學專家與會。反過來，一場重要的演化學研討會，如果有超過兩千人參加，就已經算是盛大的年會了，而且與會的還是學生居多；且這兩千多位教員和學生研究的，還不是人類心臟，而是所有生物。如果我們假設地球上約有一千多萬種生物（實際上有多少沒人真正知道，我猜要比這數字大得多），表示大約每一萬種生物，才出現一位演化生物學家。而心臟病學家和其他內科醫生，只需要研究一種生物，而且還是這種生物的某個特定器官。然而內科醫生只想解決問題，通常不會去研究問題的起源這種大哉問，而演化生物學家則不在乎問題本身。換言之，演化生物學家通常把焦點放在醫生恰好不重視的事情上，反之亦然。

但醫生和演化生物學家有一個共通點：他們都有追究到底的習慣。當陶希格開始探索鳥類及其百萬年演化所隱含的各種可能性時，對她而言，那是一段全新的旅程，但是她熱愛謎團，那是藏在走進她診間的每個孩子身體裡的謎團。

❤ ❤ ❤

研讀演化生物學家的論文時，陶希格沉迷於一顆功能健全的心臟有多少種形式，以及它們搏動的多樣性。多數的脊椎動物，都不具備四腔室心臟。魚類只有兩腔室；兩棲類例如青蛙、龜類、蛇類、蜥蜴等則有三腔室；只有鳥類和哺乳類有四腔室。但研究到這裡的時候，最讓陶希格著迷的，除了這些極為不同的心臟如何運作之外，就是鳥類和哺乳類似乎是各自獨立演化出四腔室心臟的。

鳥類是從其中一群四足爬蟲類演化過來的，哺乳類則演化自另一群。牠們最近代的共同祖先，至今也超過三百萬年。所以哺乳類和鳥類都有四腔室心臟，應是四腔室具有可預期效率的結果。

陶希格明白自己可能正投入一項太不自量力的計畫，所以她決定集中研究一個最簡單的部分：比較鳥類和哺乳類的心臟缺陷有哪些相同之處？最初她以為只要研究已知的鳥類心臟缺陷，就可以拿來和她之前熟悉的人類和其他哺乳類的心臟缺陷做比較。結果事實證明，這比她預期的還難。

有少數幾位學者，研究過非人類的先天性心臟缺陷。陶希格在蒐集案例時，發現一些古老的軼事，但卻沒什麼現代資料紀錄。例如，希臘自然學者泰奧弗拉斯托斯曾記載，位於黑海的帕夫拉戈尼亞，那裡所有的鷓鴣似乎都有兩顆心臟。這項紀錄很吸引人，但她需要更多資料，這就是為什麼她後來開始自己解剖鳥類。

如果你以為陶希格因為經歷過許多榮譽和成就後，晚年著手研究鳥類心臟會得到朋友和同事的強烈認同，那就錯了。他們並不欣賞陶希格最後幾年所做的研究，日後關於她的生平文獻裡，也只是模糊地提了兩句。他們表面尊重她的做法，可是對於她投入演化的研究，他們認為頂多算得上是個怪僻。他們覺得她可能老糊塗了，才會這樣。

她手上的這項任務，無論是否出於瘋狂，都很困難。海倫·陶希格，這個用盡一生研究和幫助孩童的人，現在只能靠自己搞懂怎麼給鳥拔毛，然後解剖牠們的小心臟。更難的是，她要學習很多鳥類的知識。假使一個人想研究鳥類，好比說喙的演化，就得去測量一些鳥喙，才能知道特定種類的鳥的喙部大致是長什麼樣子。但陶希格感興趣的不是常見的一般狀況，而是少見的異常狀況，所以她得研究非常多的動物個體，才能遇到每一種異常狀況，即便就只有遇上一次。為了找到缺陷，她解剖了上百隻、甚至上千隻鳥。她請同事幫忙尋找死鳥，甚至親自上街找。她和管理廣播或電視發射塔的人交朋友，因為那裡常有鳥撞到塔而死亡。

多數送到陶希格手上的鳥都很小。她的手長期習慣於孩子的幼小身軀，現在得習慣比那還小的麻雀或椋鳥。當友人都在享受退休生活之際，她卻在做她人生中最困難的解剖。她畫下所見、保存有趣的心臟，勤做筆記，仔細思考。在走過整段與心臟為伍的職業生涯後，她試著把這些兜起來。她可以這樣一直做下去，解剖更多的動物並留下紀錄，看看心臟出錯的各種形式，但她感覺到歲月不饒人，而且逐漸朝她的心智撲來。她就所見所聞，起草了一份論文。一切進行順利，但為了安全起見，她指示一些友人，萬一她有個三長兩短，他們該如何處理她晚年的研究。

到了陶希格起草她的鳥類文獻時，她已完成了有史以來關於哺乳動物先天性缺陷最完整的論文（迄今仍是）。在她聚焦的哺乳動物——即人類——中，陶希格發現相同的先天性缺陷，在全世界都很常見，與人們住哪裡或怎麼生活無關。光是這點本身，她認為缺陷並非與環境或誘變劑高度相關。她檢視那些已被仔細研究過的非人類哺乳動物，他們也出現同樣的先天性缺陷。例如狗和羊，他們罹患先天性缺陷的比例，和人類差不多。現在的問題是，鳥類是否也如此？

陶希格推測，古老的心臟特徵所出現先天性缺陷，在鳥類和哺乳類身上應該是一樣的；但從鳥類和哺乳類分開後才演化出來的心臟新特徵，其相關的先天性缺陷應該是不同的。這兩種情況她都說對了。在陶希格努力撰寫的那篇論文中，她指出某些心臟缺陷，特別是那些造成發紺性（造成藍紫嬰兒）的心臟疾病，在許多哺乳動物以及鳥類身上也很常見到。兩者都有的疾病，對陶希格來說，反映了至少三百萬年前（即鳥類和人類的系譜分開之際）的演化問題。有些問題對鳥類來說似乎很罕見；她從未見過有兩顆心臟的鳥，但似乎其他人又留下了可信的紀錄。此外，鳥類的心室中膈缺損，意即在兩個心室間有個小開口，表面上看來，這些缺損和哺乳類身上的一樣，但在細節上卻是不同的。

陶希格透過整合這些觀察，發展出關於先天性心臟疾病的一套全新概念。她不僅解釋了先天性心臟疾病的起源，也包括一開始心臟起源的複雜性。然而，在一九八六年五月二十一日，陶希格開車載朋友到賓州肯尼特廣場，也就是她家附近的投票站時，車子被另一輛車撞上，她當天在醫院過世，距離八十八歲生日還有三天。[1]兩年後的一九八八年，儘管有疑慮，陶希格的友人仍按照其遺願發表了她的論文，雖然他們在開場時一而再、再而三強調，甚至在論文的引言中還放了這麼一句話：「（陶希格）無意將這份成果，標記為有科學根據的研究計畫。」對於一個不認為自己做的是有科學根據研究的人來說，解剖五千多隻鳥是極龐大的數量。最終證實，她的友人抱持的疑慮是個錯誤。陶希格的論文極其傑出，在科學上尤具創造性。但沒有人發現她的論文。這篇論文只被另一位科學家引用過一次（以波蘭文寫成），此外只有在陶希格的個人生平裡被提及，並且被視為是她如何在晚年讓自己保持忙碌。

❤ ❤ ❤

幸好在過去的十年當中，由陶希格開啟的迷人想法，刺激了許多演化生物學家各自進行探索。演化生物學家過去已經花了一百多年，試圖重建心臟的大演化史，它如何演化、又如何在正常情況下運作。現在根據這部大演化史，他們開始思考人類心臟的問題。在陶希格的論文中，他們發現她已經逼近了些什麼。思考心臟的演化，將改變我們對先天性心臟病的想法，也改變我們對更普遍的疾病，即冠狀動脈疾病的想法。

心臟演化的故事已經嵌入每一顆心臟，這段故事講述著它如何運作及失靈。照演化生物學家的說法，心臟及其問題並非始於鳥類或哺乳動物，而是要追溯到五億五千萬年前，第一批多細胞生物出現在海底化石上的時候。養分和氣體可以擴散到單細胞生物體內，但是當生物發展到愈來愈大，有些細胞不可避免地處在內部，這些內部的細胞需要管道讓營養和氣體抵達。[2]第一條血管的出現，其實早於第一顆心臟。

海綿（是種動物，儘管看起來不像）在所有尚存的生物中，擁有最簡單的循環系統。海綿不會移動，但牠們全身充滿通道，靠著通道上的細毛撥動著海水，好讓海水能在體內流動。海洋本身就是海綿心臟的一部分，當海水流動時，那些排列在海綿通道及管線上的細胞，便從海水裡吸收營養和氧氣，排放廢物。[3]海綿的系統看來或許原始，但它運作效能良好，以至海綿能存活至今。光是這種循環系統就夠有趣了，另外還有演化生物學家猜想，海綿的簡陋管道，類似我們心血管系統的前身。人類製造動靜脈相關的基因，與海綿製造簡單管線的基因是相同的。

就是這個起點，從第一代海綿的後裔，最終演化到軀體大到需要一顆幫浦型的心臟。在數千萬年間（對古生物學家來說是非常短的時間），演化過程出現了許多新的、更大的譜系。在曾找到完好古老單細胞生物化石的少數地點，例如伯吉斯頁岩（今日英屬哥倫比亞境內），古生物學家發現一組各形各貌的奇怪單細胞生物，牠們就像是在探索不同身體結構的演化證據。這些遠古動物幾乎在各種外貌特徵上，都比現代動物更多元，而且也會讓你認為，牠們的內部特徵亦是如此。牠們或許試過各種型態的心臟。許多伯吉斯頁岩上的物種已經消失，還沒真正繁衍開來就已經滅絕，但有幾種存活了下來，一代接一代直到今日，而這每一種存續下來的型態（軟體動物、蠕蟲、昆蟲、脊椎動物的祖先），都有一顆原始的心臟。今天，這些譜系後裔體內的心臟基因還很相似，顯示牠們都源自伯吉斯頁岩時期或稍早的一場遠古心臟發明運動。你的心臟和蠕蟲的心臟，也有著一樣的起源。

在多數動物的譜系裡，心臟仍很簡單，只是一個海綿狀肌肉形成的擠壓盒，即使在最早的脊椎動物體內亦然；而脊椎動物這個亞門裡，也包含了人類。最早的脊椎動物是類似魚的形狀，但還不是我們今天認得的魚。在這些動物體內，心臟最原初的角色，似乎只是將營養運輸至全身。營養由網狀的鰓結構收集，藉血液運行。心臟往頭部和尾部兩個方向擠壓血液。猶他大學的生物學家柯林．法墨認為，當它擠壓時，也會將攜氧血從皮膚帶到心臟海綿狀細胞裡的角落和裂隙。（當心臟在收縮後舒張，攜氧血便會從皮膚流向心臟。）心臟非常初始的角色，就包含為自身供給血液。

隨著時間過去，魚類演化至以嘴巴進食，因此鰓的角色，變成只需從海水中過濾氧氣和釋放二氧化碳。同時，皮膚不再是取得氧氣的重要器官了。隨著能咬東西的嘴巴出現，魚的心臟變得較為複雜。它演化成兩腔室的結構，差不多就像人類心臟只有單一心房和單一心室看起來的樣子。心房容許更多血液往全身輸送，當它輸送時，造成的壓力就會提高。血液接著便以單一循環輸送至全身：心臟—鰓—全身、心臟—鰓—全身。這意味著流回到早期魚類心臟的血液，其含氧量總是很低，因為身體其他組織會比它較早獲得氧氣。現代的魚類還是如此。結果就是，在激泳過後魚類很容易突然死亡，這種猝死就如同人類的心臟病發，是心臟缺氧所造成。

這樣的心臟結構，除了造就魚容易因劇烈運動而突然死亡外（由於知道自身的限制，魚類似乎也會竭力避免激泳），其結構也是驚人地簡單。一如所有的哺乳動物，人類心臟有兩個分開的迴路（左邊將血液輸送到全身，右邊將血液輸送往肺部取得氧氣），但魚類心臟只用一個迴路就把工作完成。事實上魚類心臟不只是把工作完成，而且以實際結果的角度來看，魚類的心臟比哺乳類的成功。因為魚的種類是哺乳類的好幾倍，且牠們的系統確實可行，也迫使我們問一個問題：為何我們的系統變得如此複雜？關於複雜度的解釋，就潛藏在海浪底下。

肺魚是很古怪的生物。牠們和其他魚類一樣有鰓，但顧名思義，牠們也有肺。為了使用肺的功能，牠們會游到水面，用滑稽的雙唇大口嚥下空氣。牠們像是某種生物的原始退化狀態，一種倖存下來的演化失誤。但牠們同時也是我們了解心臟及其可疑的複雜程度的線索。

肺魚最早是在一八三七年被發現。有個包裹在黏土裡的標本，經由船運送給英國解剖學家理查・歐文。歐文已經準備好收到這新發現的魚種。他大概是史上檢驗過最多不同種魚體和魚骨的人。他有雙能分辨細微差異的眼睛，擁有經歷數千小時實作磨練出來的視力。但這隻可惡的魚卻讓他挫敗。從外觀來看，牠顯然是魚，但是當他細看牠身體內部時，卻像在童話世界裡才會發生的現象：魚體內像是置換成蛇或青蛙的內臟。

從歐文開始，肺魚就被視為有趣但罕見的異常生物。後來，科學家發現原來肺魚有上百種，或許還有上千種之多。牠們曾是強勢的生物。我們現在了解的故事大致是這樣：一開始，魚有鰓，能用來攝食。有一小部分魚演化出鰓之外還有肺，主要是用來取得氧氣，就是肺魚，後來這些魚變得罕見。根據這個說法，新的疑問形成了：肺魚為何以及如何演化得如此成功？後來又為何變得稀少？回答這些問題，純粹是學術興趣，除了要確認肺魚是所有陸地脊椎動物的起源，此外還要說明，陸地脊椎動物的心臟退化之後，就是肺魚。

約莫三億六千萬年前，第一隻肺魚爬到了陸地上。當然在陸地生活面臨不少挑戰。肺魚必須從鰭演化出腳，還要適應額外的重力，但是因為有了肺，使得陸地生物和人類的出現成為可能。肺使得我們的第一批陸地祖先，得到足夠的氧氣來供應心臟跳動。雖然達爾文認為肺魚的肺演化自魚鰾（魚用來保持上浮的器官），但事實剛好相反：魚鰾是自肺演化而來的。肺使得魚能得到更多供應心臟的氧氣，因而能在逃跑或追逐時更具活力。肺對於在海裡的心臟活力是有好處的（只是為何肺魚在征服陸地後，在海裡卻變得式微，這點尚未得知）[4]，而肺在陸地上也提供了類似的好處。擁有心臟以輸送血液給肺，是我們的祖先試圖成為掠食者或避免成為獵物的一大轉變。

一旦脊椎動物登陸，一場裝備競賽便開始了。這場促成陸地脊椎動物主要譜系出現的競賽，透過心臟的演化成為可能。任何原始肺魚的後裔，都比其他生物更能靈活移動，因而能捕捉到難捉的獵物，或是逃離追捕牠們的掠食者。結果這些譜系開始演化出心臟，以便更利於分配氧氣，使身體更有活力。這有點像是一種演化的跑步機：為了更有活力（無論是為了捕捉或逃離其他動物），需要更多氧氣，因而需要更大、更好的心臟，為此又需要更多的氧氣和食物。

陸地上第一個從肺魚演化出來的、全新（且現存）的脊椎譜系是兩棲類。在兩棲類體內，兩腔室的心臟就夠用，只要牠們移動緩慢，而且不要離水太遠（在水中牠們能直接從皮膚取得額外的氧氣）。兩棲類的循環系統，跟肺魚很像。但這使得牠們無法和水分開，也受制於功能如同肺臟的皮膚。[5]

蜥蜴、蛇、龜的譜系，則演化出更大、更有效率的心臟，有兩心房（如同人類）和一個部分中膈的心室。這款新的心臟，比任何以前出現過的更像現代人類的心臟，特別是它走兩個迴路，血液從心室的一側前往肺臟，從心室的另一側輸送往全身。這款心臟讓蜥蜴和蛇得以占領第一片陸地，並一路深入內陸。不過這款心臟，也帶來了新的問題：從全身回到右心房的血液是缺氧血。蜥蜴、蛇、龜應對的方式是（現在仍是）讓胚胎期的心室腔室中間有個洞，以便從右邊來的攜氧血能流到左邊去。這樣的流動的確能讓心肌取得養分，只是比較沒效率。[6]

更近期的發展，對哺乳類來說大約一億八千萬年前，對鳥類來說稍早，是演化出溫血（warm-bloodedness）的機制。溫血提供了很多好處，讓動物隨時活力充沛，即便是天冷時。溫血也有助於避免受病原體侵擾，例如使爬蟲類和兩棲類深感困擾的真菌，大部分不會找上哺乳類和鳥類。我們的體溫對蕈菇類的生長來說溫度太高。但這些好

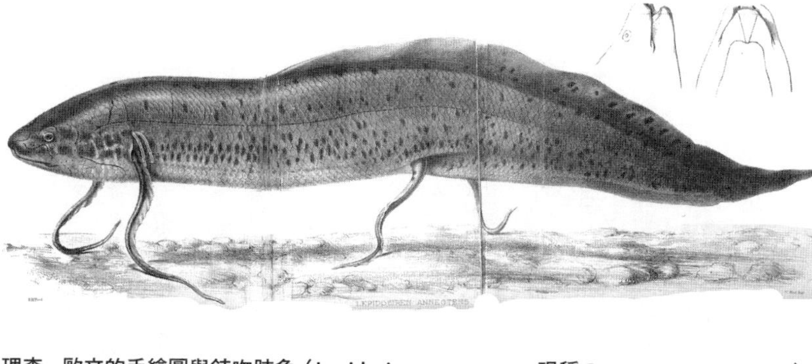

理查・歐文的手繪圖與鈍吻肺魚（Lepidosiren annectans，現稱 Protopterus annectans），這種肺魚和演化成陸地脊椎動物的原始肺魚，具有許多相似特徵，包括牠們的肺和類似腳的鰭。（*Proceedings of the Zoological Society of London*）

處是有代價的，溫血動物需要持續向全身細胞供氧，以便細胞進行代謝，才能產生熱能。結果就是溫血需要更有效率的心臟（也要輸送得更頻繁）。演化對此的應對方法，就是心室完全分隔開來的起源。血液不再兩側來回流動，也沒時間做這種沒效率的動作。[7]心室演化成完全分隔，毫無漏液的空間（但這在氧氣供應方面，造成了新的問題，我們很快就會談到）。鳥類和哺乳類都各自演化出這種四腔室的系統。這種有利於始祖龍（archaeosaur，第一種會飛的爬蟲類）的系統，對於在恐龍腳下竄逃的第一隻有如老鼠般大小的哺乳動物也是有好處的。

❤ ❤ ❤

陶希格逐漸掌握這整個演化脈絡（只要加上少數更新，就能反映現今的理解），也讓她開始思考，從演化來看，先天性心臟疾病或許有跡可循。陶希格注意到，那些出現在瓣膜或左心房或左心室的罕見先天性疾病，似乎在所有脊椎動物身上都出現過，而這些部位都和魚類一樣古老。更罕見的心房缺陷，則通常出現在那些多了第二心房的陸棲動物身上。而最常見的缺損，似乎都與右心室及連帶形成的其他部位有關。右心室是新的腔室。左心室能對應到魚類、兩棲類或蜥蜴的原始心室，但右心室是在哺乳類和鳥類身上才演化出來的。陶希格不完全理解，以先天性問題的角度來看這意味著什麼，但這點似乎很重要。主要缺陷出現在第二心室的起源，但到底是為什麼？我們現在知道了。

在發展過程中，和其他器官相比，心臟涵蓋了更多在演化上所經歷的改變。[8]它最初是個管狀物，經歷過一些圈形或箍形。然後到某個時期，就長成類似魚的心臟，一心室一心房；接著是蜥蜴的心臟，擁有一個大心室。假使一切順利，這個大心室會在胚胎期部分隔開，然後在快出生前全面閉合。近期的研究發現，一個叫 Tbx5 的基因的活動，支配了哺乳類和鳥類心臟發展的最後階段。在蛇、龜、蜥蜴以及兩棲類，這個基因和它所控制的基因表現（第一步是從基因代碼到蛋白質的物理性製造），橫跨整個心室發展的期間。但在哺乳類和鳥類體內卻不是，在這些動物體內，基因表現於左心室的發展，然後就戛然而止。這個基因表現的模式，會告訴其他基因要在哪裡活動。而這個中止的設定，決定了心室間的肌牆要長在哪裡。哺乳類和鳥類這額外的心室演化，似乎發生在這個單一基因如何改變其表現。如同陶希格所猜測的，加一個新的腔室畢竟不是那麼複雜的事，只需要改變心臟的基因模板。雖然這麼簡單，還是有代價的。

這個代價顯示在有心室中膈缺損的孩子身上，他們的基因表現出了問題。在這些孩子體內，基因以曾經存在我們類蜥蜴的遠祖身上的古老方式表現出來，因此造成心室之間少了隔牆，或是心室之間有洞。雖然我們還未能好好弄清楚，其他許多右心室的先天性疾病，或甚至包括法洛式四聯症，是否也和這樣的基因表現有關。我們仍然不知道遺傳性的先天性心臟疾病比例有多少，但很明顯絕對高於陶希格在世時人們所想像的，而且很可能全部都是。

撇開年齡不看，或者也許正是因為她的年齡和洞察力，陶希格是對的。其他科學家才正要追上她正確的方向。雖然某些個別的研究證實了，多數先天性心臟缺陷都是遺傳性的，少數先天性疾病的細部遺傳研究，展示它們是如何層層累積在我們遠祖的基因上，沒有人繼續用陶希格的成果，來研究先天性心臟病的演化。[9]我們還是不知道，鳥類的心室中膈缺損的機制，是否和哺乳動物體內的類似。關於鳥類會遭遇哪種先天性缺損，我們知道的仍不比她多。陶希格的鳥類心臟損壞目錄，至今依舊是最全面的紀錄。

❤ ❤ ❤

了解心臟的演化，能讓我們更了解其缺陷和疾病。但陶希格沒有預料到，從演化學到的有多廣泛。思考心臟的演化，也解釋了其中最脆弱的部位，心臟的冠狀動脈。

今日在多數哺乳動物身上，冠狀動脈只是兩條短短的動脈，各自分枝到更小的動脈，而個體的生命就仰賴它們。假使兩條當中的任何一條堵塞，心臟這個區域的死亡便緊接而來。通常這就足以讓心臟停止跳動，經歷痛苦的胸痛、呼吸急促，然後腦部接著缺氧。即便心臟沒停止，復原也將十分緩慢，受到影響的心肌會被瘢痕組織所取代。

這兩條主要的動脈，左冠狀動脈及右冠狀動脈，從主動脈分支出來，為心臟供血。它們是最先從主動脈分支出來的血管，甚至先於通往腦部的動脈。它們就是「快要心臟病發了」（to have a coronary，冠狀動脈的英文為 Coronary arteries，當英語中說 Didn't have a coronary，意思是放輕鬆）這句俗話的來由。但長期以來這些動脈被認為最不尋常的地方是，為什麼源頭只有兩條，而沒有任何備案。這點和先天性缺陷一樣，或許亦有演化上的解釋。

我們人類的冠狀動脈是伴隨四腔室心臟演化而來的。脊椎動物的冠狀動脈一再地演化，好應付活動量增加的程度。首先，例如長泳型的魚類，就發展出從鰓一路到心臟的長冠狀動脈（基本上是多了一條循環迴路）。但最明顯的冠狀動脈，出現在哺乳類和魚類身上。哺乳類和魚類都隨心臟活動量和效能的增加，演化出大幅擴張的冠狀動脈。這兩類動物擴張出的冠狀動脈，一般來說應該要能應付心臟額外的活動量，但最重大的挑戰出現在左心室，因為一旦它完全與右心室分隔開來，便不再接受流過來的攜氧血[10]（雖然一旦冠狀動脈出現在右邊，左右兩邊都是可用的）。

古老的肺魚已有冠狀動脈，兩棲類、蛇、蜥蜴、龜亦然，但尺寸和流量都很小。它們是源自主動脈的兩條狹窄分支，但已經夠用。在哺乳類和鳥類，冠狀動脈變粗了，小動脈和微血管的網絡亦增大，但數量卻維持不變，就只有兩條。就演化上來說，擴張這些動脈要比製造更多條動脈來得容易。

對哺乳類和鳥類來說，冠狀動脈現在已經不可或缺。我們的活動力和溫血都得仰賴它們。以我們十足進取的心臟（和生命）來說，假使這些動脈堵塞了，心臟便無法得到足夠的氧氣運作。它就會死亡。假使工程師從草圖開始設計心臟，他們會設計更多條冠狀動脈以備使用。但演化並非從草圖設計開始；我們的心臟打造自肺魚的心臟，肺魚的心臟打造自遠古魚類的心臟，遠古魚類的心臟又打造自海綿的心血管系統。要說不同種類的哺乳動物在冠狀動脈方面有任何不同，差異會在很細的側枝血管上，側枝血管斜走於冠狀動脈之間。在某些物種，例如狗的身上，這些側枝血管相對較粗，而在其他物種例如豬的身上，這些血管幾乎闕如。在一個健康的人類身上，這些側枝血管攜帶的血量，低於冠狀動脈的百分之二。我們非常依賴冠狀動脈。我們的演化史是我們的脈絡，也是我們的弱點——我們只有兩條冠狀動脈，如果多一些會好用得多。我們現在常見的死亡方式，是起因於我們的遠祖爬上陸地，並演化出的溫血系統。我們的活力優勢卻也成功地成了我們的「阿基里斯的動脈」（希臘神話中英雄阿基里斯，〔Achilles〕只有一個要害，就是腳踝。英文中「阿基里斯的腳踝」即弱點之意。此處指冠狀動脈為人類的弱點）。

這項弱點是心臟外科醫生在處理冠狀動脈堵塞時得面對的，一個來自演化起源的弱點，根源於脫離海洋的過渡過程。但事情還要更複雜一些。冠狀動脈之所以會是弱點，因為它們會因動脈粥狀硬化而堵塞。理論上，假使演化學能幫助我們理解心臟何時開始堵塞，或許能適度解釋心臟的弱點。我們知道動脈粥狀硬化和埃及的梅里耶特阿蒙王后一樣古老，但可以想像它或許能一路追溯到第一隻哺乳動物（或鳥類）。奇妙的是沒有人想過這個可能性，直到數年前妮西．瓦爾基博士及她的丈夫爾吉特．瓦爾基，開始檢視黑猩猩的心臟。

第十六章　為心臟疾病裹上「糖衣」

二〇〇五年，妮西・瓦爾基對南加州拉荷雅舉辦的靈長類動物學家大會的報告深感興趣，地點離她家不遠。這股好奇心將引導她的新發現，改變了人類對心臟疾病的了解。那場大會中的科學家，來自五個靈長類中心，包括埃默里大學的約基斯國家靈長類動物研究中心，他們在大會上總結了對圈養黑猩猩死因的觀察。這本來是非常無聊的、關於幾十隻圈養黑猩猩的臨終統計。

在野外，掠食者、蛇、細菌感染等等這些因素，都會殺死黑猩猩，黑猩猩間也可能自相殘殺。然而在動物園和研究園區裡，黑猩猩與這些威脅隔離，因此可以假定牠們會活得更久，久到可能罹患可怕的慢性病。然而，雖然動物園和實驗園區黑猩猩死後，會以屍檢的方式進行研究，但還沒大規模研究過。某些無足輕重的文獻，假定黑猩猩在圈養下會死於和現代人相同的疾病：心臟疾病、中風、癌症。[1]

在約基斯實驗園區以及其他靈長類中心，掠食者被隔離、疾病受到控制，而且動物吃的是人工飲食（多數是普瑞納猴飼料。是的，普瑞納也賣猴飼料，Purina，為知名居家寵物飼料品牌），再額外補充蔬果和麵包。充分餵食的黑猩猩在籠子裡動來動去，到處敲敲打打殺時間，運動量比起在野外少得多。照這樣的飲食和生活型態，你可能會預期圈養黑猩猩至少偶爾會心臟病發。所以當拉荷雅大會上的演說指出，心臟疾病是約基斯園內黑猩猩常見的死因，便不令人意外了，而且可能是最常見的死因，特別是雄性，一如人類。其他的研究顯示，這些動物同時也有非常高的膽固醇指數。假使你是黑猩猩，這可不是什麼好消息，但這似乎使得我們人類在這樣的困境上顯得較不孤單。跟我們血統最接近的黑猩猩親戚，當生活方式變得跟我們一樣時，也會像我們一樣死於心臟病發。

表面上看來，不同靈長類的心臟應該相當類似。大猩猩的心臟看起來像黑猩猩的心臟，而黑猩猩的心臟與人類的心臟又很相似，相似到一九六四年密西西比大學醫學中心的詹姆士．哈迪，成功移植了一隻黑猩猩的心臟到一名叫鮑伊．羅許的病患身上（而理查．羅爾之後也暗中移植了一些人類心臟到狒狒身上）。[2] 即便為時很短，但人類和黑猩猩（或狒狒）心臟能夠互換的事實，可以解釋為我們共同的遠祖也有跟我們一樣的心臟，包括心臟疾病的傾向，只要條件到位。於是，在這樣的重述之下，心臟疾病成了比我們的埃及先人要古老得多的潛在命運；至少和猿類一樣古老，（猿類〔Apes〕在分類學上為人猿總科的通稱，包含長臂猿科和人科，後者底下又包含四個屬：紅猩猩、大猩猩、黑猩猩、人）也許還能回溯到哺乳動物的過往，直到冠狀動脈的起源。有另一個較不合乎簡約法則(亦即需要較多步驟,「簡約法則」在演化生物學中普遍用於估計親緣關係,其概念是簡約的步驟會比繁複的步驟在演化過程中更容易發生)的可能情境是,黑猩猩和人類各自演化出罹患這種疾病的傾向。但有時候看來相似的兩件事,可能大相逕庭。拉荷雅大會激發了妮西・瓦爾基思考更多關於人類和黑猩猩之間的疾病差異之謎。她決定要暫時放棄占據她大半職業生涯的(老鼠)癌症研究,專心研究黑猩猩的病理學。這不是她第一次涉足黑猩猩的研究,她過去曾經協助過幾次黑猩猩的屍檢。但這次不一樣,這次促成了一個她料想不到的謎團。

❤ ❤ ❤

一般認為黑猩猩和人類有百分之九十八・五共同的基因密碼及DNA序列,這點沒有錯,但只要有百分之一・五的不同,就可能造成天壤之別。我們知道黑猩猩和人類有許多差異,是急速演化出來的差異。幾百萬年前,我們從黑猩猩分支出來之後,我們脫去了毛皮,能夠站立;我們的腦部變成球莖狀,大量承載意識;我們的足部扁平,汗腺變得較大且較密集。除了骨架外,我們體內的特徵在經歷這些歷史性的轉變後,相對來講似乎沒什麼改變。就功能上來說,它們太基本了,以至於連演化也扭轉不了:腎還是腎、肝還是肝、心臟還是心臟——因此才有跨物種移植的可行性。

但是當妮西開始研究黑猩猩的心臟後,她立刻注意到那些獸醫似乎知道、但在人類醫學研究文獻上卻隻字未提的差異。對妮西而言,顯然有些黑猩猩的心臟病,和人類有根本上的不同。這些黑猩猩有些罹患了心肌間隙纖維化（interstitial myocardial fibrosis），「間隙」點出問題發生的位置（在心肌之間的縫隙），心肌（myocardial）指的是心臟的肌肉，而「纖維化」是指結締組織過度形成。[3]這全部合起來，就是結締組織在你的心肌間隙過度形成——心臟被自己製造的沒有功能的纖維給束縛住了。心肌纖維化的原因，還不甚清楚，有一個假說是，這種疾病是由造成心臟結痂和纖維化的感染所引發的，最終導致了心搏不同步的致命性心律失調。心肌纖維化阻礙了心臟收縮，無法順暢地從一頭往另一頭縮，就像海面上的油汙會抑制海浪一般。纖維化造成的心臟病發，會導致猝死。這一刻黑猩猩還興奮地在籠內跑來跑去，雙手在空中亂舞，下一刻牠就死了。這種心臟病很明確會發生在黑猩猩身上，但仍不清楚有多常見，以及和發生在人類心臟上的有何不同。

妮西．瓦爾基決定和獸醫病理學家合作，更詳細地研究約基斯園區，以及另一個機構亞利桑那靈長類基金會[4]的黑猩猩死因。她著手研究那些圈養黑猩猩死亡後的心臟樣本。她很幸運，因為所有生物學家，包括那些在靈長類中心工作的，都是天生的囤積狂。他們會蒐集每樣東西，希望有天能派上用場。[5]生物大樓的冰箱和抽屜裡，經常充斥著各式各樣的死亡生物，像是冷凍蝙蝠、半隻啄木鳥、組織樣本、松果等等。[6]

妮西從庫存裡找到五十二顆黑猩猩的心臟樣本，每顆都以石蠟保存著。但研究這些心臟前，妮西先重複一件已經有人做過的事：她回顧照護員所記錄的黑猩猩死因。多數案例都已經做過屍檢，死於一九六一至一九九一年間的黑猩猩，多半因為受到感染。但在一九九一年之後，感染的療法取得進展，最常見的死因變成了心臟疾病，占總數的百分之三十六（共計二十一隻黑猩猩）。

這不令人意外，和已經報告過的結果差不多，再添幾件提供稍微多一點數據的死亡病例。接著她和同事檢視這些心臟的組織樣本，像在上演影集「CSI犯罪現場：黑猩猩」。這些標本從石蠟中取出，重新水化，然後染色，以凸顯心臟的各種特徵。這些都做完後，發現沒有任何一顆心臟顯示出嚴重的動脈粥狀硬化證據。這些心臟幾乎沒什麼斑塊，即便黑猩猩的膽固醇指數等同或高於人類的健康標準。[7]妮西．瓦爾基發現，即便是黑猩猩幼兒也有高膽固醇——假使牠們是人類，就得開處方服用他汀類藥物。然而，即便如此高的指數，膽固醇似乎並未在黑猩猩體內造成嚴重的心臟阻塞。不僅於此，患有心臟疾病的黑猩猩**全部**都顯示有心肌纖維化的證據。纖維化甚至出現在死於其他因素的黑猩猩身上。這是個大發現，將改變我們對人類心臟問題理解的角度。

♥ ♥ ♥

何以心肌纖維化在黑猩猩身上如此常見，在人體內卻鮮少被注意到？一個最簡單的解釋是，它在人類身上很可能被忽略了。或許我們如此專注在動脈粥狀硬化，以至於其他問題都漏看了。為了測試這個可能性，妮西將每顆猿類心臟樣本，都拿來比對人類心臟樣本。沒有任何人類心臟顯示有纖維化的證據。黑猩猩和人類都會罹患心臟疾病，但卻不是相同的疾病。所以人類和黑猩猩為什麼會不同？妮西．瓦爾基將其他猿類也考慮進來——大猩猩和紅毛猩猩。相關數據很少，包含在國立動物園的兩隻紅毛猩猩，和接連猝死的幾隻大猩猩，但幾乎每個案例皆指向死因為纖維化，而非動脈粥狀硬化。從猴子的結果來看亦然。

那麼與靈長類最接近的親戚囓齒動物又如何？囓齒動物似乎不會罹患這兩種形式的心臟疾病，沒有心肌纖維化，也不會出現阻塞造成的心臟病。事實上，即便是膽固醇指數超高的老鼠，高到在人類身上會被視為有急迫危險，也不會罹患心臟疾病（除了被育種為心臟疾病體質的老鼠除外）。妮西·瓦爾基的結論是人類特別奇怪。照她的說法，「非但沒表現出相似性，心臟疾病是個實例，顯示無法解釋的人類特有的差異」，與其他猿類不同，甚至不同於其他哺乳動物。我們的死法很離奇。

如果我們想重建到底發生了什麼事，使得我們的心臟和其他現存猿類遭遇了不同的命運，我們就得要回到演化樹來看。在所有現存的靈長類中，人類最接近黑猩猩，以及牠們好色的表親倭黑猩猩，我們的先人是自五百多萬年前分支出來。人類、倭黑猩猩、黑猩猩所屬的這個分支，是在約莫八百萬年前，從大猩猩所屬的分支分出來的（而該分支又是在更久遠以前，分別在一千兩百萬年前和一千五百萬年前從紅毛猩猩和長臂猿所屬的分支演化出來）。其他猿類都為心肌纖維化所苦的情況下，唯獨人類苦於動脈粥狀硬化，這有兩種可能的解釋。其一是每一種猿類（以及猴子和老鼠）都各自演化出某種心臟或免疫系統的特徵導致纖維化。另一種解釋是，人類的心臟演化出特殊的屬性，在降低（或排除）心肌纖維化的風險同時，偏向了另一種同樣致命的命運。在這兩種解釋當中，簡約法則指向後者的可能性較高，即人類這個物種比較怪異。假使我寫的書是關於黑猩猩或大猩猩的心臟，或普遍討論哺乳動物的心臟，我甚至不需要提及動脈粥狀硬化或者心臟堵塞，只要附帶提及人類在這方面有多奇怪就可以了。

然而，妮西・瓦爾基必須提出解釋。她無法解釋黑猩猩的心臟疾病。沒人能夠解釋，也沒有人真的嘗試去解釋。假使你喜歡解謎，那麼黑猩猩和其

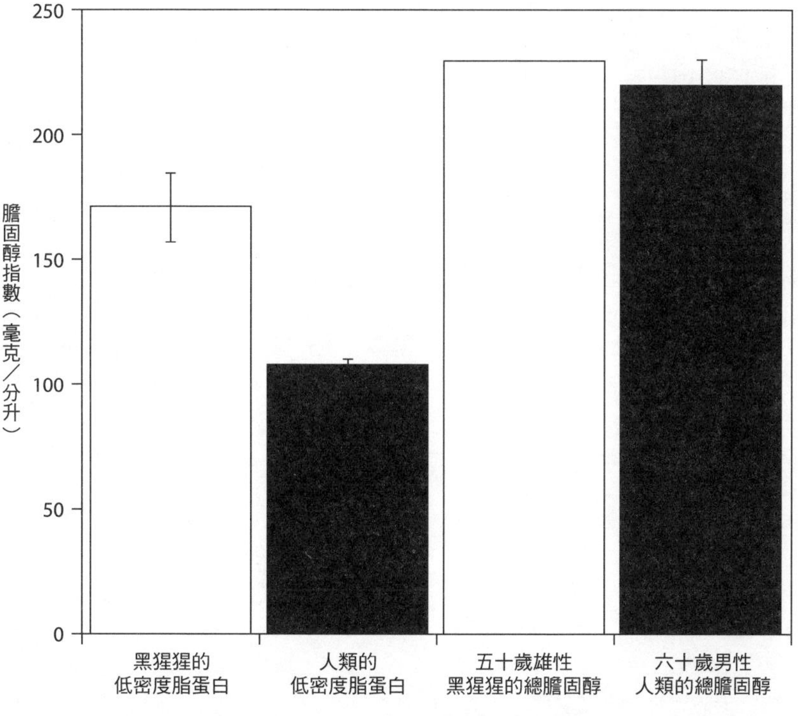

圈養黑猩猩與（居住於美國的）現代人類的膽固醇指數。一般黑猩猩的膽固醇指數，不論總膽固醇或低密度脂蛋白，與美國高齡人類身上測得的都很相近。

（*Evolutionary Applications*，ISSN 1752-4571）

他猿類的心臟疾病正等著你（如果我是你，我會從尋找黑猩猩心臟裡的病原體著手）。但我們不能不理會人類自身的命運，很顯然我們的心臟疾病不是膽固醇過多造成，而是肇因於身體對膽固醇的反應。膽固醇在黑猩猩體內自由流動，卻不會造成斑塊。我們血液和心臟裡的斑塊，是因為免疫系統對膽固醇和其他物質的反應造成。人類免疫系統對膽固醇的反應，是將之視為外來物，並用稱作巨噬細胞的免疫細胞來包圍它。斑塊就是累積的巨噬細胞埋在動脈壁上的低密度脂蛋白膽固醇。接下來，我們需要解釋的是，為何我們的身體會攻擊膽固醇，其他的靈長類動物都不會。我們必須先了解我們免疫系統的近代演化，才好了解我們的心臟。

❤ ❤ ❤

妮西．瓦爾基對謎團的解答，來自她近年來開始合作的對象，即她的先生爾吉特．瓦爾基。爾吉特和妮西相識於韋洛爾市的基督教醫學院，是印度最卓越的醫學院，兩人在那裡相戀，同時開展各自的專攻。爾吉特對內科醫學有興趣，特別是血液學和腫瘤學，而妮西則對病理學感興趣。妮西已經開始進行以老鼠為人類模型的研究，想了解癌症和其他疾病的生物學。爾吉特則鑽研一般疾病的實質療法。他們都不是研究心臟的，也沒想過自己未來會踏入這個領域。爾吉特比妮西早完成學業，前往美國深造新的研究技巧。他在內布拉斯加大學找到了第一份工作，然後是聖路易斯華盛頓大學，妮西也在那裡得到了職位。最後，他們一起前往加州大學聖地牙哥分校工作。

爾吉特・瓦爾基在職業生涯早期，研究一種叫做唾液酸（sialic acids）的化合物，是他在一九八四年意外發現的。爾吉特當時治療的一位病人，得了罕見的再生不良性貧血（aplastic anemia）血液疾病，他開給他馬血清的衍生物。[8]但出現了一個問題：病人的免疫系統反抗馬血清，造成了罕見的血清病（serum sickness）。爾吉特研判血清病，是出自人體對馬血清的其中一種唾液酸形式的反應。[9]唾液酸是一種嵌附於細胞表面的糖，有時濃度會到每個細胞上附著有億萬個。病人的免疫系統會對馬血清的唾液酸產生反應，以為是危險的外來物。這是個很不尋常的反應，照爾吉特日後的形容，甚至可說是「荒謬」，因為一般認為所有的哺乳動物，事實上是所有的脊椎動物，血液細胞裡都有一模一樣的唾液酸形式，最常見的兩種形式是 Neu5Ac 和 Neu5Gc（請注意只有對應的 A 和 G 的不同，但一個字母的差異就天差地遠了）。[10]人類和馬理應同樣具備這兩種唾液酸。人類的免疫系統根本就不該會注意到馬血清的不同。當時對於唾液酸、馬、人類之間的理解，有一部分是錯誤的，但並不是那麼明顯，爾吉特在一次專訪中對我說：「這過程就像偵探故事一樣。」

十年過去了，爾吉特埋首於研究細胞表面的唾液酸和其他糖，也以這個題目（糖生物學〔glycobiology〕）成了國際知名的專家，並針對這些糖寫了書。[11]他和妮西首次短暫合作，是為了要了解老鼠身上的唾液酸（實驗動物比起馬或人都要來得容易研究）。[12]雖然那從來都不是爾吉特研究的重點，但馬與人之間的謎團一直陰魂不散。他開始累積線索。第一個線索出現了，他找到早先的研究，記錄了人類似乎缺少其中一種主要的唾液酸 Neu5Gc，在其他哺乳動物體內皆有。這點本身已經很不尋常。然後他找到一份一九六五年發表的研究，顯示某些非人類的猿類體內有這種正常的唾液酸（Neu5Gc），這番觀察隨即得到伊蓮・馬區摩爾的證實，她也任職於加州大學聖地牙哥分校，爾吉特開始與她展開合作。

在這些線索的基礎下，爾吉特・瓦爾基和馬區摩爾決定比對共計六十名人類和各種猿類體內與唾液酸製造相關的基因。雖然當時已知人類和黑猩猩在基因序列上約有百分之一・五的差異，但還沒找到任何具體的差異。瓦爾基和馬區摩爾將是第一人，而他們要準備大吃一驚了。在所有猿類體內（以及其他目前為止研究過的哺乳動物，包括老鼠和馬），都有一種酵素會修改基本唾液酸 Neu5Ac，在上面加一個氧原子，使之轉變為 Neu5Gc（又稱為 N－羥基乙醯神經胺酸，N-Glycolylneuraminic acid）。而生產該酵素的基因 CMAH，在人類體內是壞掉的。[13]因此所有人類生產的唾液酸，都是 Neu5Ac 的形式，缺少額外的氧原子。人類喪失了製造 Neu5Gc 的能力。因為唾液酸糖存在於人體內所有的細胞上，這便足以造成人類的免疫系統將馬血清裡的 Neu5Gc 視為異物。[14]人體內的每個細胞都不同於其他每種哺乳動物，人類是不合群的物種。

爾吉特和同事發現了人類和黑猩猩第一個被記錄下來的基因差異，[15]這個差異證實了他很早就發現的事，人類的免疫系統異於這些黑猩猩，也幾乎異於所有其他哺乳動物，包括馬。我們一直著眼於黑猩猩和我們之間的顯著差異，但在這個充斥著病原體及其所造成疾病的世界，這種不顯眼的差異很可能重要得多。爾吉特幾乎確定，唾液酸就是人類演化與疾病的故事中，很重要的一塊拼圖。

爾吉特．瓦爾基想要進一步探索這個題目，但他需要更了解黑猩猩和其他猿類。黑猩猩和人類的差異，似乎具有關鍵的重要性，但何以存在還不清楚。他需要更了解黑猩猩，才能解釋這些觀察，這也是為了找出他和所有人可能都遺漏掉的其他差異。

爾吉特特別排假，花時間待在約基斯國家靈長類動物研究中心，就是日後妮西觀察黑猩猩心臟的地方。那段時間爾吉特並未專注在心臟，但他得以就黑猩猩和人類之間不同的疾病整理列表，這些疾病可能與唾液酸的改變及近代演化的差異有關。這份表單包含了癌症、愛滋病、感染、類風溼性關節炎等，不一而足。所以，當多年後妮西從約基斯帶著她關於人類和黑猩猩心臟差異的發現回到家，兩夫妻對此都不感意外（雖然幾乎所有人都很意外）。妮西和爾吉特一邊思考著心臟的問題，一邊開始討論唾液酸和爾吉特上一次的約基斯之行。爾吉特花了十幾年研究的糖，最終證實是妮西黑猩猩心臟之謎的解答，這樣的想像很荒謬，然而就是這麼一回事。

❤ ❤ ❤

要把這兩段故事兜在一起，瓦爾基夫婦需要最後一條線索，很幸運的是，這條線索正是爾吉特．瓦爾基已經發現的。正常的哺乳類唾液酸（有額外氧原子的）出現在人體時，會引發免疫反應，人體會注意到多出來的氧原子並發動攻擊。但有件奇怪的事，就爾吉特對唾液酸的了解，當人類攝取哺乳動物的肉類時，肉裡的那些糖似乎會嵌入人體細胞。假使這點屬實，這會使得某些人體細胞，嵌有具額外氧原子唾液酸的細胞，對免疫系統來說，這些細胞成了外來物。免疫系統可能會反應過度，去攻擊這些細胞，導致各種問題，包含動脈粥狀硬化（這裡爾吉特投機地跳了一大步）。但爾吉特還沒有任何證據，證明這個飲食裡的唾液酸會嵌進人類細胞的理論，因此他想做個實驗。

爾吉特．瓦爾基想給實驗對象食用哺乳動物的肉，看看這些肉裡的唾液酸（Neu5Gc）會不會最後在這些人的細胞裡出現。他沒有在其他哺乳動物身上做過這個實驗，因為人類是裡頭唯一缺乏這種特定哺乳類唾液酸的。他覺得以自己來做實驗應該夠簡單了。但是大學不太願意讓科學家從事自體實驗（自福斯曼以來，時代已有所變遷）。所以在提議人體實驗之前，爾吉特用實驗室培養皿裡的人類細胞做了一個實驗，餵養正常的哺乳動物唾液酸（Neu5Gc），結果這些細胞直接將之嵌合到自己的細胞膜上！看過這些數據之後，大學的評委會批准了爾吉特做自體實驗。爾吉特和他的一位同事帕斯卡爾．蓋紐，接著從豬的唾腺中提取了唾液酸（唾液酸在口水裡濃度很高）。二〇〇一年二月十六日早上，爾吉特在他任教大學的臨床研究中心辦理了住院。一到那裡，爾吉特就喝下一杯豬口水星冰樂，攝取了相當於吃十四塊豬排的唾液酸含量，總共一百五十毫克。

過了幾周，爾吉特尿液、唾液、頭髮裡的 Neu5Gc 唾液酸指數都提高了。這些哺乳類唾液酸成了他細胞裡的一部分。這個實驗後來重複在蓋紐和馬區摩爾身上進行，也得到相同的結果。[16]正如諺語所說「吃什麼就像什麼」，爾吉特成了豬。

吃哺乳動物肉類的人，會將這些糖從肉裡嵌合到他們的細胞裡。人體的免疫系統會將這些糖的唾液酸視為外來物，發動攻擊，反應會發生在全身上下，包括在動脈壁上。事實上，這是無庸置疑的。對瓦爾基夫婦來說，這就是妮西發現的黑猩猩和人類心臟差異的終極線索。

經過一次次的晚餐、午餐，以及更多的正式會議，瓦爾基夫婦得出結論：人類唾液酸與其他哺乳動物不同，加上大量攝取哺乳動物肉類的飲食，造成了人類動脈粥狀硬化的普及。還不甚清楚的是，人類的動脈粥狀硬化有多大程度是源自於少了這種的唾液酸。人類免疫系統的活躍程度很異常，是屬於高度活躍的，即便少了來自其他哺乳類唾液酸（素食者亦無法倖免於動脈粥狀硬化）。相較於其他靈長類動物，人類的免疫系統躁動不安又反應過度。[17]總合來說，這兩種因素（缺少特定唾液酸以及整體的免疫躁動）或許是許多疾病的核心所在。很可能就是因為反應過度，造成人類感染ＨＩＶ病毒後會發展成愛滋病（黑猩猩也會感染ＨＩＶ病毒，但不會發展出成熟的疾病）。如此的反應過度與慢性Ｂ型和Ｃ型肝炎、類風溼性關節炎、哮喘、第一型糖尿病以及其他流行病都有關。換言之，人類比黑猩猩承受更多的發炎反應（整體而言如此，動脈尤其明顯），而那些攝取哺乳動物肉類的人，所承受的更是不成比例。

連結唾液酸、人類的免疫系統與飲食，繪製出一幅引人入勝的景象。但這並沒有解答我們的問題：為什麼我們在唾液酸和免疫反應上，從一開始就如此異常？對此瓦爾基夫婦也有個看法。人類最近的共同先祖、所有人類共同繼承了不少基因的先祖，至少生活於十萬年以前，任何我們共有的問題、任何人類獨有的性狀，都至少存在了這麼長的一段時間。如果我們想知道是什麼原因讓人類的心臟如此獨特，我們得回到那個古老年代去追溯。從一開始，顯然我們先人的唾液酸，已經與其他近親有不同之處，早在唾液酸出現改變之前——我們的祖先已深受疾病所苦。

❤　❤　❤

在妮西和爾吉特合作的早期研究中，顯示唾液酸在人類與許多病原體的互動中，扮演了關鍵的角色。像是流感病毒這類的病原體，會利用唾液酸辨識上呼吸道的特定細胞，感染並侵入它們。於是，瓦爾基夫婦開始思索，也許唾液酸的改變，是起因於我們近代先祖體內細胞嘗試避開某些特定傳染病。

人類和疾病的故事，不像其他哺乳動物。在接近人類起源的某個難以界定的時間點，人類結合語言技能、腦力、文化起源等方式，以前所未有的大群體形式生活在一起。根據記載，已知的非人類猿類群體，最大的個體數大約是五十個（演化生物學家馬克·莫菲特甚至將之稱為「五十法則」）。專家學者激烈辯論這個轉變發生的確切時間、原因，以及對人類的影響，毫無爭議的是，當人類以前所未有的個體數聚集時，得到新舊病原體的風險也增加了。學校就是一個活生生的例子。把所有的小孩聚集在一起，若有病原體和寄生蟲（不管是流行性感冒、諾羅病毒、蝨子、塵蟎，[18]甚至會造成紅眼病的病毒）都會快速傳染開來。當我們的祖先聚集在一起，就會發生一樣的狀況。靈長類寄生病原體的種類大約有兩百多種；人類大概超過兩千種，這兩千種各自不同，且具有潛在危險和致命的形式。

更高度密集的人群，意味著病原體散播得更快，它們也可能變得更致命。病原體一般來說不會演化得太致命性，因為如果太致命，宿主會在它們找到下一位宿主之前就會死去，不過這個看似令人滿意的概論，仍有不少令人不滿意的例外。其中之一就與宿主的密集度有關。一旦人類開始群居，病原體找到下一位宿主的機會增加，致死的代價也就降低了。或許某個普遍且有毒性的病原體，在人類歷史非常初期的階段，觸發了瓦爾基夫婦發現的演化改變，改變了人體的糖質。假使這類病原體進化了，很可能殺死大量的人類祖先，以至於只有那些帶著使他們得以逃離這些病原體的基因版本的人類能倖存下來。也許其中一個保護基因，便是損壞的 Neu5Gc 唾液酸基因。

回溯過去數百年，我們的祖先死於許多原因，但在這諸多原因中，最常見的是潛伏在血液中的各種疾病。瓦爾基夫婦認為，就是因為這些疾病以如此的方式改變了人體，最終使得人類更容易罹患心臟疾病。

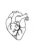

進入血液的病原體可能改變人體演化，這個想法並不牽強。血液對我們身體而言是最珍貴的，同時對其他物種也是最誘人的東西。血液是心臟的液體，心臟藉由它宣示自己對全身的影響力。血液對我們的細胞是很珍貴的，它含有水分，能滋潤體內水分稀少之處，它含有蛋白質、糖、剛好的酸鹼值，而且還保持恆溫。但血液的珍貴之處，也是它的弱點所在。任何寄生蟲一旦進到血液裡，就恍若置身無邊的液態天堂。每個成年人類體內約有一加侖的血液。地球上有七十億人口，那就是七十億加侖的血液。無怪乎有不下二十個譜系的兩翼昆蟲，分別都演化出了對血液的愛好，並大規模改變嘴部的構造，好刺穿皮膚，讓血液流入它們體內，以便趕快辦完事逃走。有些蝙蝠靠吸血維生，水蛭也是。有一種吸血地雀也靠吸血維生，還是雀鳥呢！近期西伯利亞發現一種嗜血的蛾，會恣意停在汗鹹的手臂上。然而，當這些動物停在皮膚上歇腳並一口咬下時，其他生物，包括當初侵入人類群聚的病原體，便找到方法進入人體，進入那脈衝的維生之流。

幾乎所有進到血液的物種，都會影響我們的血液，透過血液也會影響心臟。會衝擊人體的物種當中，我們了解最多的是瘧疾病原蟲，即惡性瘧原蟲（Plasmodium falciparum）。今日瘧疾每年殺死一百萬人以上，而這已經比出現殺蟲劑、蚊帳、預防性藥物前要少得多了。瘧疾病原蟲會搭蚊子的便車，並等待蚊子降落及穿刺皮膚。當蚊子戳進來時，寄生蟲就順著蚊子噴發的口水滑進血液裡，一路乘著血液前往肝臟，在那裡繁殖製造更多寄生蟲；這些寄生蟲會衝破藩籬，回到血液裡，而後侵襲紅血球細胞。身體會以發燒回應，試圖用高溫殺死寄生蟲。但是到了寄生蟲脫離肝臟，侵入紅血球細胞，透過心臟一而再再而三地反覆入侵時，一切已經太遲。當另一隻蚊子過來叮咬患病的人時，已釀成災難的寄生蟲便抓住這個機會，跟著蚊子前往下一個人體。瘧疾用這種方式傳遍全世界。在一萬年前的人類聚落中（即使是兩百年前的也一樣），多數感染瘧疾的人會陷於生死交關，十人當中可能就有一人死亡。

黑猩猩和大猩猩跟我們一樣，會罹患瘧疾。在任何時刻，都有幾乎近半數的黑猩猩和大猩猩會感染到瘧疾病原蟲（有趣的是，倭黑猩猩似乎倖免於此，原因尚未知曉）。但牠們的瘧疾和我們的不同，似乎較不致命。我們已知人類曾和大猩猩一樣，約莫在一萬兩千年前農業時代初始之際，都會感染同一種形式的瘧疾。一隻蚊子咬了一隻帶有瘧疾的大猩猩，瘧疾病原蟲搭了蚊子的便車，接著蚊子又叮咬了人類。寄生蟲進入人體並開始繁衍，並且開始進化，以便能在新宿主身上更占優勢。（瘧疾病原蟲不是我們唯一從大猩猩那得到的東西。陰蝨似乎也曾跳到人類身上，想必是有一隻大猩猩祖先和一位人類祖先……嗯呃……接觸得來的）像這樣的宿主移轉很常見，但這個故事奇怪的部分是，何以一萬兩千年前的人類，並沒有自己專屬的瘧疾病原蟲？為什麼我們最後會得到變種且非常致命的大猩猩瘧疾病原蟲？黑猩猩有黑猩猩的瘧疾病原蟲、大猩猩有大猩猩的瘧疾病原蟲，人類的瘧疾病原蟲在哪裡？在我們得到大猩猩瘧疾之前，演化過並住在我們體內的寄生蟲去了哪裡？瓦爾基夫婦判斷，遠古人類的瘧疾之所以消失，是因為我們的祖先演化出能躲避牠們的方式：或許在人類定居處的人口變得更稠密時，且人類的瘧疾變得更容易致死時，也可能是因為人類的瘧疾病原蟲（如同黑猩猩及大猩猩的瘧疾病原蟲）會鎖定 Neu5Gc 這個在我們祖先體內消失的唾液酸形式。如果 Neu5Gc 消失或損壞，使得我們部分祖先免疫於古老的人類瘧疾，有此特徵的基因便會在全人類中橫掃開來，間接造成這種寄生蟲的滅絕。如果真的是這樣，那麼人類瘧疾的空窗期，很不幸地只暫時地維持到被大猩猩瘧疾給占領為止。

這個推論似乎相當合理。我們知道瘧疾可以改變我們的基因，一萬兩千多年前新種瘧疾對人類的占領顯然做到了（此新種瘧疾為了從大猩猩轉移到人類身上，也得帶著它所結合的唾液酸一起轉移過來）。該瘧疾在我們基因上造成的改變之一，就是強化那些使得瘧疾病原蟲較難在我們的血液存活或繁殖的基因版本。這些改變形成紅血球細胞裡血紅蛋白主要的先天缺陷，使得紅血球的攜氧效能較差，心臟肌肉因而變得更發達且搏動更快。這些改變事實上是負面的，很容易產生問題，然而，跟瘧疾所造成的死亡比起來，都算是小問題。有種相當合理的爭論，說O型血的出現即是對瘧疾的反應。其他哺乳動物只有A型和B型兩種血型，沒有O型。O型人的細胞缺乏某些瘧疾病原蟲容易辨識和進入細胞的糖，因而死於瘧疾的風險較低。這一切都指向瘧疾可能也以其他方式，改變了人類的演化，一如歷史上所有致命的病原體。

按照這種說法，既然我們已經被大猩猩瘧疾占領（地球上少數幸運的地方完全不受瘧疾危害），那麼人類早期失去靈長類版的唾液酸以保護自己的機制，已不再適合現代的情況了。也許因為人類演化出受損的唾液酸基因，才讓自己一度得以逃離病原體，至少一小段時間。[19]但這種逃離方式卻留給我們反應過度的免疫系統，當它結合了設計不良的冠狀動脈、富含哺乳動物肉類的飲食、久坐的生活型態、抽菸以及其他危險因素，便開始堵塞動脈，導致我們死亡。然而，這些演化的弱點組合，直到近代並未大幅致人於死，原因很簡單，以前的人類活得不夠久。

現代猿類在野外大約只活十五至三十年。[20]六百萬年前，我們的祖先從黑猩猩祖先分支出來時，他們可能只活不到三十個短暫而殘酷的年頭，生活就是不斷地吃水果、逃離豹的追逐、交配，交配完就再享用更多的水果。偶爾會有幾個人活得比較久，但不多見。要推論出這六百萬年前到今日中間發生了什麼事，是最困難的部分。

要推論出早期人類的平均壽命，可以從研究現存的狩獵採集者開始，他們平均大約可以活四十年（這種重建研究以平均值為準），我們可以推論，從類黑猩猩猿類轉變至狩獵採集人類的某個時間點，我們的物種多活了二十幾年。在九十萬年狩獵採集期的大半時間裡，人類的平均壽命在四十多歲左右。如果有所謂的人類「自然壽命」，就是這個時間長度：四十年。隨著人類開始務農，平均壽命顯然又變了，似乎略為縮短了一些。[21]舉例來說，在埃及荷魯斯研究的皇室木乃伊，平均年齡只有三十八歲，而平民的平均壽命，不得而知。以我們對富人與窮人的歷史了解，平民的壽命很可能更短一些。一直要到一八〇〇年代，人類的平均壽命才慢慢爬升到五十幾，而後六十幾，再來是七十幾，甚至到了近幾十年，已經達到八十幾歲，至少在已開發國家是如此。世界上還有很多地方，六十歲已經算是人瑞了。

然而，若只專注在平均壽命，某程度上會偏離了我們對這些轉變的理解。平均壽命包含了嬰兒死亡率，但隨著歷史演進的最大改變之一，就是嬰兒死亡率大幅降低（因此平均壽命少了許多一歲以下的數據）。但即便將嬰兒的死亡率排除，人們整體的壽命還是隨著歷史增長了，也意味了會有更多人處於心臟疾病的風險中，即便他們過著正常或規律的生活，也不會有所改變。現今心臟病和中風（以及癌症）多半只會奪走三十五歲以上的人的性命。直到兩百年以前，人們通常在心臟和血管失靈之前，就已經死於其他疾病、掠食者或意外。舉例來說，古埃及人確實會罹患滿嚴重的心臟疾病，但只有極少數的人活得夠久（梅里耶特阿蒙王后是特殊的例外），才死於心臟病。因此，在這不長的壽命中，人類的身體沒有機會演化，以因應免疫系統的過度反應，而免疫系統（包括心臟疾病）醫療愈是成功，演化就愈不可能。

❤ ❤ ❤

瓦爾基夫婦持續釐清這段故事，當中有更多細節浮現，但大方向似乎沒變：動脈粥狀硬化的成因，部分原因是我們的免疫系統會攻擊自身血液裡的低密度脂蛋白。我們的免疫系統比其他靈長類要來得具攻擊力，是因為我們曾受到種類多得不尋常的病原體攻擊（世界上很多地方至今仍是如此），包括那些足以影響基因改變的致死病原體。而這樣的結果是，任何會讓血液中的低密度脂蛋白膽固醇含量較高的生活型態，都促成了更多被免疫系統攻擊的基質。反之，任何會增加高密度脂蛋白的生活型態，則減少低密度脂蛋白，減少被免疫系統攻擊的基質。

攝取抗氧化食物，能降低低密度脂蛋白分子因老化、氧化而被攻擊的機率。任何會強化免疫反應的東西，都會讓攻擊更急切、更棘手。如同前面提到的，抽菸會觸發發炎反應和免疫反應，也會造成動脈收縮。有各式各樣的因素都會影響粥狀動脈硬化的風險，像是發炎反應、膽固醇濃度、不同種類的脂蛋白，以及脂蛋白的氧化，相信還有更多因素是我們目前還不知道的。現代人的行為、祖先的演化故事，以及人類與其他物種之間的關係所影響，這當中牽涉的因素，已經遠超過安瑟爾・凱斯和遠藤章所能想像的了。

以牙齒的生態為例。現代人的口腔很容易得到齲齒或牙齦炎，這是由一些口腔病原體所造成的，如轉糖鏈球菌（Streptococcus mutans）或牙齦卟啉單胞菌（Porphyromonas gingivalis）。針對古代木乃伊牙齒上斑塊的研究（是少數幾個確定可以找到人類相關古菌種DNA的部位之一），得知口腔生態至少有兩個主要的變革，都和醣類的攝取有關。首先，當人類從狩獵採集飲食改為澱粉食物為主的農業飲食時，他們口中的牙齦炎細菌增加了。這也引起更多的發炎反應，及更嚴重的牙齦炎。其次，過去的兩百年間，製糖工業化及隨之而來人類飲食中糖的增加，都導致口腔裡細菌種類減少。糖質會使得少數幾種不利於口腔的細菌占優勢，包括導致蛀牙的轉糖鏈球菌及其同類。這些改變看似和心臟沒什麼關係，但其實是有的。慢性牙齦炎和齲齒會使得免疫系統更活躍，因而產生更多的巨噬細胞，巨噬細胞必得藉血液移動；在藉血液移動的過程中，這些巨噬細胞遇上了低密度脂蛋白膽固醇，於是展開攻擊。換言之，過去一萬兩千年人類飲食的改變，影響了心血管系統，即便這些改變牽涉的部位和心臟距離甚遠。[22]

攝取太多單一碳水化合物，會增加心臟疾病，因為口腔微生物會增加（也因為三酸甘油脂增加）。攝取肉類會在很多方面促進動脈粥狀硬化，不只是瓦爾基夫婦注意到的。照凱斯的觀察，食用富含飽和脂肪酸的肉類，會影響血液裡低密度脂蛋白和高密度脂蛋白的指數，雖然其程度與遺傳有關，且這種觀點頗受爭議。吃肉也會增加發炎反應，因為非人類動物肉類裡的唾液酸，會觸發免疫系統的反應（唯一吃了不會惹毛人類免疫系統的肉類，就是人類的肉。食人族動脈粥狀硬化的風險或許稍低一點）。最後，一份近期的研

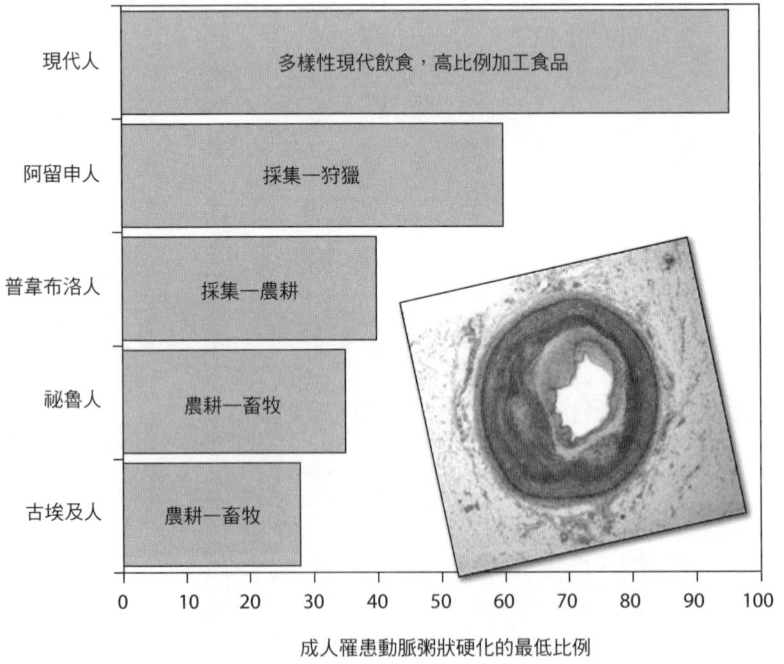

圖為至少有一條動脈顯現動脈粥狀硬化的個體比例。木乃伊為最低估算值，因為在大多數木乃伊身上，並非所有動脈都明顯可見。數據出自醫學期刊 *The Lancent* 381, no.9873（2013 年 4 月 6-12 日），頁 1211 至 1212。

究指出，吃紅肉的人腸道裡似乎有不同的菌種，很可能是導致問題的細菌。紅肉和蛋含有一種叫膽鹼的化合物（以及其衍生的化合物）。膽鹼對所有的動物都是必需的（且飲食中缺乏它可能會造成心臟問題）。然而，在肉食者腸道裡發現的一些細菌，會將膽鹼轉化為另一種叫三甲胺的化合物，它會促進動脈粥狀硬化斑塊的形成。

所有這些因素的影響，取決於與膽固醇和發炎反應有關的基因，甚至是容易感染特定細菌體質的相關基因。這明確顯示，我們人類或許真的有辦法降低動脈粥狀硬化和心臟疾病，但執行起來卻會很複雜。我們現代人的心臟問題不單單只是吃錯食物的結果，而是因為我們的身體本身只無法活得太久，然而卻過著長壽的日子。我們的身體很複雜，充斥著數千物種，並受到更多物種的影響。我們的身體已經演化至能逃避病原體且得以生育下一代，卻不管在我們年老後或在其他環境下得付出什麼代價。我們的身體帶著人類歷史現實所形塑的、而非我們所想要的平均壽命。結果，沒有什麼比我們的心律，更能這道盡一切。

第十七章　逃離自然法則

我們會自我修復——我們迴避每拳襲擊，全是為了讓生命的陀螺儀順利轉動。

——美國外科醫生許爾文．努蘭，《身體的智慧》

中世紀的基督教教義認為，上帝就棲居於心臟裡，並在其內壁留下註記。對某些人來說，這種說法頗為真實。[1]心臟就像萬能的神所振筆疾書的肌肉羊皮紙，記錄下每個鬼祟的眼神、每種慷慨或吝嗇的念頭。將人一生漫長的故事寫滿心臟，他的價值就能得到公平的審判。隨著心臟被人們仔細研究檢視後，我們知道裡面並沒有任何的註記。真要說身體可以記錄人生的話，我們也傾向認為會記錄在腦裡。雖然是化學作用，但大腦確實將我們過去的行動記錄於記憶中。然而，有一群對心臟抱持全然不同觀點的科學家認為，心臟仍然記錄了我們此生、而非來世的命運。

心率可以透露多少關於我們的事，或許你可以想像得到。心臟怦怦並熱情訴說著恐懼、愛與欲望，也透露我們做了多少運動、我們祖先的生活、我們的飲食。有些科學家認為，它也訴說了我們的終結——或者說，透過比較人類和其他動物的心臟。

這些科學家研究的即所謂的定比理論（scaling laws，也和更令人費解的異速生長律〔allometry〕有關），這個領域關注的是身體在成長或演變時，各器官不同特徵之間的關係。定比理論告訴我們，恐龍為何不會被自己的體重壓垮，以及草食性動物為何通常長得比掠食者大。定比理論也告訴我們，樹最高能長到多高，以及樹木（或細胞）能有多密集。許多定比理論意圖解釋的現象，都清楚明瞭且容易理解。雖然生命不可思議地多樣且複雜，但定比理論提醒我們，如此的複雜度仍傾向依循物理定律所設下的宇宙要則。沒人能脫離重力或動能。

定比理論據稱依循的就是這樣的物理法則，所以最富企圖心及研究精神的異速生長專家之一傑佛瑞．韋斯特，有大半的職業生涯都在洛斯阿拉莫斯國家實驗室擔任物理學家，這點看來似乎並不突兀。該實驗室是為了發展曼哈頓計畫所建立的研究中心，一九七六年到一九九三年間，韋斯特都在這裡研究質子和中子的理論物理，當時斥資一百一十億美金，計畫在德州打造出他即將投入研究的超大型超導加速器，可是這項計畫沒有實現。韋斯特時年五十三，大可輕鬆以對，順勢退休，但他卻決定嘗試新事物。在質子和中子方面能做的研究他都做過了；現在他想解釋生命，包括城市裡人類生活的喧囂，以及心臟裡血液的喧囂。最後他去了聖塔菲研究所，那裡給他極大的空間做他自己的工作：思考。

沒錯，思考就是他的工作。韋斯特是個數學思想家，就是那種你會在電影裡看到、卻不常出現在現實生活中的角色。然而他確實存在。他是個高高瘦瘦、稜角分明的男人，瘦骨嶙峋，一頭銀灰色亂髮，上下唇蓄著同色的鬍子。他說話時會伸出雙臂、張開手掌，講到重點或思考時，會挑一下雜亂的眉毛。他思考、談論、寫方程式和為模組編碼。身為職業賭徒與裁縫師的孩子，他以玩賠率的方式，編織美好的想法。他用數學檢視其他人遺漏的世界運行模式。他為真實世界的複雜問題，畫出了優雅而簡單的解釋，用方程式描述言語所無法描述之處。這些能讓他處於一種「快要解開什麼謎團」的狀態，可望對某個混沌的問題，獲致清明的視野。這種可能性，就像爬上一座大山，美好的風景足以讓許多平凡的需求得到昇華。韋斯特工作的時候，就只吃堅果和喝茶，他也懶得再吃別的食物。正如他告訴一位記者，他可能對食物過敏。當某一個方程式或分析，可能解釋某些重要事實，例如城市的功能，或更重要的是能解釋人類心臟功能的時候，他也會對俗事過敏。他對該記者說，他想要「找到支配萬物的法則」。[2]

❤ ❤ ❤

韋斯特最著名的，是始於二〇〇三年關於人類在都市裡如何生活與活動的研究。韋斯特有個想法，他認為城市裡那些喧鬧的細節，那些看似反覆無常的細節、生活的藝術，都是可預測的，如同中子的行為，有其通則。當然，單獨的中子或個人，或許會不符期待地出現狂野的偏差，但整體來說，人類和中子的行為都是可以預測的，至少他相信如此。韋斯特認為，假使他能知道一個特定城市的規模和需求，他就能預測需要哪些公共建設，也能預測居民的主要特質。城市裡的居民需要資源，而這些需求取決於人口的數量和密度；照這個領域的術語，需求必然與這兩者成比例。因此，韋斯特認為，對資源的需求和人口多寡之間的關係，必定符合某些特定法則，像是路要多寬、人體需要多少食物、建築物需要消耗多少能源。若人口多寡會影響居民的需求，例如影響他們的行為，像是藝術及創新會在哪一區蓬勃發展，也有一套支配法則。若是如此，這些關係的研究，或許可以跨越地理或歷史領域，解釋一些各色各樣、互無關聯的事情：例如在一個人口十五萬的城市，該有幾公里的道路，多少攤熱狗，會發生多少搶劫案，是哪種搶劫案，包括有多少藝術和科學創造力。從簡單的數學法則中，得以浮現花團錦簇的城市特色，至少這是韋斯特希望的。他希望他能把所有人類的創造之美，都編織到數學裡。

為了測試城市的樣貌能否預測，韋斯特在城市裡廣泛收集數據。他將所有我們生活中涉及「多少」和「多密集」的事物，都考慮進去。他和工作團隊，像鵲鳥收集閃亮卵石一般努力地收集數據，熱切之外也有點不加選擇。他們檢視能找到的任何城市特徵的資訊。將城市如何運作考慮在內的各種領域——都市規劃、建築、景觀設計。韋斯特的團隊非常龐大，而且網羅多元領域的專家，然而他們卻忽略了自己原本的領域。韋斯特的團隊是以物理和生物的定比理論為研究基礎，而非窮盡一生研究城市的數千位研究者原有的成果。[3]對於一個將自己的努力與伽利略相比擬的男人而言，這是很合適且自負的行動。

令人驚奇的是，經過多年的收集和建構，一切都有了令韋斯特大為滿意的成果。他認為自己能夠詮釋城市，而他的詮釋愈來愈顯得有用，因為每個世代都會愈來愈都市化，因而會更加受制於韋斯特的法則。只要告訴他一座城市的面積和人口，他就能預測出道路的分布區域，也能告訴你居民的現象，包括創新的步調。但有趣的是，他不只能夠預測這些特徵，而且這些特徵裡的每一項，都以些許不同的方式，與這座城市的人口規模相關。一般城市所需的資源（瓦斯、食物等等），在人口規模變大時，人均所需資源就會減少（愈大的城市會逐漸地變得更有效率；斜率會小於一）。但城市的創造力，則顯示出相反的模式：當城市人口規模變大時，創造力會增加（斜率會大於一）。簡言之，城市愈大，就愈有效率、愈具創新力，能產生更多藝術、消耗更少瓦斯。

任何人都會對這種企圖用幾個方程式來詮釋人類現代生活的做法，抱持懷疑的態度。但韋斯特認為，他和合作夥伴解決了城市的問題。韋斯特的模組和方法存在許多爭議。有人說他用精準度來交換全面性。韋斯特方程式全面性的簡化，讓那些深陷大量細節的人感到挫敗。[4]他的模組在計算世界上許多城市特性方面都差強人意，未能在預測或理解某些特定面向上出類拔萃。其他人也指出，韋斯特模組有趣的地方，不在其奏效之處，而在其失敗的所在：那些違反這項法則的城市。但城市並非韋斯特唯一關心的領域。他實際上是從研究人體和人類壽命開始的，據傳這是他最初何以開始研究定比理論的部分原因。他在思索的，是自己的死期。韋斯特出身自一個男人早逝的勞動階級家庭，他開始擔心自己離死期不遠。他對自己的心臟、這顆跳動的心臟感到好奇，它可不像洛杉磯或紐約躍動不息的市中心。他想知道它何時會停止、自己何時會死去，也想知道我們任何人何時會死亡、原因為何。在心臟裡，韋斯特看到物理定律的作用，也發現了他所謂的「所有生物差異底下唯一且最普遍的主題」——無人能倖免的死亡。

❤ ❤ ❤

韋斯特開始思考心臟的通則，一如之後對城市的思考，他的做法其實很天真。他說，那簡直「就像在街頭學做愛」。[5]他以手邊唯一一本高中教科書學習心臟知識，其內容就已足以令他亢奮。然後他開始閱讀關於定比理論和人體的舊文獻，逐漸著迷於人類心臟和其他物種的不同。韋斯特發現，心率在不同動物之間變化很大。然而這樣的變化，仍依循著一個簡單的模式：**動物體型愈大，心跳就愈慢**。

這個模式並非新發現。所有獵人都知道，小型哺乳動物的心搏快過大型動物。如果你抓到一隻老鼠，可以感覺到牠的小心臟在你的掌間縮放。如果你騎上一頭大象或一匹高大的馬，牠的心臟會緩慢而慎重地在你的雙腿間鼓動。因此重點在於，如何解釋這個模式的複雜性，以及意識到其普及性。這模式必須用成套的物種來解釋。

從幾十位聰慧的前輩，如瑞士生物學家馬克斯．克萊伯的文章裡，韋斯特讀到一則又一則吸引人的心臟觀察。世世代代的生物學家，已經以物理觀點研究過人體的新陳代謝及其能量使用。在最基礎的層級，這些生物學家都注意到愈小型的動物心臟跳得愈快，而牠們的細胞消耗愈多能量。較大型的動物，就像較大的城市：他們使用了較少的人均能量（只要將每個人代換成每個細胞）。[6]這種關係已經有充分的研究，甚至被描述為一種法則：¾定律（quarter-power scaling law），作為體型和代謝之間關係的斜率參考。藥物劑量便是基於此法則計算出來的，應用於他汀類藥物、乙型阻隔劑或任何其他藥物。但這項定律的原理仍然不明；有許多理論提出，這與心臟在大體型中運作相對容易，在小體型則相反有關，但沒有一個理論說得通。企圖解釋如何及為何新陳代謝、體型、心率彼此相互關聯，呈現停滯的僵局。韋斯特拾起這個題目，彷彿是個被遺棄的玩具，開始把玩起來。

為了一路回溯至心臟（甚至回溯至像他這樣的動物能活多久的問題，就如一尾難抓的魚，躍過他的腦海邊緣），韋斯特從細胞和血管的物理學著手。他認為動脈就像高速公路，微血管像後巷，血球細胞就像運送食物的卡車。它們的特徵，必定與該生物的體型有關，一如城市的對應特徵與城市規模的關係。這不是個新觀念，也許對韋斯特是如此，但它卻很吸引人。韋斯特盡可能地閱讀所有他找得到的人體生物學資料。他和生物學家會晤，從他們腦子裡榨出任何可能有用的東西。這些還不夠，他開始和其中兩位生物學家吉姆．布朗和布萊恩．恩奎斯特合作，兩位都在新墨西哥大學任教（他們也和韋斯特一樣雄心勃勃且涉獵廣泛）。這三個人開始合作檢視那些他們認為別人遺漏掉的模式，某種細胞、血管、幫浦的潛藏數學。循著這樣的模式，他們用電腦打造了一個血管模擬系統，讓每個主枝分岔至每個較小的分支，直到抵達最小的血管。這幾個科學家想設計出最簡單的血管電腦模型，可以用來解釋不同生物間的差異。當他們開始建立這個模型，就被一個後來證實很重要的經驗觀測給難住了，那便是經過演化的身體與模擬的身體不同之處。理論上來說，血管的模型可以無限地產生越來越小的分支，好讓這隻（虛擬的）大型動物有足夠的微血管到達每個細胞。但這個科學家三人組，注意到真實動物的微血管並不會愈來愈細小。事實上，身體裡的每條微血管，本質上都是一樣粗細。不僅如此，在不同動物身上的微血管，似乎全都一樣粗細（如同植物裡最小的導管粗細都一樣）。微血管的粗細，是以血球細胞的寬度設定的（微血管都是一個細胞寬）。這表示，比起藍鯨微血管之於牠的身體，鼩鼱的微血管在比例上要大得多。

微血管相同意味著，血管要抵達細胞有其物理上的限制，類似於城市街道的限制（也就是永遠不會窄過一輛車的寬度）。當動物體型愈來愈大，體積增加，微血管的數量必定也得隨著增加。一旦如此，就出現了另一種狀況。當微血管數量增加，血量便會增加，因為血液得到達每條微血管。結果是大型動物的心臟必得輸送更多血液。但即使心臟的體積（及其主要血管）變得愈來愈大，心臟讓攜氧血快速抵達體內每個細胞的能力卻下降了。血管必須要有更多的分枝，才能達到更大血量的需求，讓血液運行全身也要花更長時間，且最遠端微血管的血氧濃度會下降。由於血液回到心臟也要花更長時間，於是心率會慢下來，包括全身每個細胞的新陳代謝率也會變低（這也就是為何大型動物在其他條件相當時，體溫會比小型動物稍低）。這對韋斯特和他的新朋友來說，似乎就是潛藏在體型和新陳代謝之間古老關係背後的機制。如同在城市裡，道路如何運作有其約束，當道路的寬度不能改變時，從甲地到乙地的方法就相對受限。

奠基在對微血管的了解，以及直徑愈來愈大的血管分層連結模型，在模擬的世界裡，韋斯特、恩奎斯特、布朗三人能預測的不只是一隻哺乳動物的新陳代謝率，還包括牠的微血管數量、主動脈粗細，以及基於其體型的心率。更有甚者，其關係斜率顯著符合自然界所觀察到的。增加一個體溫解釋因子，他們就能預測鳥類、爬蟲類、青蛙身上的相同特性。同樣的數學原則，在植物界似乎也成立，至少在導管和新陳代謝率上如此。[7]沒有動物能跳脫這些關聯性；沒有動物能跳脫韋斯特和他同事的數學。[8]韋斯特曾說：「有時候，我看著大自然，心中思索著，這裡一切都服從我的推論。」就像他是幕後的巫師，召喚每隻動物的存有。

毫無意外地，韋斯特的法則在生物學家之間引起莫大的爭議。有些生物學家覺得他們有更簡單的模型，且同樣有效。其他人則辯論他們是否真的對這些身體或城市裡的存在模式提出有效的解釋；他們甚至爭論韋斯特犧牲了真實世界的有趣細節，一些重要的細節，只為了研究過於簡化的普遍性。他們爭論那些關係的斜率。韋斯特的法則無疑是粗糙而概括的，但正是這樣的普及性才有趣。這些法則甚至能解釋我們成長和體型變大時身體的改變。嬰兒心跳遠比成人快得多（新生兒的心率超高速，達到每分鐘一百八十五下）。心臟必須跳這麼快，才能維持嬰兒的體溫（在同一物種裡，這個關聯有其限度。肥胖的人心率不會比較慢，雖然他們要保持身體溫暖容易得多）。

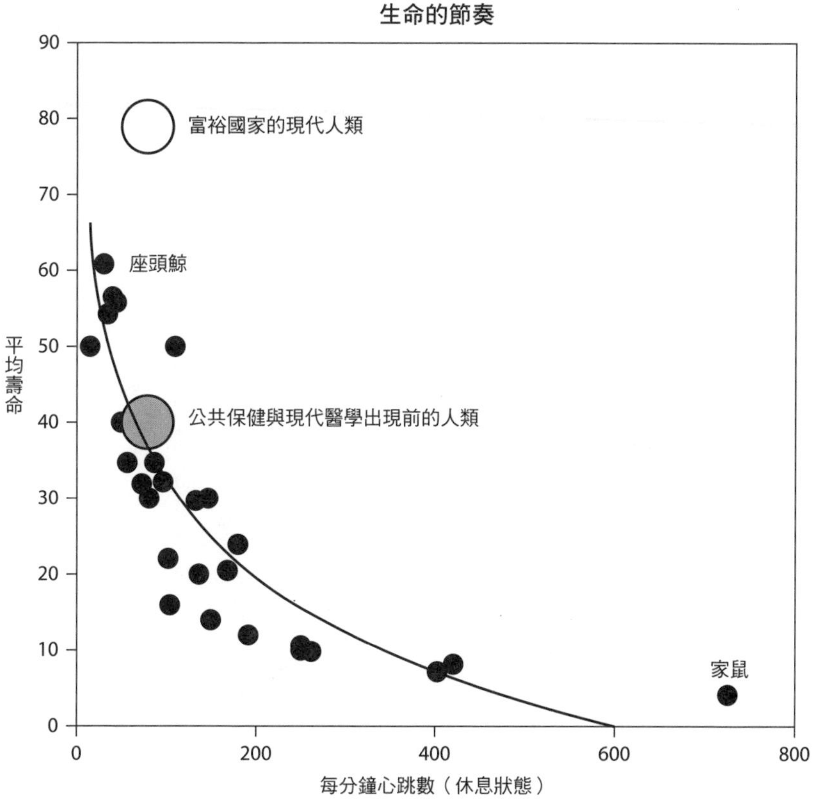

哺乳動物的平均壽命是依據休息時的心跳數推算的。休息心跳數較高的哺乳類（包含不在圖表內的鳥類），比起休息心跳數較低的哺乳類，平均壽命有較短的傾向；幾乎所有哺乳類大約都有十億下心跳。歷史上來看，人類也不例外，但由於公共保健與現代醫學，我們擺脫了這個限制，因而多活了約十億下的心跳。

但韋斯特能預測的，不僅是身體如何運作，也能預測它將如何失靈。這也是城市和身體的不同；城市當然也會失靈，但城市本身似乎並沒有一個自然的壽命。身體不同，身體會照著某種時程表失靈，而韋斯特認為他能解釋何時會發生以及為何發生。這些預測不會引導任何人找到青春之泉，但或許能解釋何以青春之泉如此令人渴望。如同韋斯特在英國科普作家約翰．惠特菲爾德的《心跳之間》一書所說的：「如果生物學是一門真正的科學，就該有個理論能預測何以我們會活一百年。」他於是將他的數學、物理學，以及見解繼續往前延伸。

各種生物平均壽命長短不同，我們都視為理所當然。比如談到狗的年紀，我們會以人的年紀來比較對照。事實上，不同生物有不同的壽命這件事，並非那麼理所當然。哺乳動物的細胞本質上都一樣，然而，如同韋斯特在文獻中發現的，只用一枝筆一張紙，你就能畫出物種的心率與最長壽命間的關係圖，或是個別生物體在最佳狀態下能活多久。截至目前為止，**幾乎**毫無例外地，物種的壽命都可以依其心率來預測。兩者的關係是半對數圖上的一條連續直線。心臟跳動較快的物種，壽命較短。一隻小臭鼩約能活一年，一隻藍鯨能活超過一百年。在一生裡，牠們心臟跳動的總次數差不多——都是十億下。韋斯特認為壽命會隨著體型變化，因而與心率有關。就韋斯特的預測，人類的心率決定了新陳代謝率可承受的極限，以及每個細胞及其線粒體的活躍程度。韋斯特間接地認為，體型和心率是體內每個或大或小的部位磨損程度的指標。[9]磨損度影響了一切，從動脈粥狀硬化的形成，到身體繼續餵養益菌的能力。

最後，按照韋斯特的法則，所有野生物種都有大約十億次的心跳極限。[10]唯一的差異是每一次心跳的時間間隔。鼩鼱快速地使用牠的心跳；鯨魚則慢慢享用，悠閒地等待血液從牠的大肌肉流出去，前往牠的腦部以及長長的魚尾。但我們的命運、人類的命運，真的能單靠心跳的速度來預測嗎？如果可以，比較各種演化軌跡的物種所做的權衡，這樣的預測又如何道出我們的命運？

當然很可能會發生卡車撞上動物的意外。動物有可能被閃電擊中、被吃掉、各種災難降臨在牠們（和我們）頭上，一直以來都是如此。然而，心律連動的似乎是個體在該物種群裡順利活下來的最大生命跨度。人類呢？從歷史的角度看，人類的平均壽命在小群體中約莫是四十歲，介於鼩鼱和鯨魚生命跨度之間，按照人類的心率和體型，正落在它該落的點上。從歷史的觀點來看，人類心跳也是在十億次左右。

❤ ❤ ❤

如果心率真的如此強烈影響生物的命運，就會激發某些需經測試的假說，特別是若你（如同多數科學家）假設心跳消耗我們的身體，以無法復原的方式損壞它。首先，最顯著的預測會是（前提是心率真的會影響我們的壽命），能夠使心跳慢下來的生物，無論是藉由冬眠或遲緩的動作，理論上都能夠活得比正常狀況下的平均心率年齡還要久。藉著讓自己慢下來，就能平白多活幾天甚至幾年的壽命。

動物的心跳在必要時，會出現不同程度的減緩。藍鯨的心跳在潛水時會變慢（每分鐘三下）。藍喉寶石蜂鳥的心跳在飛行時，會高達每分鐘一百二十下，但在睡覺時則降至每分鐘三十下。更顯著的例子是，許多哺乳動物的心跳在冬眠時會變慢。

想到冬眠就想到熊，但研究顯示熊並非真的冬眠。[11]牠們的心跳會減緩，但身體仍維持溫暖，所以某程度上來說，牠們整個冬天都醒著，準備在好日子出去碰碰運氣。牠們減緩心跳的方式，就像練習瑜伽一樣。印度有項研究，讓一群人練習瑜伽十天，另一群則否，沒練的人休息時的心率沒有改變，但那群練瑜伽的人，休息時的心率每分鐘降了約莫十一下，即便他們只練習了十天，甚至當中還有些人討厭瑜伽。[12]換言之，練瑜伽的人享受某種長期性的冬眠，與冬眠昏睡中（但暴躁）的熊差不多。[13]

或許可以期望熊和瑜伽修行者，會比終年高心率的動物更長壽。但為了給你看更極端的例子，我們得談談北美土撥鼠。北美土撥鼠（學名美洲旱獺），又被稱為哨子豬或拋木鼠，棲居於整個北美的草原地區，長得像充了氣的松鼠。[14]北美土撥鼠胖嘟嘟的，可以重達十三公斤，整天就是慢吞吞在坡地間爬上爬下吃個不停。

以北美土撥鼠的體態，你可能會以為牠們只適合活在沒有天敵的島嶼。牠們讓人聯想到迷你象、巨龜，以及一些我們不熟悉的動物，生活在無天敵的曠野。[15]然而，北美土撥鼠自有牠的逃命計畫。牠們往地底挖出深深的洞穴，好在遇上任何風吹草動時能忽地遁入。每個地穴都有四到五個不同的入口。這就是牠們這個物種存在數百萬年來，能逃過許多掠食者的原因。掠食者突進、追逐、跳躍，北美土撥鼠則鑽地以對。北美土撥鼠是世界上外型最傻氣的哺乳動物之一，然而卻是研究心臟很重要的角色。

冬天對北美土撥鼠來說是一大挑戰，那是牠們的食物消失於積雪之下的時節。大型的草食性動物應對這種食物匱乏的方式是移動，馴鹿會遷徙，駝鹿則四處漫步，並往樹上找尋食物。北美土撥鼠沒有這種奢侈的閒情。牠被牠的保命洞穴給牽制住了，而且也胖得去不了太遠的地方。牠得冬眠，而且得冬眠得夠深沉，讓牠不致被迫離開安全的洞穴去覓食，因為食物可不在附近。熊的冬眠型態相對輕鬆。熊會吃到圓鼓鼓的，然後野宿在洞穴裡，等待脂肪燃燒完。如果牠們太餓，就會外出胡亂吃點什麼。

人類幾乎可以做到熊式冬眠，但無法做到北美土撥鼠式冬眠。北美土撥鼠會在秋末時分進入地底，進去之後牠的體溫會大幅下降，核心體溫減少攝氏十度，甚至從攝氏三十八度降至攝氏十度，幅度大到不需要這麼胖才能活過冬天，而且心跳急劇驟降，新陳代謝只剩平常的百分之一。[16]如果理論正確的話，北美土撥鼠的平均壽命理應達到最大值，遠高過依牠的體型和正常心率所預測的。

北美土撥鼠在夏季的心率是正常的每分鐘九十下，比你我的稍高一些。但牠們冬天的心率只有每分鐘十下。確實，北美土撥鼠比起用夏天心率所計算的預期壽命要多出百分之三十。冬天的打盹幫牠從十億次心跳中省下一些，換來更長的生命。

北美土撥鼠並不孤單，所有冬眠的生物都為自己添了壽，而且牠們冬眠得愈完全，就能得到愈多年歲。甚至那些只有部分而非全體冬眠的生物，這種推測也能適用。舉例來說，冬眠的蝙蝠就活得比那些不冬眠的長。

冬眠不是延長壽命的唯一行為。蜂鳥的心臟在飛行時每分鐘跳動超過一千下，但當牠們落地後，心跳下降至只有每分鐘六十下。夜裡睡覺時心跳更是近乎停止。如此一來，蜂鳥活得比鼩鼱還長，即便兩者的心臟都跳得非常、非常快，但鼩鼱從不慢下來。看來真的是如此，如果你知道動物的心跳次數（無論何時使用或如何暴衝），你就**能夠**預測牠能夠活多久。基本上所有的測試都指向一點，即一隻動物所能擁有的心跳次數，有其自然極限。所有野生動物大概能到十億下，牠們只能用得很慢（如果牠們體型很大或能夠冬眠）或很快。貓或許有九條命，但也一樣只能到標準心跳總數十億下左右，就是這麼多了。

❤ ❤ ❤

韋斯特的法則串聯了線粒體、新陳代謝、體型、心率、壽命，推導出許多與人體和心臟的限制有關的潛在觀點。研究冬眠哺乳動物和牠們緩慢的心跳，以便延長人類壽命，這並非全新的想法。遠在心率和平均壽命的現代研究出現之前，就有一份北美土撥鼠心率的研究，這份研究產生了幾乎可說是醫藥界最具透澈的觀點之一：減緩我們的心跳，可能可以延長壽命。

一九四〇年晚期，威爾弗雷德・高登・畢格羅是一名多倫多大學的普通外科醫生和研究員。他對心臟有興趣，但並不狂熱。和許多人一樣，他想找到成功執行心臟外科手術的方法。一九四〇年代，切開胸腔，心臟手術也已開始進行了，但各種技巧都碰到同一個限制，就是限時三分鐘的老問題。當時差不多是吉本去從軍、將心肺機留在家裡的那一段時間，畢格羅碰巧發現了另一種延長手術時間的方法。這種方法是他在偶然的情況下發現的。當時一名凍傷的男子到他診間就醫，畢格羅發現他的心跳比一般狀況慢得多，然而他還活著。因為這個案例，畢格羅開始思考有哪些方法可以冷卻人體，這也讓他走向一個備受爭議的理論：冷卻人體能讓心臟手術更容易進行，或甚至更廣泛地延長生命。

畢格羅後來知道，人體冷卻後，心跳會緩慢下來，身體對氧氣的需求也會下降，原因很簡單，體內細胞的新陳代謝變慢後，需要的氧氣更少。從一九四七年開始，畢格羅先在狗身上做降溫實驗。在一次這樣實驗裡，有三十九隻狗的體溫被降溫至攝氏二十度（有人認為第四十隻資格不符）。這不是件容易的差事，因為每隻狗都不停發抖，較難降溫，但畢格羅盡力而為。接下來，畢格羅阻擋血液流回到每一隻狗的心臟，本質上來說就是關掉心臟。在沒有心搏及供氧的情況下，維持了十五分鐘，是同樣狀況下正常體溫的狗所能存活的時間五倍之多。一旦血流恢復，百分之五十一的狗都活了下來，牠們因為降溫所以比一般情況下需要更少的氧氣，體內每個細胞都慢了下來。

理論上來說，畢格羅的實驗結果意味著，人體降溫可以讓心臟停止超過十分鐘且還能甦醒過來，然而只有百分之五十的存活率。這樣的程序要應用在人體上還是太初階了。但這項發現還是很振奮人心（雖然狗不這麼覺得）。一九五〇年，在科羅拉多州丹佛市舉行的美國外科協會大會上，畢格羅公開了這項構想。

一群以約翰．路易士為首、滿腔熱血的年輕科學家，馬上跟進畢格羅的想法，發展出人體如何降溫以執行心臟外科手術的子領域。初期的努力（第一例是用於修復先天性心臟缺陷的嘗試）在畢格羅的演說後不久即快速執行，他甚至都還來不及在那些手術完成前發表他的發現。如同畢格羅所說，路易士做了「破冰之舉」。路易士不理會畢格羅以狗作為實驗的存活率只有百分之五十。[17] 人體降溫方法奏效了，第一名病患在開心手術後存活下來。她躺在一張冰床上，心臟停止跳動十分鐘。歷史性的三分鐘魔障被克服了，企圖心更大的外科手術也變得有可能成功了。雖然心肺機後來在許多手術上取代了低溫法，但如今這兩種方法交互並用。畢格羅的觀點是根本性的也是正確的，但對他而言，這只是邁向更大發現的一小步。

冷卻人體進行手術的研究有人接棒後，畢格羅選擇了另一條研究路徑，然而卻換來他一生遭人訕笑。他意識到雖然人體可以降溫、心跳會慢下來，但這種降溫和動物的冬眠不同。冬眠動物能夠自我降溫並減緩心跳，不需借助任何外力，例如冰塊，牠們以自己的生理意志就可以辦到了。當牠們降溫時不會冷到顫抖，牠們的身體不會抗拒這個過程（這點在人類和狗身上都是個大問題）。畢格羅認為，這項事實或許能用在人類手術上，甚至能延長人類的壽命。北美土撥鼠的體溫在實驗室能夠降至攝氏三至五度，然後牠們的心臟可以停止運作長達兩小時，且零死亡率。畢格羅仔細寫下他一九五〇年的論文（發表於一九五三年），他寫道：「對北美土撥鼠有更深層的認識，或許可以在這個問題上產出有用的知識。」[18] 於是畢格羅假設，這些冬眠動物演化出一種化合物（他大膽將之命名為冬眠素〔hibernin，近代冬眠研究上尚有其他數種化合物，同樣使用「冬眠素」這個中文名，本文所指為當時畢格羅假設存在的物質〕，即便他都還沒發現這種化合物）能誘發身體冷卻，並降低心跳和新陳代謝。他認為該物質讓這些動物能進入冬眠，同時也延長牠們的壽命。畢格羅希望能找到這種物質，並透過手術或其他方式來延長人類的壽命。

為了找到這種化學物質，畢格羅研究了數百隻北美土撥鼠，投注十年的心力。冬天時，他就在戶外研究這些北美土撥鼠。這不是項輕鬆活。那些地洞又深又複雜，而且北美土撥鼠突然被拽出洞外可能會惹怒牠們。但畢格羅堅持不懈，趴著爬進那些地洞裡，把動物拖出來。他飼育毛茸茸的幼鼠，並創下了史上最大規模的北美土撥鼠研究紀錄，這種盛況未來可能也不會再出現了。巔峰時期，他的園區安置了超過四百隻北美土撥鼠，全都在挖地道、進食、冬眠，就在多倫多的北方。

經過長達六年的研究，讓人期待的時刻終於來臨。一九五〇年代，報紙紛紛報導了這項研究，據畢格羅說法，北美土撥鼠的心臟周圍有種「奇怪的棕色脂肪組織」，假使將之移除，北美土撥鼠就會怕冷。也許這就是叫做冬眠腺的神奇物質？畢格羅將該物質注射到其他動物（天竺鼠和老鼠）

體內，並成功將牠們的體溫降至攝氏五度。沒有注射的動物，則只能降至十四度。

畢格羅興奮過了頭，暫停自己的外科本業，專心研究北美土撥鼠和冬眠素。他甚至將該物質注射到兩名人類病患身上，他們都挺過了非常低的體溫，但看起來卻像是喝醉了的樣子。這是個詭異的發現，卻有其意涵。畢格羅為冬眠素申請專利，就在這時，他才發現事情出現了天大的錯誤：專利被駁回了。這種物質已經有專利了，其他人曾經發現這種物質並申請了專利。那不是什麼神奇的物質，就是塑化劑，一種被添加在實驗室管線、安全護目鏡等實驗室塑膠製品的化合物，用來維持它們的柔軟度。顯然是有些實驗儀器的塑膠混進了樣本裡，形成了他拿來注射的化合物——某種活性成分為丁醇（butyl alcohol）的化合物（因此才會出現酒醉反應）。為此，畢格羅成了眾所周知以低溫法進行心臟外科手術、卻唯獨迷失於北美土撥鼠的醫生。[19]

❤ ❤ ❤

但科學是很複雜的，這十年的損失，可能是下一個十年的收穫。畢格羅在退休前，種下了一些種子。他所啟發的領域持續進展，年輕的科學家繼續研究冬眠、新陳代謝、心率。科學家放棄尋找像冬眠素這麼簡單的東西，但沒放棄找出是什麼讓北美土撥鼠和牠們的近親如此特殊的原因。然而在二〇一二年，阿拉斯加大學一個由圖拉希·賈卡和凱莉·德魯帶領的團隊，卻發現了冬眠素。藉著研究地松鼠類動物，（包含北美土撥鼠在內的一個大類別）賈卡和德魯一直試著回答畢格羅所提出的問題，只是他們擁有過去五十年來科技上重大進步的優勢。賈卡和德魯分離出一種物質，當地松鼠體內分泌這種物質時，就會造成動物冬眠。賈卡和德魯現在可以用這種化合物，表演神奇的把戲了。他們將地松鼠從冬眠中喚醒，一旦被吵醒，地松鼠會一直維持醒著，以為春天到了，直到賈卡和德魯對牠們施以這種神奇化合物，牠們就會立刻回去睡覺。這個化合物叫做腺苷（Adenosine），而非冬眠素，然而它的作用，正是畢格羅所以臆測的。

腺苷可以用來降低人類的新陳代謝率嗎？能夠用來延長壽命，或是讓病患進入李伯大夢（《李伯大夢》〔*Rip van Winkle*〕為美國十九世紀小說，故事主角在森林中睡著，夢中經歷快樂的一個下午，醒來真實世界卻已過了二十年，景物人事皆全非）式的暫時睡眠，以等待新療法出現嗎？或許可以。好消息是，我們實際上對腺苷已有相當的了解。它在臨床上被用來降低心率，適用於某些特定類型心率過快的危險情況。在大自然中，腺苷會在地松鼠體內誘發冬眠，但有趣的是，只有在冬天時才會誘發（若地松鼠被施以咖啡因就無效）。[20]似乎在冬天，和腺苷相關的受體較容易接收或有所回應，才會進入冬眠。這或許意味著，為了在人體內更有效地運用腺苷，我們必須弄懂如何利用腺苷及其受體。一如往常，還有許多東西亟待發現，然而至少已經有了一大進展。可悲的是，這一切都在二〇〇五年畢格羅死後七年，才為世人所明瞭。他的方向是對的，只是需要更多時間。

畢格羅直覺，冬眠以及許多野生物種，都有許多值得我們去發掘的研究。過去數年間，我們也確實從其他物種的血液和心臟中學到豐富的例證。例如，緬甸蟒的心臟會隨進食而盈滿或變小。從這些緬甸蟒身上學到的東西，能否用來幫助我們找出人類心臟部位再生的方法？答案是肯定的。北美土撥鼠、地松鼠、蟒蛇只是我們能學習的數百萬物種裡的其中三種。對其他物種心臟的進一步研究，可以讓我們對於自身的限制（或優勢）有所理解。

我們已經從畢格羅的經驗和韋斯特的定比理論學到重要的一課，一隻動物的預期壽命平均來說，就差不多是十億下心跳。這心跳可以慢如烏龜，也可以快如鼩鼱，又或者時快時慢，如同冬眠動物，但十億下就是大部分動物這一生的極限了。

但還是有些例外存在。有些野生動物的壽命能超過其心率的預期。在某些例子中，這似乎與牠們的線粒體如何運作，以及牠們的心臟如何在最佳比例下磨損殆盡有關。我們再回到人類。在畢格羅研究的一九四〇年代，人類約莫就只能活十億次的心跳。然而，今日在美國或多數的已開發國家，人類平均擁有二十五億次的心跳，多了十五億次，這額外的年歲要歸功於現代保健及醫藥的進步。對此變化有一種看法是，我們純粹就只是延長了壽命；另一種看法則是，我們比地球上任何物種擁有更多次心跳。就某種內在生理時鐘來說，平均我們每個人都活了兩條命。

我們身體損壞的頻率和其他物種一樣，只是我們能在它們瓦解前修復（一如對先天性心臟病的治療），或者更好的是，找到方法從源頭預防它們毀損（以他汀類藥物為例）。如果你夠幸運，生於富裕國家的富裕地區，當你生病時，你的身體會得到照顧。這種至少在人類壽命中值六十年的成果，有大半要歸功於我們在心臟照護方面的進展。

像畢格羅和吉本，以及所有其他這樣的貢獻者，賜給我們每個人第二生命的機會，十五億次的額外心跳，讓我們能做任何想做的事。陶希格把她的心跳用在持續研究、畢格羅則把他的心跳花在北美土撥鼠上。時間會說明韋斯特將進行哪些研究，現在看來他還會走進他的辦公室，和生命數據持續奮戰。時間也會告訴我們，這些以十億計算的禮物、這些改變世界的時刻，我們該把自己的心跳用在哪裡。或者我們也可以就此坐下來，好好地欣賞萬物。

後記
心臟科學的未來

我有一份奇怪的工作。我每天睜開眼醒來，就開始研究那些寄居在人類身上和周圍的物種，研究牠們如何影響我們的生活。這是我工作裡和大眾相關的部分。畢竟要研究人體和居住於其中的物種，還有比人本身更好的研究對象嗎？為了研究我們身邊的物種，我和同事已經發現了大量尚無人知的事物。有一天，我們在某個人的肚臍裡，發現了五十種尚未命名的細菌菌種。還有一次，我們在一位老師臉上的毛孔裡，發現了一隻全新品種的生物。在屋子裡，我們發現了一種沒有人認得的黃蜂；我們對牠的了解來自於牠的近親，牠們維生的方式似乎是在某些動物身上產卵，並在那裡成長，然後從裡到外吃掉牠們的宿主。這種黃蜂在住家裡很常見，但沒人注意。在別的地方，我們也曾發現一種拇指大的蟋蟀，從一戶人家的地下室到另一戶的地下室，橫跨北美散布開來，卻未見記載。每個人都以為其他人知道牠們的存在。

我會提到這些，因為對我而言，研究這些物種時，一直有個領會，在我每次工作時都明確地提醒著我——人類遠比自己想像的要無知得多。我在職業生涯早年，曾針對這種現象寫了一本書，至今這個想法仍然衝擊著我。但在我寫那本書時還沒發現，當我們越專注於每日的生活，就越可能忽略掉重大的發現。就像你在熱帶雨林中期待有重大發現，所以你會去尋找；但在自己的屋子裡，牠們就在你腳邊跑過，可是你卻視而未見；又或者以為你自己雖然不知道牠們是什麼，但總會有人早已發現了吧。

在本書的尾聲，我想要預測心臟研究的未來，而我唯一能確定的，就是我們的無知，以及未來的不確定性。我們對心臟的了解，遠比醫生、科學家或其他人所以為的來得少。海倫．陶希格會假定在你家附近飛著的鳥類，或許就有兩顆同步搏動（也可能不同步）的心臟。這樣的鳥幾乎不可能存在，然而我們不能排除這種可能性。基於同樣的理由，我們也不能排除世界上也許還有很多我們不知道的心臟樣式，或我們還不甚了解的人類心臟特徵。每一代的科學家都以為人體已經沒有什麼祕密了，他們錯了，我們這個世代也不例外。

解決無知的方式之一就是謙虛，但還有更實際的方法，就是做出重大發現以增加勝算。想了解人類心臟如何運作及為何失靈，透過其他物種心臟的研究是個好方式。妮西和爾吉特．瓦爾基比較黑猩猩的和人類的心臟，但他們才剛起步。我們對其他猿類所知不多，對其他一般靈長類知道得更少。然而，我們對黑猩猩心臟的少許研究，就能啟發多少對人類自身心臟的理解，不難想像，若投入其他猿類的研究，我們也會得到不少有用的知識。而且不只是猿類。地球上超過五千種哺乳類動物，牠們的心臟形式各不同。有約莫一萬兩千多種鳥類，成千上萬種魚類，還有數百萬種昆蟲。所有這些物種都有值得學習的地方，亟待我們去了解。

不只如此。環孢菌素的例子也值得一提，它來自一種可以讓甲蟲免疫系統失效的真菌。他汀類藥物出自於真菌與其他微生物作戰的結果。可以消滅導致風濕熱、危害心臟的病原體的抗生素，則來自其他真菌對抗細菌的產物。有數百萬的野生物種，就有數百萬種解答。

♥ ♥ ♥

預測未來的醫學發展，可能比預測未來的發現更困難。不只因為科技的變化，也仰賴政府、政策、文化的影響。老天保佑那些以為自己可以預測到未來的政策和文化發展的人。然而，歷史提供了一些觀點。舉例來說，我們不須太費力就可以留意到，在心臟的故事裡有一種不斷重複的循環：自大，接著取得成功，最後是長期甚至徹底的失敗。[1]同樣地，我懷疑今日有些看似取得進展的火花，其實只是幻象；成就的亮光對人類的吸引力，遠大於推論的燭火。

預測的祕訣就是在從幻象中辨識出真正的進展。許多心智聰慧遠超過我的前輩，雖然嘗試過，卻也失敗了。今天，大家都對幹細胞抱持希望，全世界的實驗室研究員爭相利用幹細胞，將它們灑在心臟上或注射到心臟裡，希望能再生心肌。幹細胞是萬能細胞，可以演變成任何細胞。新療法試圖讓這些幹細胞成為心臟的一部分。

在培養皿裡，有一整坨正在搏動、像是心臟的細胞團，它是從心臟細胞中創造出來的。現今，有研究者想在實驗室裡，以心臟細胞創造出一顆心臟。他們認為，這種方法可以培養出數千顆心臟、可以培養出各種身體器官、可以創造永恆的生命。沒人敢如此大膽提及永生或不朽，但不少人討論如何將人類的壽命再加個數十年。

今日，幹細胞再生心臟組織振奮人心的程度，正如尚威和羅爾一九六〇年代在狗身上進行第一例心臟移植一樣。那樣的手術，其目的為何、未來會怎樣發展，都清清楚楚。事實上，全世界已展開相關的臨床試驗，幹細胞釋放到上千人的心臟裡。到目前為止，這種新而超強的細胞對人體沒有助益。就像放到花園裡的瓢蟲，幹細胞也有漫遊癖，一放到心臟就被沖刷走了，在人體內到處遊蕩。科學家現在正以老鼠試驗，設計能慢慢釋放幹細胞的裝置。在老鼠身上似乎比較有效，我們等著看。這些新方法在圈內充斥著希望與爭議。[2]

有數百位研究者在研究幹細胞和心臟，進展或許會很快。這些研究除了帶來希望，也提醒我一件可預見、也很肯定的事：社會大量投入資源在似乎能即時見效的醫療計畫上，然而在疾病脈絡的研究上，給予的資源卻少得多。只有屈指可數的學者，研究為何我們的心臟會出現動脈粥狀硬化，也沒有人繼續研究陶希格的鳥類心臟。基本上，沒有任何研究是針對不同族群的人類，他們的心臟如何及為何不同（可以確定有所不同）。只有少數勤奮的同行，投入研究關於我們是誰，以及為何如此的議題，這些研究可能會從根本上重塑我們對人體的認知，然而這些學者鮮為人知，且得到的資源非常少。

對於心臟（或其他器官）的基礎生物學研究相對地遭受忽視的情況，我認為不會有任何改變，與其感嘆，我倒是有一個建議。如果你還年輕，將來想要了解心臟，並想為人們現在才開始思考的事做出重大發現，請來研究心臟的生態學和演化學、研究世界各地的心臟、研究青蛙和烏龜尤其蛇的心臟、研究野生動物的生物學。這些研究可能無法讓你致富或成名，但它會讓你在某一瞬間——無論是在某間小實驗室裡、在某個叢林深處更好——熱血沸騰：突然明白了一件關於心臟無人知曉的事、科學史或社會史上從未有人發現甚至思考過的事。這種激動讓你所做的犧牲都值得了，這種激動讓你起雞皮疙瘩，而且永遠不會褪去。

❤　❤　❤

好吧，我們先回過頭來談談蛇。我愛蛇，我認為牠們極有可能曾經影響人類的演化，影響之大如同牠們在歷史上對人類生死的衝擊，也因此我們對蛇類有種天生的原始恐懼。不需要細看，就能明白沒有四肢的牠神奇之處。演化出四肢要花上幾億年，但蛇卻決定不要四肢。因為多節的脊椎，牠們能夠滑行、背能以不可思議的形狀彎曲、下顎能擴張到吞下大過自己頭部的獵物。牠們伸出舌頭就能擷取空氣中的氣味，並將之傳回一種特殊的器官，在那裡儲存和轉譯氣味。蛇類是很特別的，其特殊性到近期才有人發現，包括牠們的心臟。

蛇的心臟有三房室，兩個心房一個心室。蛇類的心臟運作，類似於有心室中膈缺損的人類。每一次心室輸出血液，有些會前往肺部，有些則流向全身。這算是馬虎行事，但卻行得通。

解剖蛇類時會發現，即使同一品種，牠們的心臟有的很大，有的很小。紀錄顯示，蛇類心臟在進食後似乎會變大。然而，外觀和軼聞都不可信，蛇類心臟在消化期間會變大的說法，顯然是無稽之談。

人類心臟的大小可能會稍微改變，但過程緩慢。當人類心臟受傷時，有些細胞會分裂，有些則膨大。心臟會自己變形，雖然程度極細微。較大的改變出現在懷孕期間，母親的心臟會擴張，才能輸送血液通過兩個身體；在胎兒發育期間，他／她的心臟也會快速成長；長期運動也有可能讓心臟擴張，以便有效運輸血液。但即便是這些有益的變化，也非常微小，頂多增加百分之十至二十的體積，更高的比例只會在極端的情況下出現。

生物研究中並沒有特定標準的蛇類，但對於緬甸蟒（學名 Python molurus bivittatus）的研究或許已足夠成為案例。這些身長可達六米的緬甸蟒，可以不進食長達一整年。牠們動作緩慢，除了在進食時才充滿活力。牠們的獵物體型有時比自己還大。緬甸蟒的心肌在攻擊獵物時會加速運動，而在消化期間心肌才會出現轉變。塔斯卡盧薩市阿拉巴馬大學教授史蒂芬．賽格（也是位天生的爬蟲類喜好者）和他的前指導老師、以《槍炮、病菌與鋼鐵》（*Guns, Germs, and Steel*）聞名的賈德．戴蒙，共同發現了緬甸蟒在消化期間的新陳代謝率，是飢餓時的四十四倍。對蛇來說，進食後擴張心臟或許是有益的，因為這時牠們需要更多血液和氧進行消化。進食後，體內有更多的胺基酸、三酸甘油脂、游離脂肪酸，需要四處運送。進食後，牠們的身體有一堆事要做。賽格和同事近期的研究很清楚地顯示，蛇進食四十八至七十二小時內，牠的心臟會擴張百分之四十（肝臟、腸道、腎臟也會擴張）。心臟尺寸這種增大比例，可以使血液輸出量提升至五倍。[3]

蟒蛇心臟的增大，似乎是由於個別細胞體積變大。在細胞變大期間，蟒蛇的心臟和血液出現的其中一種變化是，血液裡脂肪酸急遽升高（達五十倍之多），似乎觸發了心臟細胞的生長。這一切發現，就是史蒂芬·賽格這樣的蛇類生物學家晦澀的日常工作，完全稱不上——但也可能是——我們那位無腳朋友的甜美故事。其中一個研究蟒蛇心臟的團隊（和賽格合作），將蛇體內發現的脂肪酸混合物，注射到實驗室的老鼠體內，那些老鼠的心臟細胞也增大了，[4]體外培養的老鼠心臟也會增大。顯然，我們人類的心臟細胞也很可能如此反應。

使心臟細胞變大的研究，或許有其醫療價值。而使人類心臟出問題的其中一種，是它們變得過於肥厚（過大），之所以如此，部分原因是細胞擴張。若能了解蟒蛇脂肪酸萬靈丹如何使細胞增大，或許可以幫助科學家更加了解人類心臟肥厚的問題，可能就可以找到預防的方法。這項研究也可能對萎縮症病患有幫助，有助於心臟細胞的生長。一些來自其他爬蟲類的化合物已經使用於醫藥上，例如，希拉毒蜥體內有一種化合物，是糖尿病用藥降爾糖注射劑（Byetta）中的一種活性成分。這世界上有太多可學之事，有些知識從積極的人體研究或大型醫學實驗中得到，但還有更重大的發現存在於蛇類和那數以百萬計、我們尚未了解的物種體內。人類的探究之光，相較於萬物宏偉的存在，仍十分微小。

至於我，身為一位科學家和作家，其中一項最大的喜悅，就是當我領悟到我們對某件事不甚了解時，我可以著手研究它。接下來的幾個月，我或許會開始研究心臟組織裡發現的細菌和病毒。我們對心臟裡的微生物所知甚少，可是牠們就是存在，在那裡分裂、繁殖、忙著牠們的事。牠們和其他靈長類體內所發現的一樣嗎？我們不知道。或許我們得研究黑猩猩或大猩猩的心臟。或許心臟裡的病毒和細菌是從腸道來的。不管我們發現了什麼，一定十分迷人且新穎。我不僅是猜測，而且我敢打賭——每次只要我們留心，就能發現新的事物，尤其是當我們去探測人類這一個廣大無邊的荒漠時。

中英名詞對照表

人物

三至五畫

大衛・休謨　David Hume
丹尼爾・海爾・威廉斯　Daniel Hale Williams
丹妮絲・達佛　Denise Darvall
丹唐・庫利　Denton Cooley
厄爾・巴肯　Earl Bakken
巴頓將軍　General Patton
比爾・施羅德　Bill Schroeder
北野憲俊　Noritoshi Kitano
卡爾頓・查普門　Carleton Chapman
史蒂芬・賽格　Steven Secor
布萊恩・貝爾豪斯　Brain Bellhouse
布萊恩・恩奎斯特　Brian Enquist
布魯斯・塔克　Bruce Tucker
弗拉基米爾・彼得羅維奇・德米克　Vladimir Petrovich Demikhov
弗雷德里克・普林斯　Frederick Prins
瓦薩瓦　Valsalva
皮耶羅先生　Ser Piero

六至九畫

伊拉斯謨斯・達爾文　Erasmus Darwin
伊娃　Eva
伊蓮・馬區摩爾　Elaine Muchmore
印和闐　Imhotep
吉列爾莫・馬林　Guillermo Marín
吉姆・布朗　Jim Brown
多明哥・利奧塔　Domingo Liotta
安・沃斯坎斯基　Ann Washkansky
安布魯瓦茲・普雷　Ambroise Paré
安瑟爾・凱斯　Ancel Keys
安德烈・考南德　André Cournand
安德烈・德爾・委羅基奧　Andrea del Verrocchio
安德雷亞斯・維薩里　Andreas Vesalius
托勒密一世　Ptolemy I
米格爾・塞爾維多　Miguel Serveto
米勒・韋恩　Miller Wayne
米開朗基羅　Michelangelo
艾文　Ewing

艾伯特・海曼　Albert Hyman
艾提安—路易・亞塞・法洛　Étienne-Louis Arthur Fallot
艾斯柏特　Elsbet
艾森豪總統　President Eisenhower
艾琳・薩克森　Eileen Saxon
艾瑪・雷諾斯　Emma Reynolds
西西莉亞・布福雷克　Cecelia Bavolek
西奧多・比爾羅特　T. H. Billroth（Theodor Billroth）
西爾維尤斯　Sylvius
西羅尼姆斯・法布里休斯　Hieronymus Fabricius
亨利・達爾頓　Henry C. Dalton
伯尼・比爾曼　Bernie Bierman
伯尼・米勒　Bernie Miller
伯尼・克拉克　Barney Clark
伽利略　Galileo
何塞・瑪麗亞・馬因內蒂　José María Mainetti
克努特　Knut
克里斯帝安・巴納德　Christiaan Barnard
克拉倫斯・丹尼斯　Clarence Dennis
克勞斯　Klaus
克萊爾・克萊爾蒙特　Claire Claremont

希巴克斯　Hipparchus
希波克拉底　Hippocrates
希羅　Hero
希羅菲盧斯　Herophilus
李奧納多・達文西　Leonardo da Vinci
沃特・里拉海　Walt Lillehei
沃納・福斯曼　Werner Forssmann
沃爾夫—吉爾　Wolf-Georg
狄更生・理查茲　Dickinson Richards
貝恩　Bernd
里亞多・可倫坡　Realdo Colombo
亞里斯多德　Aristotle
亞瑟・凡伯　Arthur Vineberg
亞歷山大・葛拉罕・貝爾　Alexander Graham Bell
亞歷山大大帝　Alexander the Great
亞歷克西　卡雷爾　Alexis Carrel
和田壽郎　Juro Wada
妮西・瓦爾基　Nissi Varki
妮菲塔莉王后　Queen Nefertari
帕斯卡爾・蓋紐　Pascal Gagneux
帕爾默・赫曼茲利　Palmer Hermundslie

彼得・羅米斯　Peter Romeis
拉美西斯二世　Ramesses II
東尼・休斯曼　Tony Huesman
法老王麥倫普塔　King Menephtah
法蘭西斯・貝爾豪斯　Francis Bellhouse
法蘭西斯科・梅爾茲　Francesco Melzi
法蘭克・艾倫柏頓　Frank Alibritten
法蘭克・馬森・頌斯　Frank Mason Sones
法蘭根斯坦　Frankenstein
法蘭德瑞克・道格拉斯　Frederick Douglass
肯尼斯・基爾　Kenneth Keele
阿基米德　Archimedes
阿爾弗雷德・布萊洛克　Alfred Blalock
阿爾克米昂　Alcmaeon
阿爾圖羅・卡斯蒂廖尼　Arturo Castiglioni
阿德里安・坎特羅威茨　Adrian Kantrowitz
阿德爾・阿拉姆　Adel Allam
保羅・杜德利・懷特　Paul Dudley White
哈士克・卡布　Haskell Karp
哈利・薛爾曼　Harry M. Sherman
哈里斯　Harris

哈特謝普蘇特王后　Queen Hatshepsut
威廉・布萊克　William Black
威廉・杭特　William Hunter
威廉・哈維　William Harvey
威廉・查達克　William Chardack
威廉・柯爾夫　Willem Kolff
威廉・科爾夫　Willem Kolff
威廉・迪夫瑞　William DeVries
威廉・奧斯勒　William Osler
威廉・法瑞　William Farel
威爾弗雷德・高登・畢格羅　W. G. Bigelow
威爾遜・格列巴齊　Wilson Greatbatch
威維恩・湯瑪斯　Vivien T. Thomas
拜倫勳爵　Lord Byron
柏拉圖　Plato
查理二世　Charles II
查爾斯・艾爾頓　Charles Elton
查爾斯・格思里　Charles Guthrie
查爾斯・達爾文　Charles Darwin
柯林・法墨　Colleen Farmer
珀西・比希・雪萊　Percy Bysshe Shelley

十至十五畫

梅里耶特阿蒙 Meryet-Amun
梅迪奇家族 Medici family
理查·施耐德 Richard Schneider
理查·科爾夫 Richard Korf
理查·歐文 Richard Owen
理查·羅爾 Richard Lower
荷馬 Homer
荷魯斯 Horus
莫德·亞培 Maude Abbott
許爾文·伯納德·努蘭 Sherwin B. Nuland
麥可·迪貝基 Michael DeBakey
麥克·凱斯伯羅克 Mike Kasperak
麥克·德貝基 Michael DeBakey
傑佛瑞·韋斯特 Geoffrey West
傑佛瑞·唐納文 Geoffrey Donovan
凱西·霍奇 Kathie Hodge
凱莉·德魯 Kelly Drew
博伊德·拉許 Boyd Rush
喀爾文 Calvin
喬治·克萊爾 George Crile Jr
喬治·阿達米 George Adami
喬治·馬洛里 Mallory
喬舒亞·萊德伯格 Joshua Lederberg
喬爾喬·瓦薩里 Giorgio Vasari
提香 Titian
湯瑪斯·約翰·華生 Thomas J. Watson
華特·李林塔爾 Walter Lilienthal
萊夫人 Lady Rai
萊昂·巴蒂斯塔·阿伯提 Leon Battista Alberti
萊特兄弟 Wright brothers
達彌盎 Damian
費迪南·紹爾布赫 Ferdinand Sauerbruch
費奧多西·杜布然斯基 Theodosius Dobzhansky
雅赫摩斯·納菲爾泰麗王后 Queen Ahmose Nefertari
遠藤章 Akira Endo
奧古斯特·克羅 August Krogh
奧里亞·雷 Alya Red
奧德賽 Odyssean
葛斯默 Cosmas
愛德華·帕克 Edwards Park
愛德華·邱吉爾 Edward Churchill
愛德華·約翰·戴 Edward John Thye

十六畫以上

地名

四至十畫

五指湖 Finger Lakes
巴特克羅伊茨納赫 Bad Kreuznach
巴爾的摩 Baltimore
日內瓦湖 Lake Geneva
王后谷 Valley of the Queens
加泰隆尼亞 Catalonia
卡爾西頓城 Chalcedon
布宜諾斯艾利斯 Buenos Aires
平達爾 Pindal
瓦西拉市 Wasilla
安克拉治市 Anchorage
托斯卡尼 Tuscany
西伯利亞 Siberia
伯吉斯頁岩 Burgess Shale
克里夫蘭 Cleveland
克里特島 Crete
克雷莫納 Cremona
克羅地亞 Croatia
克羅頓 Croton
杜塞爾多夫 Düsseldorf
貝寧 Benin
里契蒙市 Richmond
亞拉岡 Aragon
亞歷山大港 Alexandria
帕夫拉戈尼亞 Paphlagonia
帕加瑪 Pergamum
帕多瓦 Padua
帕爾瑪 Parma
帕羅奧圖市 Palo Alto
底比斯 Thebes
底特律 Detroit
拉荷雅 La Jolla
拉普拉塔 La Plata
明尼亞波利斯 Minneapolis
明尼阿波里斯市 Minneapolis
波昂 Bonn
波特蘭市 Portland
波隆那 Bologna
社布魯克 Lennoxville
肯尼特廣場 Kennett Square
肯特郡 Kent
阿拉巴馬州 Alabama

阿留申群島　Aleutian Islands
阿爾塔米亞洞穴　Altamira
阿諾河　Arno River
長崎　Nagasaki
俄亥俄州　Ohio
南斯拉夫　Yugoslavia
哈當爾高原　Hardangervidda
威斯康辛　Wisconsin
威爾克斯-巴里　Wilkes-Barre
韋洛爾市　Vellore
柏克萊市　Berkeley
科羅拉多　Colorado
科羅拉多泉市　Colorado Springs
美索不達米亞　Mesopotamia
埃貝爾斯瓦爾德　Eberswalde
埃塞俄比亞　Ethiopian
格林維爾市　Greenville
班圖　Bantu
納米比亞　Namibia

十一畫以上

國王谷　Valley of the Kings
密西西比州　Mississippi
梵蒂岡　Vatican
提洛爾　Tyrolean
斯德哥爾摩　Stockholm
費城　Philadelphia
開普敦　Cape Town
塔斯卡盧薩市　Tuscaloosa
奧勒岡州　Oregon
愛琴海　Aegean
聖母峰　Everest
聖安德魯斯市　St. Andrews
蒙古　Mongolia
蒙特婁　Montreal
魁北克　Quebec
霍利迪斯堡市　Hollidaysburg
舊金山　San Francisco

機構

三至五畫

大都會博物館　Metropolitan Museum of Art

山德士藥廠　Sandoz
中央研究實驗室　Central Research Laboratories
內布拉斯加大學　University of Nebraska
公共利益科學中心　Center for Science in the Public Interest (CSPI)
巴塞隆納自治大學　Autonomous University of Barcelona
巴塞隆納超級計算機中心計畫　Barcelona Supercomputing Center' s project
心血管導管療法會議　Transcatheter Cardiovascular Therapeutics Conference
主宮醫院　Hospital Dieu
主教大學　Bishop's University
加州大學聖地牙哥分校　University of California, San Diego
加州大學爾灣分校　University of California, Irvine
加州柏克萊大學　University of California at Berkeley
卡內基基金會　Carnegie Foundation
史丹佛大學　Stanford University
史丹佛大學醫院　Stanford-Lane Hospital
史丹佛醫院　Stanford Hospital
史丹佛醫學中心　Stanford Hospital Center
史考特紀念圖書館　Scott Memorial Library
布爾芬奇館　Bulfinch building
札幌醫科大學　Sapporo Medical College
生物工程研究所　Institute for Biomedical Engineering,
生理保健實驗室　Laboratory of Physiological Hygiene

六至十畫

伊士曼柯達　Eastman Kodak
伊利諾州衛生署　Illinois Board of Health
休士頓衛理公會醫院　Methodist Hospital
全國心臟救護者協會　National Heart Savers Association
多倫多大學　University of Toronto
好傢伙爆米花公司　Cracker Jack Company
安默肉品加工公司　Armour meatpacking company
西北大學　Northwestern University
西屋公司　Westinghouse Electric
西部之心　CardioWest
克里夫蘭醫學中心　Cleveland Clinic
庇隆主義黨　Justicialista Party
沃納・福斯曼醫院　Werner Forssmann Krankenhaus
亞利桑那靈長類基金會　Primate Foundation of Arizona

兒童局　Children's Bureau
帕格薩斯　Pegasus
明尼蘇達大學　University of Minnesota
東京農工大學　Tokyo University of Agriculture and Technology
波士頓兒童醫院　Children's Hospital in Boston
波隆納大學　University of Bologna
芝加哥鐵路公司　City Railway Company
阿布辛貝神殿　Abu Simbel rock temples
阿拉巴馬大學　University of Alabama
阿拉斯加大學　University of Alaska
芝加哥醫藥學院　Chicago Medical College
哈佛大學　Harvard University
哈佛疲勞實驗室　Harvard Fatigue Lab
哈佛醫學院　Harvard Medical School
哈里森研究中心　Harrison Research Labs
威爾克斯學院　Wilkes College
柏林慈善醫院　Charité university hospital
洛斯阿拉莫斯國家實驗室　Los Alamos National Laboratory
約基斯國家靈長類動物研究中心　Yerkes National Primate Research Center
約翰霍普金斯醫院　Johns Hopkins Hospital
美茵河畔法蘭克福醫院　Frankfurt am Main hospital
美國人工內臟學會　American Society for Artificial Internal Organs
美國心臟協會　American Heart Association
美國外科協會　American Surgical Association
美國林務局　United States Forest Service
美國原子能委員會　Atomic Energy Commission (AEC)
美國國立衛生研究院　National Institutes of Health
美國國家學院醫學研究所　Institute of Medicine
美國國家醫學圖書館　National Library of Medicine
美國醫學會　American Medical Association
美敦力醫療產品公司　Medtronic Company
范德比大學醫學院　medical school at Vanderbilt
范德比醫院　Vanderbilt Hospital
軍需膳食暨包裝研究學會　Quartermaster Food and Container Institute
飛利浦　Philips
退伍軍人醫院　Veterans Administration Hospital
倫敦大學聖喬治醫學院　St. George's Medical School in

London
倫敦皇家內科醫學院　Royal College of Physicians
倫敦動物學會　Zoological Society of London
埃及國家文物博物館　Egyptian National Museum of Antiquities
埃默里大學　Emory University
格列巴齊公司　Greatbatch, Inc
格羅特．舒爾醫院　Groote Schuur Hospital
海斯汀精神病院　Hastings Hospital for the Insane
紐約州立大學水牛城分校　University of Buffalo
紐約醫學會　New York Medical Society

十一畫以上

國立拉普拉塔大學　Universidad Nacional de La Plata
國立動物園　National Zoo
國家心臟學會　National Heart Institute (NHI)
國家心臟醫院　National Heart Hospital
基督教新教孤兒院　Protestant Orphan Asylum
基督教醫學院　Christian Medical College
密西西比大學　University of Mississippi
密西西比大學醫學中心　University of Mississippi Medical Center
密西根哈羅國有林　Michigan Hollow State Forest
康乃爾大學　Cornell University
康乃爾醫學院　Cornell Medical School
曼哈頓計畫　Manhattan Project
梅奧醫院　Mayo Clinic
第三六四美軍醫護站　364th Station Hospital
莫阿比特醫院　Moabit Hospital
莫德．亞培醫學博物館　Maude Abbott Medical Museum
麥基爾大學　McGill University
麥基爾醫學博物館　Medical Museum of McGill
麻省總醫院　Massachusetts General Hospital
斯克里普斯海洋研究所　Scripps Institution of Oceanography
普林斯頓大學　Princeton University
湯瑪士傑佛遜醫學院　Jefferson College
湯瑪斯彌爾頓瑞爾斯研究員　Thomas M. Rivers Research Fellow
猶他大學　University of Utah
貴格會　Quakers
開羅博物館　Cairo museum

勤儉醫院暨護理培訓中心　Provident Hospital and Training Association
奧古斯特－維多利亞醫院　Auguste-Viktoria Hospital
奧斯勒醫學史圖書館　Osler Library of the History of Medicine
新教醫院　Evangelische Krankenhaus
新墨西哥大學　University of New Mexico
聖巴多羅買醫院　St. Bartholomew's Hospital
聖母醫院　Santa Maria Nuova Hospital
聖塔菲研究所　Santa Fe Institute
聖路易斯華盛頓大學　Washington University in St. Louis
電腦圖像中心　Computer Vision Center
慢性病研究中心　Chronic Disease Research Institute
瑪摩利醫療中心　Maimonides Medical Center
維吉尼亞聯邦大學　Virginia Commonwealth University
維吉尼亞醫學院　Medical College of Virginia
賓州大學醫學院　University of Pennsylvania School of Medicine (University of Pennsylvania Medical School)
賓州醫院　Pennsylvania Hospital
劍橋大學岡維爾與凱斯學院　Gonville and Caius College at Cambridge
德州心臟學會　Texas Heart Institute
德拉瓦大學　University of Delaware
德拉瓦自然歷史博物館　Delaware Museum of Natural History
衛理醫院　Methodist Hospital
盧利講座　Lumleian Lecturer
諾華藥廠　Novartis
默克藥廠　Merck
彌諾陶洛斯　Minotaur
賽默飛世爾科技　Thermo Fisher Scientific
賽默電子公司　Thermo Electron Corporation

書刊

《人體的構造》　*De Humani Corporis Fabrica*
《內科醫學紀要》　*Archives of Internal Medicine*
《幻影重重》　*Les Fantasmagoria*
《心跳之間》　*In the Beat of a Heart*
《布萊克法律辭典》　*Black's Law Dictionary*
《伊利亞德史詩》　*The Iliad*
《先天性心臟病圖集》　*The Atlas of Congenital Heart Disease*

《全國觀察家周報》 *National Observer*
《吃得對，活得好》 *Eat Well and Stay Well*
《身體的智慧》 *The Wisdom of the Body*
《星報》 *Star*
《洛杉磯時報》 *Los Angeles Times*
《埃伯斯莎草文稿》 *Ebers Papyrus*
《浮士德》 *Faust*
《海底兩萬里》 *Twenty Thousand Leagues Under the Sea*
《動物心臟與血液運動》 *On the Motion of the Heart and Blood in Animals*
《梨俱吠陀》 *Rig Veda*
《解剖學》 *Anathomia*
《槍炮、病菌與鋼鐵》 *Guns, Germs, and Steel*

其他

大猩猩（金剛大猩猩） gorillas
光蠟瘦吉丁蟲 Agrilus planipennis
因紐特人 Inuit
地中海飲食法 Mediterranean diet
肖尼族 Shawnee
奇美拉（指四不像的嵌合怪獸） Chimera
狒狒 baboons
直布羅陀猿 Barbary macaque
長臂猿 gibbons
阿米特 Ammit
阿留申人 Unangan
阿茲提克人 Aztecs
紅毛猩猩 orangutans
倭黑猩猩 bonobos
普韋布洛人 Pueblo
普瑞納猴飼料 Purina monkey chow
腓尼基人 Phoenicians
超大型超導加速器 Superconducting Super Collider
黑猩猩 chimpanzees
猿類 Apes
箭牌 William Wrigley's
羅塞塔石碑 Rosetta stone

心臟

從演化、基因、解剖學看兩千年探索和治療心臟疾病的故事

作者	羅伯•唐恩（Rob Dunn）
譯者	翁仲琪
主編	劉偉嘉
特約編輯	周佩蓉
校對	魏秋綢
排版	謝宜欣
封面	萬勝安
社長	郭重興
發行人兼出版總監	曾大福
出版	真文化／遠足文化事業股份有限公司
發行	遠足文化事業股份有限公司
地址	231 新北市新店區民權路 108 之 2 號 9 樓
電話	02-22181417
傳真	02-22181009
Email	service@bookrep.com.tw
郵撥帳號	19504465 遠足文化事業股份有限公司
客服專線	0800221029
法律顧問	華陽國際專利商標事務所　蘇文生律師
印刷	成陽印刷股份有限公司
初版	2019年6月
定價	380元
ISBN	978-986-97211-4-1

歡迎團體訂購，另有優惠，請洽業務部 (02)22181-1417 分機 1124、1135

國家圖書館出版品預行編目 (CIP) 資料

心臟：從演化、基因、解剖學看兩千年探索和治療心臟疾病的故事／
羅伯 . 唐恩（Rob Dunn）著；翁仲琪譯 .
-- 初版 . -- 新北市：真文化，遠足文化，2019.06
面；公分 --（認真生活；4）
譯自：The man who touched his own heart : true tales of science, surgery, and mystery
ISBN 978-986-97211-4-1（平裝）
1. 心臟病
415.31　　108006220